NUNCA TERMINAR

NUNCA TERMINAR

DESENCADENA TU MENTE Y GANA LA GUERRA INTERIOR

DAVID GOGGINS

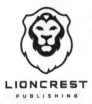

LIONCREST
PUBLISHING

NUNCA TERMINAR
Desencadena tu mente y gana la guerra interior

Publicado en inglés en 2022 bajo el título NEVER FINISHED.

PRIMERA EDICIÓN

ISBN   978-1-5445-3470-1   Pasta blanda

978-1-5445-3469-5   Libro electrónico

978-1-5445-3471-8   Libro en audio

Traducido por Ian Roberto Sherman Minakata, Paola Manzo y Justin Jaquith.

En cualquier traducción, pueden ocurrir pequeñas variaciones en el significado o errores de traducción. El autor no asume responsabilidad por las diferencias que surjan de la traducción, y se remite al lector al texto en inglés para aclarar el significado.

PARA MI ESTRELLA POLAR
QUE SIEMPRE HA BRILLADO,
INCLUSO EN LA NOCHE MÁS OSCURA.

ÍNDICE

ORDEN DE ADVERTENCIA

ZONA HORARIA: 24/7

LOGÍSTICA: MISIÓN EN SOLITARIO

1. **SITUACIÓN:** Tus horizontes han sido limitados por barreras impuestas por la sociedad y por ti mismo.

2. **MISIÓN:** Luchar mediante la resistencia. Buscar territorio desconocido. Redefinir lo que es posible.

3. **EJECUCIÓN:**

   a. Leer este libro de portada a contraportada. Absorber la filosofía que contiene. Poner a prueba todas las teorías al límite de tus capacidades. Repetir. La repetición afinará nuevas habilidades y estimulará el crecimiento.

   b. Esto no será fácil. Para tener éxito, tendrás que enfrentar duras verdades y retarte a ti mismo como nunca. Esta misión trata de adoptar y aprender las lecciones de cada Evolución para que así puedas descubrir quién realmente eres y en quién te puedes convertir.

   c. El autodominio es un proceso interminable. ¡Tu trabajo no debe NUNCA TERMINAR!

4. **CONFIDENCIAL:** El verdadero trabajo no es visto. Tu desempeño importa más cuando nadie está observando.

POR ORDEN DE: DAVID GOGGINS

FIRMADO:

RANGO Y SERVICIO: JEFE, SEALS DE LA MARINA DE ESTADOS UNIDOS, EN RETIRO

INTRODUCCIÓN

E ste no es un libro de autoayuda. Nadie necesita otro sermón acerca de los diez pasos o las siete etapas o las dieciséis horas a la semana que los rescatarán de su jodida o estancada vida. Ve a la librería más cercana o busca en Amazon y te resbalarás en un pozo sin fondo de autoayuda popular. Debe sentirse bien consumir esos libros porque sin duda se venden bien.

Lástima que la mayoría no funcionen. No realmente. No para siempre. Puede que veas progreso por aquí o por allá, pero si estás roto como yo solía estar o atorado deambulando en un estancamiento sin fin mientras que tu verdadero potencial se desperdicia, los libros por sí mismos no pueden ser, ni serán, aquello que te salve.

Autoayuda es un término elegante para la autosuperación y, aunque todos deberíamos de siempre esforzarnos por ser mejores, superarse a menudo no es suficiente. Hay momentos en la vida cuando nos desconectamos tanto de nosotros mismos que debemos excavar y recablear las desconexiones en nuestros corazones, mentes y almas. Puesto que esta es la única manera de redescubrir y prender de nuevo el fuego de la *convicción* —ese destello en la oscuridad con el poder de desatar tu evolución.

La convicción es una fuerza ruda, potente y primordial. En la década de 1950, un científico llamado Dr. Curt Richter comprobó lo anterior cuando metió docenas de ratas en cilindros de vidrio de setenta y seis centímetros rellenos con agua. La primera rata nadó en la superficie por un corto tiempo, luego se sumergió hasta el fondo, donde buscó un hueco por el cual escapar. Murió en cuestión de dos minutos. Muchas otras siguieron el mismo patrón. Algunas duraban hasta quince minutos, pero todas se rendían. Richter estaba sorprendido debido a que las ratas son unas malditas grandes nadadoras, no obstante, en su laboratorio, se ahogaban sin dar mucha pelea. Así pues, modificó el experimento.

Después de meter la siguiente tanda de roedores en los cilindros, Richter las observaba y, justo cuando parecía que estaban a punto de rendirse, él y su equipo retiraban a las ratas, las secaban con toallas y las sostenían lo suficiente para que su ritmo respiratorio y cardíaco se normalizara. Lo hacían lo suficiente para que ellas registraran, a una escala fisiológica, que habían sido salvadas. Repitieron lo anterior unas cuantas veces antes de que Richter colocara a un grupo de estas ratas de vuelta en aquellos malévolos cilindros para ver qué tanto durarían por su propia cuenta. Esta vez, las ratas no se rindieron. Nadaron hasta no poder más... por un promedio de sesenta horas sin comida ni descanso. Una nadó por ochenta y una horas.

En su reporte, Richter sugirió que la primera tanda se rindió porque no tenían esperanza alguna y la segunda persistió por tanto tiempo porque sabían que era posible que alguien llegara y salvara sus pequeños traseros. El análisis popular hoy en día es que las intervenciones de Richter provocaron un cambio en el cerebro de las ratas, lo cual iluminó el poder de la esperanza para todos nosotros.

Amo este experimento, pero la esperanza no es lo que hizo resistir a esas ratas. ¿Cuánto dura realmente la esperanza? Puede que haya disparado algo inicialmente, pero ninguna criatura va a nadar por su vida durante sesenta horas seguidas, sin comida, impulsada únicamente por la esperanza. Necesitaron de algo mucho más poderoso para mantenerse respirando, pataleando y luchando.

Cuando los montañistas se enfrentan a los picos más altos y a las caras más empinadas, usualmente van atados a una cuerda que está anclada al hielo o a la roca para que, en caso de resbalarse, no se desbarranquen y caigan hacia su muerte. Puede que caigan tres o cuatro metros, pero luego se levantan, se desempolvan y lo intentan otra vez. La vida es una montaña y todos estamos escalándola, pero la esperanza no es un punto de anclaje. Es demasiado suave, esponjosa y temporal. No hay substancia detrás de la esperanza. No es un músculo que puedas desarrollar, y no está profundamente arraigada. Es una emoción que va y viene.

Richter alcanzó algo con sus ratas que estaba muy jodidamente cerca de lo inquebrantable. Puede que él no se haya dado cuenta de que las ratas estaban adaptándose a su prueba de vida o muerte, pero estas tuvieron que encontrar una técnica más eficiente para preservar energía. Con cada minuto que transcurría, ellas se volvían más y más resilientes hasta que comenzaron a creer que iban a sobrevivir. Su confianza no se desvaneció a medida que las horas se acumulaban; más bien creció. No estaban esperando ser salvadas. ¡Se rehusaban a morir! Desde mi punto de vista, la convicción es lo que convirtió a ratas ordinarias de laboratorio en mamíferos acuáticos.

Hay dos niveles de convicción. Está el nivel superficial, del cual adoran hablar nuestros entrenadores, maestros, terapeutas y padres. "Cree en ti mismo", dicen todos, como si ese pensamiento por sí sólo pudiera mantenernos a flote cuando la suerte no está de nuestro lado en la lucha por nuestra supervivencia. Pero una vez que el agotamiento se instala, la duda y la inseguridad tienden a penetrar y disipar esa endeble huella de convicción.

Luego, está la convicción nacida de la resiliencia. Proviene de abrir tu camino a través de capas de dolor, fatiga y razón; así como de ignorar la tentación siempre presente de renunciar, hasta que hayas alcanzado una fuente de combustible que ni siquiera tú sabías que existía. Una que elimina toda duda, te vuelve seguro de tu fuerza y del hecho de que, eventualmente, prevalecerás, siempre y cuando te mantengas avanzando. Ese es el nivel de convicción que puede desafiar las expectativas de los científicos y cambiarlo todo. No es una emoción que pueda compartirse o un concepto intelectual, y nadie más puede otorgártelo. Debe brotar desde el interior.

Cuando estás perdido en el mar y nadie viene a salvarte, solamente existen dos opciones. Puedes nadar muy duro y averiguar cómo durar tanto como se requiera, o estas destinado a morir ahogado. Yo nací con agujeros en mi corazón y rasgo de células falciformes, y tuve una infancia tormentosa debido al estrés tóxico y dificultades en el aprendizaje. Tenía un potencial mínimo y, para cuando cumplí veinticuatro años, sabía que estaba en riesgo de desperdiciar mi vida.

Mucha gente se confunde y piensa que mis logros están directamente correlacionados con mi potencial. Mis logros no equivalen a mi potencial. El poco que tenía estaba enterrado tan profundo que la mayoría nunca lo hubiera encontrado. No sólo yo lo encontré, sino que aprendí a maximizarlo.

Entendí que mi historia podía ser mucho más que aquel naufragio que veía a mi alrededor y que era momento de decidir si podía dar mi máximo por tanto tiempo como fuese necesario para convertirme en un ser humano más autoempoderado. Luché a través de dudas e inseguridades. Cada día quise renunciar, pero eventualmente la convicción se activó en mí. Creí en que podía evolucionar, y esa misma creencia me ha dado la fuerza y la concentración para perseverar en cada ocasión en que he sido desafiado durante más de dos décadas. En la mayoría de los casos, me he retado a mí mismo para ver qué tan lejos puedo llegar y cuántos capítulos más puedo añadir a mi historia. Aún estoy en búsqueda de nuevos territorios; sigo curioso respecto a qué tan lejos puedo elevarme desde el fondo del barril.

Muchas personas sienten que se están perdiendo de algo en sus vidas —algo que el dinero no puede comprar— y eso los vuelve miserables. Intentan llenar el abismo con objetos materiales que pueden ver, sentir y tocar. Pero esa sensación de vacío no se irá. Disminuye un poco hasta que regresa el silencio. Entonces aquella sensación que les carcome las entrañas regresa, recordándoles que la vida que están viviendo no es la expresión más completa de quienes son o de en quienes se pueden convertir.

Desafortunadamente, la mayoría de la gente no está lo suficientemente desesperada para hacer algo al respecto. Cuando estás inmovilizado por las cuerdas de emociones conflictivas y opiniones ajenas, es imposible acceder a la convicción y muy fácil alejarse de la urgencia por evolucionar. Puede que tengas unas ganas tremendas por experimentar algo distinto, por estar en un lugar diferente, o por convertirte en alguien más, pero cuando aparece la mínima resistencia retando tu resolución, te regresas haciendo el moonwalk directamente a la persona insatisfecha que eras antes. Aún con ganas, aún anhelando ser alguien nuevo, pero todavía atrapado en tu insatisfactorio statu quo. Y no eres para nada el único.

Las redes sociales han elaborado y esparcido este virus de insatisfacción, el cual es la razón por la que el mundo está ahora poblado por personas dañadas que consumen gratificaciones efímeras, persiguiendo una dosis inmediata de dopamina sin sustento alguno.

En vez de mantenerse concentradas en crecer, millones de personas han sido infectadas con la carencia; lo cual las deja sintiéndose menos. Su diálogo interno se vuelve mucho más tóxico, a medida que se multiplica esta población de debiluchas y engreídas víctimas de la vida misma.

Es gracioso, cuestionamos tantas cosas acerca de la manera en que marchan nuestras vidas. Nos preguntamos cómo sería si tuviéramos otro aspecto, si hubiéramos tenido un punto de partida más ventajoso, o si nos hubieran dado un empujón en un momento u otro de la vida. Muy pocas personas cuestionan sus propias mentes retorcidas. En su lugar, coleccionan desprecios, dramas y problemas, acumulándolos hasta que están hinchados de rancio arrepentimiento y envidia, lo cual deriva en los bloqueos que les impiden convertirse en las versiones más auténticas y capaces de sí mismas.

En todo el mundo, cientos de millones de personas escogen vivir de esta manera. Pero hay otra forma de pensar y otra forma de ser. Me ayudó a recuperar el control sobre mi vida. Me permitió eviscerar todos los obstáculos en mi camino hasta que mi capacidad de crecimiento quedó muy jodidamente cerca de lo ilimitado. Aún estoy siendo atormentado, pero he intercambiado mis demonios por ángeles hijos de perra y, ahora, es un tormento de los buenos. Estoy atormentado por mis metas futuras, no por mis fracasos pasados. Estoy atormentado por aquello en lo que aún puedo convertirme. Estoy atormentado por mi propia y continua sed de evolución.

El trabajo es a menudo tan miserable e ingrato como siempre ha sido y, aunque existen técnicas y habilidades que he desarrollado y que pueden ser útiles a lo largo del camino, no hay un cierto número de principios, horas o pasos en este proceso. Se trata de esfuerzo constante, aprendizaje y adaptación, lo cual requiere de disciplina y convicción inquebrantables. Del tipo que se parece mucho a la desesperación. Verás, ¡yo soy la rata de laboratorio que se rehusó a morir! Y estoy aquí para mostrarte cómo atravesar el infierno hasta llegar al otro lado.

La mayoría de las teorías sobre desempeño y posibilidad están maquinadas en el ambiente controlado de un laboratorio estéril y son esparcidas como cátedra en aulas universitarias. Pero yo no soy un teórico. Soy un practicante. Similar a cómo el difunto y grande Stephen Hawking exploraba la materia oscura del universo, yo estoy intensamente apasionado acerca de explorar la materia oscura de la mente —toda nuestra energía, capacidad y poder aún sin explotar. Mi filosofía ha sido puesta a prueba y comprobada en mi propio Laboratorio Mental a través de todos los "vete a la mierda", fracasos y hazañas que han moldeado mi vida en el mundo real.

Después de cada capítulo, encontrarás una Evolución. En las fuerzas armadas, las evoluciones son simulacros, ejercicios o prácticas destinadas a perfeccionar tus habilidades. En este libro, representan duras verdades que todos deberíamos enfrentar, así como filosofías y estrategias que puedes usar para superar lo que sea que se interponga en tu camino —y sobresalir en la vida.

Como ya dije, este definitivamente no es un libro de autoayuda. Este es un campo de entrenamiento para tu cerebro. Es un libro de qué-carajos-estás-haciendo-con-tu-vida. Es un llamado de atención que no querías y que probablemente ni siquiera sabías que necesitabas.

¡Levántense, cabrones!

¡A trabajar!

CAPÍTULO UNO

MAXIMIZA EL MÍNIMO POTENCIAL

Me senté entre miles de combatientes veteranos en el atiborrado Centro de Convenciones de la Ciudad de Kansas, para la Convención Nacional del 2018 de Veteranos de Guerras Extranjeras (VFW, por sus siglas en inglés). Yo no era solamente un miembro activo; era su invitado. Me habían traído en avión para recibir la prestigiosa Condecoración al Americanismo —un honor anual para aquellos que han demostrado un compromiso con el servicio, patriotismo, el mejoramiento de la sociedad estadounidense y la ayuda a compañeros veteranos. El más famoso de quienes han recibido este galardón fue uno de mis héroes. El senador John McCain sobrevivió cinco años y medio como prisionero de guerra durante la guerra de Vietnam. Siempre he admirado el coraje que ejemplificó en aquel entonces, y a través de su muy pública vida continuó fijando el estándar de como yo creo que los hombres debemos manejar los tiempos difíciles. Ahora mi nombre iba a estar al lado del suyo.

Estaba a punto de recibir la mayor distinción de mi vida hasta el momento. Debí haber estado jodidamente orgulloso en vez de jodidamente confundido. Durante más de una hora, me senté en la audiencia entre mi madre, Jackie, y mi tío, John Gardner. Ese es mucho tiempo contemplando el significado del momento, y todo en lo que podía pensar eran razones por las que no debería de estar ahí. Por las que nadie debería de conocer el nombre David Goggins, mucho menos ponerme en el mismo enunciado que el senador McCain. No porque no me haya ganado mi lugar, sino porque las circunstancias en las que la vida me puso nunca debieron de haberme conducido hasta aquí.

Seguro, soy un ganador ahora, pero había nacido un perdedor. Hay muchísimos nacidos perdedores ahí afuera. Cada maldito día, bebés nacen en la pobreza y en familias rotas, como yo. Algunos pierden a sus padres en accidentes. Otros son abusados o abandonados. Muchos nacemos con discapacidades: algunas físicas, otras mentales o emocionales.

Es como si a cada ser humano le fuera otorgada su propia piñata personal sólo por salir del útero con vida. Nadie tiene un vistazo previo de lo que hay dentro de su piñata, pero lo que sea que contenga le dispondrá de una manera u otra. Algunos damos un palazo a esa cabrona piñata y dulces caen de su interior. Ellos son los que la tienen relativamente fácil —por lo menos al principio. Algunas están tan vacías como un pozo seco. Otras están peor que vacías. Están llenas de pesadillas, y el acoso empieza tan pronto como el bebé respira por primera vez. Ese fui yo. Nací dentro de una bóveda del terror.

A medida que los oradores tomaban su turno al micrófono,

yo estaba en lo profundo de mi propia cueva de oscuridad, reviviendo las incontables y sangrientas golpizas que mi padre nos propinó a mi madre, a mi hermano y a mí. Nos observé escapando a Brazil, Indiana, sólo para instalarnos a únicamente dieciséis kilómetros de una facción activa del Ku Klux Klan. ¿Y adivina a qué escuela esos hijos de puta mandaban a sus niños? Recapitulé el constante flujo de amenazas racistas por parte de algunos de mis compañeros de clase y cómo hice trampa para terminar la escuela sin haber aprendido nada.

Pensé en el prometido de mi madre, Wilmoth, una potencial figura paterna que fue asesinada antes de que pudiera convertirse en mi padrastro. Recordé mis repetidos intentos en la batería de pruebas de aptitud vocacional para las fuerzas armadas (ASVAB por sus siglas en inglés), una examinación estandarizada que es requisito para todos los reclutas del Ejército, con el fin de lograr mi sueño de convertirme en pararrescatista. Después de que finalmente pasé esa temida batería de pruebas y me alisté, renuncié al entrenamiento en pararrescate cuando las evoluciones en el agua se volvieron demasiado difíciles. Esa brillante decisión ultimadamente me condujo a convertirme en un exterminador de plagas de 136 kilos, trabajando el turno de la madrugada en Ecolab y ganando $1,000 dólares al mes a mis veinticuatro años.

En ese punto era el cascarón de un hombre, sin autoestima o autorrespeto. Estaba siendo todavía atormentado por los mismo viejos demonios que me habían perseguido desde que nací, y la dura realidad era que me hacía falta todo lo necesario para convertirme en el hombre que yo deseaba ser.

Ahora bien, no estaba pensando en todo eso para castigarme. Estaba repasando cuidadosamente los archivos, buscando el catalizador, el momento que reinició el fuego y dio ignición a algo primigenio dentro de mí. Necesitaba recordar exactamente cómo y cuándo le había dado la vuelta al libreto y había logrado construir una vida de honor y servicio, pero seguía sin conseguirlo. Estaba tan adentrado en mi cueva mental que ni siquiera los escuché llamar mi nombre. No habría reaccionado en lo absoluto si mi madre no me hubiese dado un pequeño empujón en el brazo. Incluso ahora, no recuerdo haber subido los escalones del escenario con ella porque yo seguía flotando entre mi pasado y mi desorientador presente.

Los escuché leer mi currículum, detallando las cantidades de dinero que había conseguido reunir para causas de veteranos y objetivos que había alcanzado en el transcurso de mi carrera. Antes de que me diera cuenta, pusieron una medalla alrededor de mi cuello y la audiencia estaba de pie aplaudiendo. Esa era la señal más clara hasta entonces de que este perdedor nato había renacido en algún punto del camino. Que había existido un momento que provocó la chispa de mi metamorfosis.

Cuando fue mi turno al micrófono, eché un vistazo a todos esos rostros desconocidos. Hombres y mujeres miembros de una hermandad de la cual siempre seré parte. El hecho de que este reconocimiento proviniera de ellos representaba el más profundo honor, pero no sabía cómo agradecerles. Para entonces, yo era un solicitado orador público, cómodo tanto frente a públicos grandes como pequeños. Incluyendo mi trabajo como reclutador para el Ejército, había sido un orador público profesional por más de una década. Rara vez sentía mariposas en el estómago, pero ese día de verano en la ciudad de Kansas, estaba jodidamente nervioso y mi mente seguía nublada. Intenté sacudírmelo y comencé por agradecer a mi abuelo, el sargento Jack.

"Él hubiera sido el hombre más orgulloso del mundo al verme aquí arriba", dije. Con un nudo en la garganta, pausé, inhalé profundamente para recomponerme y comencé de nuevo. "Quisiera agradecer a mi mamá, quien…" Cuando volteé a ver a mi madre, y cuando nuestras miradas se encontraron, el momento que permanentemente cambió mi vida finalmente llegó a mí, y el poder de aquel hallazgo era abrumador. "Quisiera agradecer a mi mamá, quien…".

Mi voz se quebró de nuevo. No podía contener el diluvio ni un poco más. Cerré mis ojos y sollocé. Como un sueño que tan sólo dura unos segundos pero que se siente como horas, el tiempo se estiró y escenas del definitivo punto de inflexión en mi vida —la última vez que jamás vi a mi padre— colonizaron mi mente. Si no hubiera realizado aquel viaje, nunca habrías escuchado de mí.

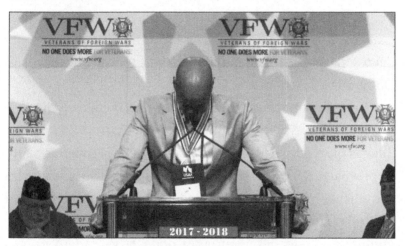

Finalmente vino a mí y estaba abrumado por todo el trabajo que tomó llegar hasta aquí.

❊ ❊ ❊

Tenía veinticuatro años cuando me di cuenta de que estaba roto por dentro. Algo se había entumecido en mi alma, y ese entumecimiento, esa carencia de emociones profundas, dictaba en lo que mi vida se había convertido. Es el porqué yo renuncié a ir tras mis metas, mis más grandes sueños, cada que las cosas se ponían complicadas. Renunciar era tan sólo otro rodeo. Nunca me había molestado mucho porque cuando estás entumecido, no puedes procesar lo que está pasando dentro o fuera de ti. No conocía aún el poder de la mente, y debido a eso me había inflado hasta ser un maldito gordinflón que trabaja como francotirador de cucarachas en restaurantes.

Por supuesto, yo tenía mis excusas. Mi entumecimiento era un mecanismo de supervivencia. Me lo había inculcado a golpes. Para cuando cumplí siete, había desarrollado la mentalidad de un prisionero de guerra. Entumecerme era como yo soportaba las golpizas manteniendo algún grado de autorrespeto. Incluso después de que mi madre y yo escapamos, continué siendo acosado por la tragedia y el fracaso, y el entumecimiento fue como pude lidiar con el hecho de que perder era todo lo que conocería en mi vida.

Cuando naces siendo un perdedor, tu meta es sobrevivir, no prosperar. Aprendes a mentir, a engañar, a hacer lo que tengas que hacer para encajar. Puede que te conviertas en un sobreviviente, pero es una existencia miserable. Justo como las cucarachas que yo estaba asignado a matar, te encuentras a ti mismo escabulléndote entre las sombras para reclamar las más mínimas necesidades mientras escondes tu verdadero yo de la luz a cualquier precio. Los nacidos perdedores son las máximas cucarachas. Hacemos lo que tenemos que hacer, y esta actitud a menudo nos permite algunos muy severos defectos de carácter.

Yo ciertamente tenía algunos. Era un débil, un mentiroso, un gordo, un cabrón perezoso y estaba profundamente deprimido. Podía sentir como me desmoronaba poco a poco. Harto y frustrado, amargado y enojado, no podía soportar mucho más de mi vida de mierda. Si yo no cambiaba, y cambiaba pronto, sabía que iba a morir siendo un perdedor, o peor. Podría terminar como mi padre, un hampón que vivía siempre a un pequeño empujón de distancia de la violencia. Yo era consumido por la miseria e iba a tientas buscando algún punto de apoyo mental que me alejara de rendirme de una vez por todas. Lo único que se me ocurrió fue regresar a aquella casa en la calle Paraíso que aún me atormentaba. Tenía que regresar a Buffalo, Nueva York, y encarar a mi padre. Pues cuando estás viviendo en el infierno, la única manera de encontrar una salida es confrontando al diablo mismo.

Estaba esperando encontrar algunas respuestas que me ayudaran a cambiar mi vida. Por lo menos, eso fue lo que me dije a mí mismo a medida que entraba a Ohio desde Indiana y viraba hacia el noreste. No había visto a mi jefe en doce años. Yo había decidido dejar de verlo. En ese entonces, el sistema de justicia permitía que los niños tomaran esas decisiones una vez que cumplían los doce años. Decidí eso más que nada por respeto y por lealtad hacia mi mamá. Él dejó de golpearnos después de que abandonamos Buffalo, pero la única cosa que nunca se entumeció fue cómo me sentía respecto a lo que mi madre soportó a manos suyas. Aun así, con el pasar de los años, había cuestionado esa decisión y comencé a preguntarme si mis memorias, las historias que me contaba a mí mismo, eran ciertas.

En el largo camino, no escuché música. Todo lo que oí fueron las voces en competencia dentro de mi cabeza. La primera voz me aceptaba como era.

No es tu culpa, David. Nada de esto es tu culpa. Estás haciendo lo mejor que puedes con lo que te ha sido dado.

Esa era la voz que había estado escuchando toda mi vida. *No es culpa mía* era mi refrán favorito. Esa voz explicaba y justificaba mi suerte en la vida, así como el callejón sin salida frente a mí, y estaba activa 24/7. Sin embargo, por primera vez, otra voz metió su cuchara. O quizás fue la primera ocasión en que dejé de escuchar sólo lo que yo quería oír.

Entendido. No es tu maldita culpa que te repartieran una mala mano, pero… sí es tu responsabilidad. ¿Cuánto tiempo más vas a permitir que tu pasado te detenga antes de que finalmente tomes el control de tu futuro?

Comparada con la primera voz en mi cabeza, más reafirmadora, esta era fría como el hielo, y yo hice mi mejor esfuerzo por desconectarla.

Entre más cerca estaba de Buffalo, más joven e indefenso me sentía. Cuando estuve a 240 kilómetros de distancia, sentía que tenía dieciséis años. A medida que me salí de la autopista y serpenteaba por las calles de la ciudad de Buffalo, me sentía de ocho años, la misma edad que tenía cuando empacamos nuestras malditas posesiones en bolsas de basura y salimos por la puerta. Una vez que entré a la casa, era agosto de 1983 otra vez. La pintura en las paredes, los pisos, los electrodomésticos y los muebles, todo era igual. Aunque se veía mucho más pequeño y pasado de moda, era aún la casa embrujada que recordaba, llena con años de recuerdos horripilantes y una palpable energía oscura.

Sin embargo, mi padre era cálido y más afectuoso de lo que yo recordaba. Trunnis fue siempre carismático, y actuó como si estuviera genuinamente feliz de verme. A medida que nos pusimos al día, me encontré riéndome de sus chistes, ligeramente confundido por el hombre frente a mí. Después de un tiempo, revisó su reloj y tomó su abrigo.

Abrió la puerta de la entrada para su esposa, Sue, y para mí mientras se dirigía al auto.

"¿A dónde vamos?", le pregunté.

"Recuerdas el horario", dijo. "Es hora de abrir".

La primera cosa que noté de Skateland desde el exterior era que necesitaba pintura. Por dentro, las paredes y los pisos estaban astillados y manchados, y todo el lugar olía raro. La oficina se había deteriorado también. Ese sillón en el que dormíamos de niños, donde mi mamá lo había encontrado engañándola en más de una ocasión, todavía no había sido reemplazado. Estaba jodidamente sucio, y ahí es donde me senté después del gran recorrido mientras que mi padre se dirigía escaleras arriba para hacer girar discos de hip-hop en el Cuarto Bermellón.

Me sentí mareado y desorientado. Era extraño cuánto había dejado caer sus estándares el viejo. No era la fuerte, emocionante y demandante figura que recordaba. Era viejo, débil, con puntos suaves y perezoso. Ya ni siquiera parecía ser tan malo. No era el diablo para nada. Era humano. ¿Me había estado contando a mí mismo una historia falsa? Mientras permanecí en esa oficina, impregnada del pasado, me preguntaba, ¿en qué más había estado equivocado?

Entonces, alrededor de las diez, los graves de la música comenzaron a sonar escaleras arriba y el techo comenzó a temblar y sacudirse. En cuestión de segundos, escuché gritos, risas y ese constante pisoteo al compás. De la misma manera en que una canción puede hacerte retroceder a una época y lugar distintos, ese ruido sordo de los graves me regresaba a mis días más oscuros. Había recaído, como por un embudo, en la pesadilla de mi niñez.

Cerré mis ojos y me vi a mí mismo como un niño de seis años, dando vueltas en ese sillón, tratando de dormir después de haber trabajado toda la noche y no siendo capaz de conseguir más que un pestañeo. Mi madre estaba ahí también, luchando por tapar superficialmente nuestro dolor con cenas "caseras" preparadas en estufas eléctricas portátiles en la estrecha oficina.

Vi la impotencia y el miedo en sus ojos, y trajo de vuelta todo el estrés, dolor, frustración y depresión que los acompañaban. ¡Esos recuerdos eran reales! ¡No se podían negar!

Estaba asqueado de estar sentado en ese sillón. Me enfermaba haber bajado mi guardia y disfrutado de la compañía de mi padre, incluso por unos minutos. Sentía que estaba haciéndole daño a mi madre, y entre más me sentaba ahí y miraba el cielo sacudirse, más rabia brotaba dentro de mí hasta que me puse de pie y subí corriendo por unas escaleras en la parte de atrás hacia el Cuarto Bermellón, donde mi demonio estaba sorbiendo whiskey —el humeante elixir que le daba su poder.

De niño, rara vez vi el espacio en todo su esplendor y, aunque había perdido la mayoría de su brillo, todavía era un lugar concurrido. Lo que un día había sido un deslumbrante club nocturno que ofrecía funk a una multitud bien vestida se había convertido en una atiborrada taberna de baja categoría con hip-hop. Trunnis estaba en la cabina del DJ orquestando la energía, cambiando discos y tragándose un whiskey escocés tras otro hasta la hora de cerrar. Yo lo miraba trabajar, beber y coquetear, y entre más ebrio se ponía, más mi memoria se sincronizaba con la realidad. Después de cerrar, nos conduje a todos al restaurante Denny´s para un desayuno de madrugada, justo como en los viejos tiempos. Más de quince años habían pasado, y todavía el ritual permanecía igual que siempre.

Trunnis estaba jodidamente borracho para entonces, y podía darse cuenta de que me ponía incómodo, lo cual lo enfadó. Mientras esperábamos nuestra comida, me miraba ferozmente al tiempo que hablaba mal de mis abuelos y aseguraba que ellos eran responsables de la separación de su familia. El licor siempre sacó su lado más desagradable, y había escuchado ese argumento tantas veces antes que ya no tenía gran efecto sobre mí. Pero cuando comenzó a hablar de mi mamá, yo no iba a aguantar nada.

"No toques ese tema", dije quedamente. Pero a él no le importó. Ladraba sobre cómo todos le habían dado la espalda y de cuán débiles y patéticos éramos. Su saliva salía volando. La vena en su sien pulsaba.

"Trunnis, por favor, para", le dijo Sue. Hubo algo en su tono, una mezcla de miedo e intimidación, que pude reconocer. Ella no estaba haciéndole frente o diciéndole cómo se sentía. Ella estaba suplicándole. Me recordó tanto a mi madre y a cuán impotente se sentía cuando Trunnis rabiaba sin parar. Era el tipo de sujeto que llamaba a una mujer a su casa a las 3:55 p.m., sabiendo que mi mamá llegaría a las cuatro. Quería que ella lo encontrara en el acto para mostrarle que él tenía todo el poder y podía hacer lo que le diera su jodida gana en cualquier momento del día o de la noche. Es la misma razón por la que me golpeaba frente a ella y le hacía lo mismo a ella frente a mí.

El día que nos fuimos, Sue se mudó con él; aun así, a menudo le decía, así como a cualquier otra persona que estuviera dispuesta a escucharlo, cuán hermosa e inteligente era mi madre, como si ella hubiera sido la que se le escapó. Necesitaba que Sue sintiera que ella no era lo suficientemente buena para él, y que nunca lo sería.

Por primera ocasión en mi vida, sentí lástima por Sue y me di cuenta de que la especialidad de Trunnis era el uso de la ofensa como un arma. Era una táctica que utilizaba para bravuconear a mujeres y niños hacia la sumisión. Él sabía que una vez que ahorcaba a un cabrón mentalmente, perdería todo autorrespeto y ganas de luchar, lo cual lo volvería más fácil de manipular y dominar. Eso era lo que él perseguía. No amor. Él anhelaba dominancia y servilismo. Eran como oxígeno para él. Él cosechaba almas con violencia y rabia. Quería que la gente más cercana a él se sintiera herida y vacía. Décadas más tarde, mi madre todavía lucha con el autorrespeto, la toma de decisiones y la confianza.

El rostro de Trunnis estaba rojo por el alcohol. Su mandíbula estaba trabada de la tensión mientras que seguía hablando pestes. No cabía duda de que él era el bravucón y el abusador que recordaba, pero no porque odiara a mi mamá o a Sue, o a mi hermano, o a mí, sino porque era un enfermo y jodido anciano que no creía que él valía un carajo y que no podía ni quería ayudarse a sí mismo.

Años más tarde, descubriría que él había sufrido abusos cuando era niño. Su padre lo hacía pararse frente a un horno de carbón ardiente en una habitación oscura y, después de un tortuoso periodo de espera, aparecía con un cinturón y lo azotaba con la hebilla por delante. Si él intentaba moverse para esquivar el cinturón se quemaba con el horno, así que tenía que aceptar los latigazos de su padre y tratar de no moverse. Nunca lidió con ese trauma, esos recuerdos se enconaron hasta convertirse en demonios y, antes de siquiera darse cuenta, la víctima se convirtió en victimario.

Cada vez que se embriagaba y la fiesta moría, se calmaba a sí mismo metiéndose con personas más débiles. Les daba una golpiza. Los humillaba. A veces, los amenazaba con matarlos. Pero tan pronto como su episodio abusivo terminaba, lo borraba de la historia. Las golpizas que nos dio nunca ocurrieron. Le gustaba pensar en sí mismo como un gran hombre, pero nunca aceptaba la responsabilidad por nada de lo que hiciera o le saliera mal; lo cual lo convertía en ningún tipo de hombre. Supongo que yo estaba en esa mesa de Denny´s con él porque una parte de mí estaba esperando que Trunnis se disculpara, pero él no pensaba que hubiera algo de qué disculparse. Él estaba completamente delirante, y sus delirios nos desmoralizaban a todos. También eran contagiosos.

Durante años, me hizo sangrar, y me hizo dudar de mí mismo. Me transfirió sus demonios por medio de los azotes de su cinturón de cuero y la palma abierta de su mano y, como él, crecí creyendo en sus delirios. No me había convertido en un malvado sociópata, pero, como él, nunca tomé responsabilidad por mis propios defectos o mis fracasos.

Sentarme ahí a escucharlo despotricar hizo que me hirviera la sangre. El sudor coronaba mi frente y lo único en lo que podía pensar era la revancha. Era su turno de sufrir en mis manos. Quería hacerlo sangrar por mi dolor. Quería golpear a ese hijo de perra justo ahí, en Denny´s. ¡Estuve a un cabello de permitirle a mi padre convertirme en un maniático violento justo como lo recordaba a él!

Reconoció el fuego en mis ojos porque era como si estuviera mirándose en un espejo, y se cagó del miedo. El ambiente cambió en nuestra mesa. Dejó de vociferar a medio enunciado. Sus ojos, bien abiertos, se le pusieron vidriosos y, bajo la luz fluorescente del restaurante, se veía dócil y pequeño. Asentí mientras identificaba, en ese preciso momento, la mentira que había inspirado mi viaje a Buffalo.

No había manejado todo el camino desde Indianápolis como un primer paso hacia la autosuperación. No, estaba ahí buscando un pase libre. Fui a recolectar más evidencia de que todos mis fracasos y decepciones tenían su raíz en la misma causa: mi padre, Trunnis Goggins. Había estado esperando que todo en lo que había creído en todos estos años fuese verdad porque, si Trunnis era en efecto el diablo disfrazado, eso me daba a alguien a quien culpar, y yo estaba buscando una manera de lavarme las manos. Necesitaba que Trunnis fuera la falla en mi existencia para, como en el Monopoly, poder reclamar la garantía de por vida de mi tarjeta de pase libre para salir de la cárcel.

Trunnis tenía muchas fallas, eso sí. Había vuelto a demostrármelo. Pero él no era mi falla. La segunda voz tenía razón. A menos que tomara responsabilidad por mis demonios, los que él me puso, tenía cero probabilidades de convertirme en otra cosa que no fuera un perpetuo perdedor y otro miserable hampón como él.

Cuando llegó la comida, Trunnis se llenó la boca de inmediato mientras que yo reflexionaba en cuánto poder le había dado a través de los años. No era su culpa que yo experimentara el racismo o que apenas me graduara de la preparatoria. Sí, él me golpeó a mí y a mi hermano y torturó a mi madre. Era un cabrón retorcido, pero no había vivido con él desde que tenía ocho años. ¿Cuándo iba a quitarle mi alma de sus manos? ¿Cuándo iba a adueñarme de mis propias decisiones, mis fracasos, mi futuro? ¿Cuándo iba a finalmente aceptar responsabilidad por mi vida, tomar acción y comenzar de cero?

Nadie dijo una palabra en el auto mientras conduje de regreso a la calle Paraíso. Trunnis me miraba ebrio con una mezcla de tristeza, pérdida y enojo mientras yo tomaba las llaves de mi auto de la encimera de la cocina y salía por la puerta. Había planeado pasar con él el fin de semana, pero no podía soportar estar en su presencia ni un minuto más. Aunque no nos lo dijimos, creo que ambos sabíamos que nunca más nos volveríamos a ver.

Lo gracioso era que yo ya ni siquiera odiaba a Trunnis porque finalmente lo había comprendido. En el camino de regreso a casa, le bajé muchísimo al volumen de la voz reafirmadora de mi cabeza y sintonicé la realidad. En lugar de excusas, era momento de hacerme cargo de exactamente en quién me había convertido, con toda su fealdad; y eso quería decir reconocer que mi poca resistencia a la crítica era definitivamente parte del problema.

A todos nos ocurren situaciones en la vida que no tenemos ninguna capacidad de controlar. A veces, esas cosas duelen; ocasionalmente, son trágicas o inhumanas. Mientras que el Espejo de la Responsabilidad —al cual le puse notas adhesivas llenas de metas, tareas diarias y unos cuantos objetivos más grandes— me había ayudado hasta un cierto punto, esas mejoras eran superficiales. Nunca había intentado sumergirme hasta las profundidades y resolver la causa raíz de mis problemas; por eso me desmoronaba cada vez que la vida me pedía cavar más profundo y perseverar para así conseguir algo que pudiera llevarme a un éxito sostenido.

Había pasado mi vida entera en la superficie del agua esperando que mi suerte cambiara y todo lo que había soñado me cayera del cielo. Esa noche, manejando de vuelta a Indiana, acepté la dura verdad de que esperar y desear son como apostar con riesgo y a largo plazo; entonces, si yo quería ser mejor, tenía que comenzar a vivir cada día con un sentido de urgencia. Porque esa es la única manera de voltear la suerte a tu favor.

La realidad puede ser cabrona cuando todas tus excusas desaparecen y eres expuesto exactamente como quién eres y en lo que te has convertido, pero la verdad también puede ser liberadora. Esa noche, acepté la verdad sobre mí mismo. Finalmente me tragué mi realidad, y ahora que lo había hecho, mi futuro estaba indeterminado. Todo era posible mientras yo adoptara una nueva mentalidad. Necesitaba convertirme en alguien que se niegue a rendirse, alguien que simplemente encuentra la manera sin importar lo que pase. Necesitaba volverme a prueba de balas, un ejemplo viviente de resiliencia.

Imagínate un sobre de semillas esparcidas en un jardín. Algunas semillas obtienen más luz solar y más agua, están plantadas en un sustrato nutritivo y, debido a que están en el lugar correcto y en el momento adecuado, pueden crecer de semillas a plantas y luego a robustos árboles. Las semillas plantadas bajo demasiada sombra o que no reciben suficiente agua puede que no se conviertan en nada en lo absoluto a menos de que alguien las trasplante —las salve— antes de que sea demasiado tarde.

Luego están aquellas plantas que buscan la luz por su propia cuenta. Se deslizan de la sombra hacia el sol sin ser trasplantadas. Encuentran la luz sin que nadie las desentierre para recolocarlas. Encuentran fuerza donde no la hay.

Eso es resiliencia.

Al nacer, nuestro instinto natural es el de buscar maneras de progresar. Pero no todos lo hacen y, algunas veces, hay una maldita buena razón para ello. Yo me crie en la oscuridad. Mis raíces eran endebles. Yo estaba apenas afianzado en la roca sólida del suelo. Mi espíritu, alma y determinación no habían sido nutridos por la luz, pero en ese camino de vuelta a casa, me di cuenta de que solamente yo tengo el poder de determinar mi futuro, y tenía una decisión que tomar. Podía continuar viviendo en el Paraíso de las Bajas Expectativas, donde era cómodo y seguro creer que mi vida no era ni mi culpa ni mi responsabilidad y que mis sueños eran sólo eso —fantasías que nunca serían reales porque el tiempo y las oportunidades no estaban ni nunca estarían de mi lado. O podía dejar todo eso atrás a cambio de un mundo de posibilidades, mucho más dolor, inmenso trabajo duro y cero garantías de éxito. Podía elegir la resiliencia.

A mis veinticuatro años, una poderosa fuerza estaba creciendo dentro de mí, esperando a ser liberada. Pronto la convocaría para completar las dos Semanas Infernales, convertirme en miembro de los Equipos de Mar, Aire y Tierra de la Marina (SEAL por sus siglas en inglés) y completar la Escuela Ranger del Ejército. Competiría en ultramaratones y rompería el récord mundial de dominadas. Gracias a aquella noche en Buffalo, Nueva York, cuando acepté mi destino y me determiné a aprovechar la resiliencia, encontré la voluntad de transformarme en el cabrón más terco que jamás ha encontrado luz donde no hay ninguna.

Nunca había sido un prisionero de guerra como John McCain e incontables otros, pero había vivido como un prisionero de mi propia mente por los primeros veinticuatro años de mi vida. Una vez que me había liberado a mí mismo y comencé a evolucionar, aprendí que un guerrero especial es aquél que abraza la adversidad de haber nacido en el infierno y luego, con su propio libre albedrío, elige agregar tanta joda como pueda para convertir cada día en un campo de entrenamiento de la resiliencia. Aquellos son los que no se detienen en el mínimo aceptable. No se conforman con sólo ser mejores que antes. Están evolucionando sin parar y esforzándose por alcanzar el nivel más alto de sí mismos. Eventualmente, me convertí en uno, y esa es la razón por la que estaba siendo reconocido en la Convención de Veteranos de Guerras Extranjeras.

※ ※ ※

"Quisiera agradecer a mi mamá, quien..." La audiencia me dio otra ronda de aplausos a medida que mi llanto disminuía y yo regresaba al momento presente. "Quien nunca me levantó las veces que caí. Ella me dejó levantarme a mí mismo cuando fui derribado".

Para cuando terminé de hablar, toda la emoción se había

drenado hasta la claridad. Honrado y humilde de haber recibido una presea que es considerada por la mayoría de quienes la reciben como la joya de la corona en sus carreras, bajé de ese escenario hacia lo desconocido. Dicen que "hierro con hierro se afila", pero yo había dejado atrás a las fuerzas armadas, y ya no había nadie empujándome a ir por más en el día a día. A la mierda. Siempre había estado destinado a ser ese único guerrero. Satisfecho con ser aquel cabrón que afila su espada sólo.

EVOLUCIÓN NO. 1

He trabajado en servicios médicos de emergencia, intermitentemente, durante quince años. Cuando una ambulancia llega a la escena de una situación severa de trauma, entramos inmediatamente en lo que se conoce como la "hora dorada". En la vasta mayoría de los casos, sesenta minutos es todo el tiempo con el que contamos para salvar a una víctima críticamente herida. El reloj empieza a contar en el momento en que el accidente ocurre y no para hasta que el paciente llega al centro de trauma de un hospital. Para el momento en que estamos en la escena del accidente ya vamos tarde, lo cual quiere decir que es vital que nuestra valoración de cada paciente sea rápida y certera.

Algunos casos son identificados como "carga y corre" porque necesitan intervenciones específicas y urgentes que no podemos realizar nosotros mismos. Otros son identificados como "quédate y resuelve". Aunque sus condiciones pueden ser extremas, tienen un problema al cual nuestras habilidades pueden responder, asegurando su supervivencia durante el trayecto al hospital. Una de las primeras cosas que hacemos cuando llegamos con el paciente es revisar tres áreas: vías respiratorias, respiración y circulación. Necesitamos asegurarnos de que no haya obstrucciones en su respiración, de que sus pulmones se inflen y de que no estén sangrando profusamente. Usualmente, complicaciones en estas tres áreas son obvias, pero de vez en cuando, nos encontramos con una herida distractora.

Imagínate una pierna rota doblada por encima de la cabeza de la víctima. Cuando ves una extremidad en un lugar al que no pertenece, es fácil quedarse perplejo. Es tan espantoso que el instinto humano es atender ese problema primero y dejar fuera todo lo demás. He visto a mucho personal de los servicios médicos de emergencia irse por este agujero de conejo, pero una pierna terriblemente rota o dislocada típicamente no mata a nadie, a menos que nos distraiga de darnos cuenta de que las vías respiratorias están bloqueadas o de que está ahogándose porque sus pulmones están llenos de fluidos y está en peligro de desangrarse internamente. Una herida distractora, en el universo de los servicios médicos de emergencia, es aquello que provoca que un profesional de la salud se olvide de sus procedimientos. Le puede pasar a cualquiera, lo cual es la razón por la que se nos entrena para permanecer alertas a estas distracciones. Literalmente es una cuestión de vida o muerte.

Lo mismo puede decirse de las heridas distractoras que llevaba conmigo. Para cuando cumplí veinticuatro, estaba demasiado distraído por el abuso infantil, el abandono y los insultos racistas como para ver todas las cosas jodidas en mi vida sobre las que yo tenía influencia directa. Nada de lo que me pasó podría ser considerado una condición fatal en sí; no obstante, gastaba tanto tiempo preocupándome acerca de lo que mi padre nos hizo, y me sentía tan solo, que me estaba rehusando a vivir. Y cuando te pasas la vida arrepintiéndote de lo que fue o preguntándote, "¿por qué a mí?" eventualmente te mueres sin haber logrado nada en absoluto.

El viaje a Buffalo fue pura distracción. No estaba listo para hacer el esfuerzo de cambiar mi vida, así que me lancé en una misión de recolección de evidencia. De hecho, para cuando entré en razón, era casi imposible para mí convertirme en un SEAL. Era tan pesado que si hubiera tenido sólo unos cuantos kilos más, no habría sido capaz de perder el peso necesario dentro del tiempo marcado. Tuve que tomar medidas extremas —como alimentarme con dos pequeñas comidas al día mientras hacía ejercicio de seis a ocho horas durante diez semanas— pero cuando comencé a perder peso y cambiar mi mentalidad, me di cuenta de que nunca había estado tan solo como yo había pensado. Siempre me había dicho que era imposible que alguien pudiera entenderme a mí o lo que había pasado, pero a medida que miraba a mí alrededor, noté que había un montón de cabrones ahí afuera con heridas distractoras, atascados hasta el cuello en el pasado. Actualmente, escucho sus historias todo el tiempo.

Algunos sufrieron abuso infantil o perdieron a uno de sus padres desde muy pequeños. Otros crecieron sintiéndose feos o estúpidos. Fueron acosados y golpeados o no tenían ningún amigo en la escuela. No siempre es el campo minado de la infancia aquello que nos jode. No hay escasez de problemas psicológicos o emocionales en la vida adulta. Cada día, muchas personas sufren la quiebra, el desalojo, el divorcio o heridas catastróficas. Otros son engañados o robados por sus supuestos seres queridos. Algunos son abusados sexualmente. Otros más pierden todo cuanto poseen en un incendio o una inundación. Algunos pierden un hijo.

Es tan fácil perderse en la niebla de la vida. La tragedia nos acosa a todos, y cualquier evento que cause sufrimiento puede quedarse por más tiempo del que debería si tú se lo permites. Porque nuestras historias tristes nos permiten darnos el lujo de la indulgencia. Nos dan libertad y justificación para permanecer como cabrones perezosos y débiles mentalmente, y entre más nos toma procesar ese dolor, más difícil es recuperar nuestras vidas.

A veces la debilidad o la pereza están originadas en el odio y el enojo, y hasta no recibir la confesión, la disculpa o la compensación que creemos que se nos debe, nos quedamos estancados en nuestra mierda como en una especie de rebelión patética y engreída en contra de nuestros torturadores o, incluso, en contra de la vida misma. Algunos comenzamos a creer que merecemos privilegios. Pensamos que nuestro dolor nos da el derecho de sentir autocompasión o que tenemos derecho a la buena suerte porque hemos sobrevivido el infierno. Por supuesto, sentirse con el derecho a algo no hace que sea así. Comprende, el reloj siempre está corriendo y, en algún punto, tu hora dorada expirará a menos que tomes acción.

La gente que se pierde en su pasado, aquellos que aburren a sus amigos o familia con el mismo relato trágico una y otra vez sin mostrar el menor progreso, me recuerdan a un paracaidista que se obsesiona demasiado con su paracaídas enredado. Sabe que tiene uno de emergencia listo para usarse, pero pierde tanto tiempo tratando de arreglar el principal que se olvida de revisar su altímetro y, para cuando corta el primer paracaídas y jala la segunda cuerda de apertura, es demasiado tarde. Parte del problema es que está aterrado de jalar la segunda cuerda, porque si esa cuerda también está jodida, entonces estará de verdad desamparado. Esa es la trampa mental puesta por el miedo. No podemos permitir que el miedo nos impida cortar con el peso muerto para poder salvarnos.

Yo fui ese paracaidista por demasiado tiempo. Mi padre era violento. Mi madre estaba rota. Yo era acosado en la escuela, se reían de mí y nadie me comprendía. Jaque, jaque y jaque mate. Y aun así, estaba respirando, y no estaba sangrando. Físicamente, estaba vivo y bien, y era perfectamente capaz de cortar con toda esa mierda. Había desperdiciado demasiada vida contándome el mismo triste relato. Necesitaba avanzar. Era momento de escribir algo nuevo.

Si un acto de Dios o de la naturaleza destrozó tu vida, la buena noticia es que tú realmente no tienes a nadie a quien culpar. No obstante, lo azaroso del asunto puede sentirse tan personal, como si hubieras sido marcado para la desgracia por el hado. Si sientes que alguien te ha hecho algún mal, puede que estés esperando una confesión o una disculpa para poder seguir adelante, pero lamento decirte que la disculpa —esa declaración en lágrimas con la que has estado soñando— nunca llegará. El lado bueno es que no necesitas que nadie más te libere de tu trauma. Puedes hacerlo por tu propia cuenta.

Mi padre nunca se disculpó conmigo. Ni una sola persona jamás me pidió disculpas por una sola cosa de lo que me pasó. Tuve que llegar a la conclusión de que a pesar de que no me merecía nada de eso, yo era mi principal problema y mi primer obstáculo. Le había otorgado a Trunnis Goggins todo mi poder. Tuve que recuperarlo. Tuve que debilitar a mi demonio. Tuve que reducirlo a la pequeña y patética figura que era por medio de humanizarlo. De la misma forma en que no hubo otra manera de salir de la tormenta que fue mi infancia más que resultando jodido, tuve que darme cuenta de que él era un pedazo de mierda mortalmente jodido por lo que vivió. Una vez que comprendí eso, dependía de mí hacer el trabajo duro para romper ese ciclo o mantener la maldición.

Como médicos en la escena de un accidente automovilístico, todos debemos actuar con un sentido de urgencia y mantenernos al tanto de ese reloj corriendo en el fondo de nuestra mente. Porque hay un tiempo límite en todo lo que hacemos en la vida. Todos nuestros sueños y visiones vienen con una fecha de expiración escrita con tinta invisible. Las ventanas de oportunidad pueden cerrarse y, en efecto, se cierran, así que es imperativo que no desperdiciemos el tiempo en estupideces. Ninguno de nosotros tiene la menor pista de lo que nos sigue en la vida o de cuándo llegará nuestra hora, por lo cual intento lo mejor que puedo ignorar cualquier cosa que sea contraproducente. No estoy sugiriendo que actuemos como robots, pero necesitamos entender que el movimiento hacia adelante les da a nuestras vidas un impulso. Necesitamos recordar que, a veces, el caos descenderá y un sendero claro puede desaparecer en un pestañeo por una inundación repentina.

Cuando eso ocurre, muchos cabrones buscan un lugar cómodo para resguardarse y esconderse hasta que pase la tormenta. "Soy sólo humano", dicen. Cuando el bendito infierno les cae encima y se sienten exhaustos e impotentes, no pueden concebir una manera de continuar. Comprendo ese impulso, pero si yo hubiera sucumbido a la mentalidad de "soy sólo humano", nunca me hubiera sacado de ese profundo agujero en el que estuve a los veinticuatro años. Porque en el segundo en que pronuncias esas palabras, la toalla está ya cayendo por el aire, y es entonces que tu mente deja de buscar más combustible. No sabía a ciencia cierta si alguna vez encontraría mi camino para salir de la oscuridad. Sólo sabía que no podía tirar la toalla, y sé que tú tampoco puedes. Porque no hay ninguna toalla para nosotros. Sólo hay agua y alguien que nos limpie las heridas. Y si esas son tus únicas opciones, no te queda más que seguir peleando hasta que venzas todos y cada uno de los aspectos que antes te mantuvieron jodidamente retenido.

Has estado preocupado por estupideces durante demasiado tiempo. Es momento de que cambies el enfoque por aquello que va a catapultarte hacia adelante. #HeridasDistractoras (#DistractingInjuries) #NuncaTerminar (#NeverFinished).

CAPÍTULO DOS

FELIZ PUTA NAVIDAD

E l día después de la Navidad de 2018, Kish y yo desayunamos con mi hermano, Trunnis Jr., mi madre y mi sobrina Alexis en el acertadamente nombrado Loveless Café (El café sin amor), en Nashville. Era el lugar perfecto para un desayuno de la familia Goggins, teniendo en cuenta nuestra historia con la supuesta época más feliz del año. Cuando era niño, mis amigos le daban mucha importancia a la Navidad. Hablaban de ella y de sus listas de deseos con semanas de antelación. Veían las mismas películas viejas sobre Navidad de siempre y cantaban las mismas canciones malditamente cursis. Para mí, sólo era un día más en el calendario, nada diferente al resto, por cómo crecí.

En Buffalo, la Navidad era una oportunidad de ventas para mi padre. Mientras la mayoría de los niños disfrutaban de sus juguetes nuevos y estrenaban su ropa regalada, nosotros nos dedicábamos a arrancar la goma de mascar de los suelos de las pistas de patinaje, para luego pulirlos y preparar el edificio para que la gente patinara toda la noche. Una vez que nos escapamos a Indiana, mi madre estaba tan conmocionada que las festividades no podían importarle menos. Consumida por encontrar trabajo, un lugar donde vivir y tener una vida social propia, la Navidad —y mi experiencia con ella— no figuraba en su lista de prioridades.

Habían pasado tres años desde la última vez que vi y me comuniqué con mi hermano, en los días posteriores al asesinato de su hija mayor. Siempre hemos tenido una relación incómoda porque nuestras perspectivas de nuestra infancia son muy diferentes. Cuando mi padre abusaba de nosotros, mi hermano siempre pretendía ser el pacifista, y eso lo obligaba a excusar a nuestro padre por muy despiadado que fuera. Él quería que todo fuera *kumbaya*. Cuando nuestro padre iba por nuestra madre, Trunnis Jr. se empeñaba en escapar a su habitación, mientras yo me aseguraba de observar. Yo veía las cosas como realmente eran, y eso me hizo un luchador. Trunnis Jr. recuerda las cosas como le hubiera gustado que fueran. Nunca lo he culpado por ello. Todos hacíamos lo posible por sobrevivir de alguna manera. Mi madre no podía proteger a ninguno de los dos. La apaleaba tan fuerte como a nosotros. Era como si hubiera cuatro versiones diferentes de un mismo programa de telerrealidad transmitiéndose a la vez, desde la misma casa. Era imposible no sentir y absorber la disonancia.

Cuando yo tenía nueve años, mi hermano decidió abandonarnos a nosotros y a nuestra nueva vida en Indiana para vivir con nuestro padre, y desde entonces nunca fuimos cercanos. Sin embargo, siempre será mi único hermano, así que cuando supe que habían matado a Kayla, lo dejé todo para estar con él. Siempre me preocuparé por él, y lo admiro por haber sobrevivido a nuestra infancia de mierda para convertirse en un padre increíble y obtener su doctorado. Aun así, compartimos demasiada historia y la vivimos de formas demasiado diferentes como para que no resulte incómodo cuando nos reunimos. Por eso, cuando me contó lo que había planeado para después del desayuno, no me sorprendió en lo más mínimo.

"Vamos a ir en auto a Buffalo", dijo con una sonrisa, "para enseñarles a los niños la ciudad y presentar nuestros respetos al viejo". Miré a mi madre, que los acompañaría a él y a su familia en su viaje por el carril de los recuerdos. No pudo mirarme a los ojos. Aunque ella y yo no siempre recordamos cada detalle de la misma manera, sabemos que hemos sobrevivido al infierno. Como cualquier buen historiador revisionista, Trunnis Jr. sigue intentando convencerse de lo contrario. Por eso Buffalo continúa siendo su ciudad favorita. Hace el viaje tan a menudo como le es posible, y siempre que lo hace, visita la tumba de nuestro torturador.

Para los sobrevivientes de un trauma, la negación es un tentador agente adormecedor. Te permite reescribir tu pasado y venderte algo de ficción. En el cuento de mi hermano, Buffalo era un lugar feliz, y nuestro padre era un pilar de la comunidad. Cuando éramos niños, perdonaba a nuestro padre más rápido que un cura en un confesionario, y como adulto, su memoria selectiva da a su infancia un brillo más intenso, lo cual lo hace sentirse menos dañado. Pero tanto si quiere reconocerlo como si no, el daño está hecho. Si hubiera vivido las cosas como lo hicimos mi madre y yo, no la sometería a un paseo por su fantasía personal, como si Buffalo no fuera la cámara de tortura de la que tuvo que escapar hace muchos años.

En 2018, yo había dominado mis demonios de la infancia. Yo era el titiritero, y todos los esqueletos de mi armario estaban en los hilos que yo controlaba. Mi madre tampoco negaba lo que nos había sucedido, pero al igual que mi hermano, prefería evitar su dolor. Odiaba hablar de su experiencia con mi padre o incluso pensar en ella, y más tarde, cuando describió aquel viaje de vuelta a Buffalo con Trunnis Jr., dijo que se había sentido aturdida. Todo le resultaba desconocido. Incluso la casa de la calle Paraíso. No reconocía ni un sólo edificio ni el nombre de la calle. Era como si alguien hubiera borrado su memoria como a un disco duro, y lo estuviera viendo todo —la casa, Skateland, todos los familiares y viejos lugares— por primera vez.

Es lo que hace el trauma. Redacta lugares, nombres e incidentes si tú no haces el trabajo duro de procesar la mierda difícil. Si, como mi hermano, lo escondes en el fondo de tu mente —lo suficientemente profundo como para que sea imposible llegar a él— o, como mi madre, intentas por todos los medios ignorarlo porque es demasiado para afrontarlo, un día no serán sólo los malos recuerdos los que estén reprimidos. Trozos enteros de tu vida se te habrán escapado entre los dedos.

Mi madre podría haber ido a Buffalo con un plan de acción. Debería haber sido su vuelta de la victoria. Cuando nos fuimos, Trunnis le dijo que se convertiría en una prostituta y yo en un gánster. En lugar de eso se convirtió en vicepresidenta asociada sénior de una facultad de medicina en Nashville, ganando seis cifras. Trunnis Jr. es profesor universitario y hombre de familia. Yo soy un SEAL retirado de la Marina que acababa de ser homenajeado por la VFW y era autor de un nuevo libro. Pero ella no fue a la tumba de Trunnis para contarle nada de eso. Flotó por encima del momento en una burbuja que había construido para sobrevivir otro fin de semana en Buffalo, Nueva York. Como la mayoría de nosotros, no quería sentir su dolor, así que no encontró el poder en él.

Muchos de nosotros estamos atrapados en nuestros propios cerebros, encadenados por demonios de hace tiempo que incluso podrían estar muertos. Nos negamos a discutir o reconocer lo que pasó, así que cuando lo superamos todo, no lo reconocemos ni lo sentimos. Mi madre dejó a Buffalo como una cáscara de sí misma, y se convirtió en una mujer profesional de éxito, pero aún se acobardaba ante el demonio que le robó el alma. Debería haber escrito a Trunnis una carta diciéndole lo que se había perdido y a quién había desatado. Debería habérsela leído en voz alta en su tumba. No para que él supiera en lo que se había convertido, ¡sino para que ella lo supiera! ¡Necesitaba recuperar su alma y presentarse ante sí misma!

La negación es una autoprotección, pero también es una autolimitación. Aceptar toda tu verdad, incluidos todos tus defectos, imperfecciones y pasos en falso, te permite evolucionar, ampliar tus posibilidades, buscar la redención y explorar tu verdadero potencial. Y hasta que no te deshagas de tus cargas, será imposible saber cuál es tu potencial real. La verdad completa no puede perseguirte si te sirve.

Kish y yo teníamos planeado volar a Florida esa noche para celebrar una Navidad atrasada con su muy unida familia. La Navidad siempre había sido la gran cosa para Kish, y aunque una acogedora casa de vacaciones me sonaba ridículamente bobo, ella es la mejor mujer que he conocido. Nos habíamos convertido en socios, en la vida y en los negocios, y yo quería que fuera feliz. Si eso significaba un viaje a la Navidad de Norman Rockwell en Florida, que así fuera. Pero no iba a haber ni una puta foto con pijamas a juego, ¡eso te lo juro!

Quedaban varias horas antes del vuelo, y Kish las dedicó a

investigar las cifras de ventas de mi primer libro, *No me puedes lastimar*. Hacía menos de un mes que había salido a la venta y ya había vendido más ejemplares de los que yo pude haber imaginado. Después de más de cinco años y múltiples contratiempos, el libro que había imaginado estaba por fin en el mundo, y era un éxito.

Aunque a algunas personas no les sorprenda el éxito del libro, hay otras innumerables que definitivamente sí. Las versiones anteriores de la propuesta del libro habían sido rechazadas por numerosas editoriales que no vieron valor en mi historia. Un ejemplo: en 2016, presenté una propuesta de libro de más de cien páginas a Ed Victor. Era una leyenda en el mundo de la literatura y me lo presentó nada menos que Marcus Luttrell, que había trabajado con él en su exitoso libro *Lone Survivor* (traducido al español bajo los títulos *El único superviviente* y *El superviviente*). Ed también representaba a estrellas del rock, como Eric Clapton y Keith Richards, y a algunos de los mayores novelistas del mundo literario. Una vez fue citado diciendo que había crecido "... percibiendo la vida como una larga carretera plagada de semáforos en verde". En otro artículo, mencionó que los criterios que utilizaba para determinar el potencial de publicación de un proyecto determinado se reducían a tres preguntas. "¿La persona es fabulosa? ¿La obra es buena? ¿Y hay mucho dinero en ella?". Mi propuesta de libro no superó esa evaluación en particular. Pero le cedo el mérito. No endulzó las malas noticias en su correo electrónico de rechazo.

No debería haberme sorprendido el hecho de que el tipo que creció con puras luces verdes no pudiera simpatizar con una vida sofocada por semáforos en rojo, baches y señales de alto, pero él era el experto en el campo y no veía mi historia como algo accesible. Eso era un problema, y fue desalentador en el momento, pero no me enfadó, y nunca cuestioné mi propio valor. Sabía que mi vida, mi historia y mi enfoque no eran tradicionales. Aquel molde para galletas no funcionaba conmigo. No podía ser encajonado y empaquetado según los estándares de la industria. Entendido. ¿Cuándo había yo encajado perfectamente en algo? Nunca. Pero aun así me las arreglé para alcanzar el éxito.

De: Ed Victor
Fecha: Junio 27, 2016, 6:46:16 AM PDT
Para: David
Cc: Jennifer Kish
Asunto: Tu libro

Querido David,

Dije que te respondería el lunes, así que aquí estoy... pero no te va a gustar lo que tengo que decir.

... mi opinión sobre su valor —y su potencial de ventas— no coincide en absoluto con la tuya. Podría estar equivocado —isin duda lo he estado antes!—, pero no veo esto como un libro que vaya a conseguir un gran avance ni vender grandes cantidades de ejemplares...

Cuando te dije que sería honesto en mi reacción ante este proyecto me advertiste que, si decía que no, lo vería en lo alto de la lista de los más vendidos del NY Times y lamentaría profundamente mi decisión. Bien podrías tener la razón, pero como mi estimación del valor y las perspectivas comerciales del libro está muy por debajo de la tuya, no sería el agente adecuado para él. Necesitas a alguien con un 101 por ciento de entusiasmo que salga a demostrar que estoy irremediablemente equivocado (que no sería la primera vez).

...

Saludos, Ed

P.D. Le contaré a Marcus mi decisión, ya que fue él quien intentó unirnos.

Lo que Ed Victor consideraba una desventaja —el hecho de que no se me pudiera definir y vender fácilmente— era en realidad mi mayor ventaja. Mi enfoque, mis antecedentes y mis logros demostraron una cosa: soy el subestimado definitivo. Esa ha sido la verdad durante toda mi vida, y si nadie podía ver mi potencial, dependía de mí mostrarles lo que se habían perdido.

Hay bibliotecas repletas de libros sobre cómo ser feliz y el poder de la positividad, pero nadie te prepara para los tiempos oscuros, y el poder de mi historia radica en mi esfuerzo por atravesar tiempos difíciles para convertirme en el único hijo de puta con expresión de acero que te inspira a no estar nunca satisfecho. A Ed y a todos los demás expertos de la industria que había conocido no les interesaba eso porque no lo entendían. Eso no significaba que el libro no se vendería. Sólo significaba que tenía que pulir aquello que me hacía único, mantener la fe en mí mismo y en mi visión, y trabajar más duro.

En 2017, firmé con un nuevo agente literario y elaboré otra propuesta que me valió un adelanto de 300,000 dólares de una importante editorial. Es buen dinero, pero mientras esperaba a que llegara el contrato, me entró un conflicto. ¿Estaba preparado para vender mi historia a otra persona? ¿Quería o necesitaba un editor que me ayudara a contarla?

Yo era el único que sabía cuánta sangre había derramado y cuántas veces me había bañado en sudor para llegar a este punto. Hubo demasiadas noches en vela y madrugadas como para contarlas. Me habían derribado cientos de veces. Había llevado mi mente, mi cuerpo y mi alma al límite. Al igual que Andy Dufresne en *Shawshank Redemption* (traducido al español bajo los títulos *Cadena perpetua*, *Sueños de libertad*, *Escape a la libertad* y *Sueño de fuga*), había pasado más de veinte años raspando el muro de la prisión de mi mente con un martillo embotado, y necesitaba tener la última palabra en cuanto a la edición y a quién ganaba dinero con mi historia. Tras muchos días y noches dándole vueltas en la cabeza, me di cuenta de que la única forma de asegurarme de ello era publicar el maldito libro yo mismo.

Una vez que cancelé el trato, mi agente me echó la bronca. Me dijo que estaba fuera de su lista de clientes y que tendría suerte si vendía diez mil ejemplares. Básicamente, me dijo: "Feliz puta Navidad, Goggins", y me echó a un lado. No fue el único. Casi todas las personas a las que pedí consejo —personas que sabían cómo funcionaba la industria y lo que había que hacer para tener éxito— dijeron que era un tonto.

Pues sí.

No puedes tener miedo de decepcionar a la gente. Tienes que vivir la vida que quieres vivir. A veces, eso significa ser el cabrón que puede mostrar el dedo medio a todo el mundo y sentirse totalmente cómodo con ello.

Ahora bien, ¿esto significa que no estarás nervioso o que todo irá bien? No, carajo. Cuando estás en la rampa de un C-130 a seis mil metros de altura, es normal si tus rodillas empiezan a temblar porque sabes que el tiempo es corto y la caída libre es inminente, pero en el momento en que saltas del avión, debes comprometerte con el salto. Si no lo haces, te lanzarás a la deriva, peligrosamente fuera de control, y caerás demasiado rápido. Tienes que comprometerte para entonces concentrarte en mantener una posición corporal estable. Y nunca mires hacia abajo. Céntrate en el horizonte. Esa es tu perspectiva. Ese es tu futuro.

En lugar de recibir un gran adelanto, gasté el 90 por ciento de los ahorros de mi vida —más que el adelanto que habría recibido— para sacar un libro de la misma calidad que cualquier otro que publican las grandes editoriales, y produje mi propio audiolibro con un estilo totalmente nuevo. Era arriesgado, pero los pioneros nunca toman los caminos fáciles que ya han recorrido miles de personas. Van a campo traviesa y cavan su propio camino hacia adelante. Yo había vivido mi vida alejado de lo convencional. Llevaba casi dos décadas rompiendo moldes, y ésta era la mayor apuesta que había hecho por mí mismo.

"Estás en la lista de los más vendidos del *New York Times*", dijo Kish. Levantó la vista de su laptop y esbozó una sonrisa. Estaba orgullosa, y yo también. No porque me importara una mierda la lista de los más vendidos del *New York Times*, ni siquiera porque se vendiera, sino porque sabía que el libro era un reflejo honesto de mi vida y de todo lo que había invertido en él. Y, hay que admitirlo, después de que me dijeran que entrar en la lista de los más vendidos era "absolutamente imposible" para un libro autopublicado por un autor primerizo, fue satisfactorio desafiar las probabilidades una vez más.

En quinto grado, yo era casi analfabeto. Aquella noche me imaginé sentado con ese niño de once años que tanto se esforzaba en clase y que estaba tan hambriento de aceptación. Si le hubiera dicho que un día se convertiría en un autor de *bestsellers*, se habría reído en mi cara.

Sacudí la cabeza, me reí para mis adentros y tragué un puñado de vitaminas. Sin previo aviso, mi corazón empezó a acelerarse. Me llevé dos dedos a la carótida y consulté el reloj. Mi pulso se disparó de unas cincuenta pulsaciones por minuto constantes a 150 pulsaciones por minuto y viceversa, sin un ritmo fijo.

Como técnico de emergencias y alguien que se había recuperado de múltiples operaciones de corazón, supe enseguida que estaba en fibrilación auricular, o FA, que es cuando las cámaras superiores del corazón, las aurículas, están fuera de ritmo con las cámaras inferiores, los ventrículos. Había experimentado un episodio similar nueve años antes, tras mi primera operación de corazón, cuando uno de los parches falló. ¿Falló otro parche, o era algo nuevo esta vez?

No se lo dije a Kish de inmediato. Había trabajado durante meses sin descanso para ayudar a convertir *No me puedes lastimar* en un éxito, y no podía esperar para volver a casa y estar con su familia. En cambio, intentaba controlar mi ritmo cardíaco mediante maniobras vagales, como igualar la presión en los senos paranasales con la técnica de Valsalva y apretar las rodillas contra el pecho, forzando las arcadas o la tos y masajeando el seno carotídeo. Se ha demostrado que esas técnicas restablecen la presión en el cuerpo y devuelven el ritmo al corazón. La respiración profunda también suele ayudar, pero nada funcionaba, y cuanto más tiempo pasaba, más me mareaba y más grave era el peligro.

La fibrilación auricular puede convertir los coágulos de sangre en embolias que obstruyen los vasos sanguíneos del cerebro o del corazón, provocando accidentes cerebrovasculares e insuficiencia cardíaca. Las personas con rasgo de células falciformes, como yo, tienen un mayor riesgo de sufrir coágulos sanguíneos. Pasaron las horas. Fingí que todo iba bien mientras mi pulso dibujaba un electrocardiograma fatal en mi mente, pero cuando Kish cerró su maleta y se volvió hacia mí, lista para irse a Florida, pudo ver que algo iba muy mal. No nos dirigimos al aeropuerto. Fuimos a la sala de urgencias.

El día después de Navidad, la mayoría de los lugares públicos están desiertos, pero en urgencias siempre están a reventar durante las fiestas. Quizá sea el alcohol, los conflictos familiares, la soledad o una combinación de los tres. Cuando tenía catorce años, el prometido de mi madre, Wilmoth, fue asesinado a tiros el día después de Navidad, por lo que siempre que el calendario se inclina hacia finales de diciembre, pienso más en el trauma que en Santa.

La sala de urgencias estaba abarrotada cuando atravesamos las puertas corredizas de cristal. Me desplomé en uno de los pocos asientos libres de la sala de espera, todo mareado. Veía borrosos a los médicos, doctores y enfermeras mientras se apresuraban entre las áreas de tratamiento, llevando a los pacientes en camillas y en viejas sillas de ruedas que se tambaleaban por los chirriantes suelos de baldosas. El sistema de megafonía crepitaba. Las luces fluorescentes resplandecían sobre mí. Kish se sentó a mi lado y rellenó el papeleo mientras yo cerraba los ojos y respiraba profundamente una vez más.

Minutos más tarde, o tal vez horas, hice lo mismo frente a un joven médico en una zona de tratamiento con cortinas. No era cardiólogo, y cuando le expliqué que me habían operado del corazón dos veces, se tomó la noticia con demasiada tranquilidad. Escuchó los latidos de mi corazón, me llenó de sensores y observó cómo mi pulso marcaba un ritmo en su monitor de ECG. Entonces, me dijo lo que acababa de decirle.

"Estás en fibrilación auricular".

"Entendido". Lo miré de reojo. Kish lo captó. "¿Qué puede hacer por él, doctor?", preguntó.

"Vamos a ponerte un goteo y ver cómo respondes".

Una enfermera entró y me puso una intravenosa, y los medicamentos parecieron funcionar. Al cabo de unos minutos, mi pulso se relajó y mi mareo disminuyó, pero cuando el médico volvió a entrar una hora después, parecía confuso mientras leía los monitores.

"Bueno, tu pulso se ha calmado, pero sigues en FA", dijo.

"Voy a llamar a un cardiólogo de arriba para ver qué podemos hacer aquí".

No necesitaba oír lo que el cardiólogo tenía que decir para conocer mi destino. Había estudiado los casos de fibrilación auricular, y si las técnicas de respiración, la ecualización y los medicamentos no sincronizan las cámaras, el siguiente paso es aplicar una descarga al corazón, para reiniciarlo como se haría con una computadora congelada. Había visto vídeos de ello, y estaba aterrado.

Es curioso, mis dos operaciones de corazón nunca me asustaron. Sabía que la muerte era un riesgo con ambas, pero no concebía mi mortalidad en absoluto en aquel entonces, y las recibí con un encogimiento de hombros. Aquella noche en Nashville, me sentí de forma diferente respecto a la vida y la muerte.

No me puedes lastimar me había cambiado, y mi última metamorfosis era mucho más profunda que el éxito comercial y el entusiasmo del público por mi historia. Escribir ese libro me permitió procesar el infierno por el que había pasado una última vez, y publicarlo yo mismo me dejó hacer borrón y cuenta nueva. La gente siempre había asumido muchas cosas sobre mí. *No me puedes lastimar* me permitió por fin decir mi verdad, y me sentí reivindicado. Por fin podía estar en paz con mi vida y con todo lo que había invertido y conseguido. Entonces, justo a tiempo, mi corazón saltó como un disco rayado y ahí estaba yo, de nuevo en el punto de mira de la vida.

¡Feliz puta Navidad, en efecto!

Mientras Kish llamaba a sus padres y se limpiaba las lágrimas, yo me enfrentaba a una amarga posibilidad. Creía que mi papel en esta tierra era sufrir y superar para poder enseñarles a otros a hacer lo mismo, pero ahora que ese periodo de mi vida parecía haber terminado, tenía que preguntarme: ¿Era yo, de repente, prescindible? Mi conversación interna oscilaba entre sentir lástima por mí mismo y estar realmente encabronado. Mi ansiedad estaba por las nubes. Ya no me burlaba de la muerte como antes. Tenía miedo. Estaba desesperado por seguir viviendo.

Llegó un técnico y me afeitó el pecho. Me puso un electrodo en el pecho y otro en la espalda. Entonces, el médico entró y pidió a Kish que tomara asiento en la sala de espera de enfrente. Leyó los monitores, me echó un vistazo y pulsó el interruptor. Doscientos julios fluyeron a través de mí, y todo quedó en blanco. Durante una fracción de segundo, quedé suspendido entre latidos. Él volvió a darle, y grité como un loco mientras volvía en mí. Kish me oyó pronunciar el nombre del Señor en vano por todo el pasillo en la sala de espera, algo que nunca hago. Eso es lo mucho que me dolió. Pero funcionó. Estaba estabilizado.

El médico me envió a casa con un pulso regular, una batería de pruebas por programar para asegurarse de que no había nada estructuralmente incorrecto en mi corazón y un alma retorcida. Así es como funciona la vida. En un segundo, estás hablando de la lista de los más vendidos del *New York Times*, y al siguiente, corres el riesgo de no poder vivir para ver el mañana. Literalmente es así de rápido.

Esta mierda no es permanente. La vida es el máximo competidor. No se toma días libres, y no le importa si has ganado dinero o has conseguido un ascenso en el trabajo. Lo único que eso significa es que por un momento o dos estás bien. No importa lo malote y exitoso que creas que eres, créeme, hay un semirremolque que se acerca por una curva ciega, listo para darte un puto golpe en la boca cuando estás de lo más cómodo.

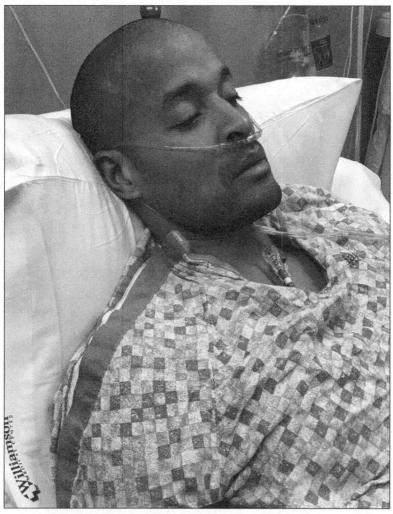

Tratando de controlar mi miedo a las desfibrilaciones.

Yo lo sabía, pero también pensaba que mis problemas de corazón ya estaban en el espejo retrovisor. Ahora podía ver lo ridículo que era eso. Cuando tu existencia no es más que un constante esfuerzo, crees que llegará un momento en el que el camino difícil, plagado de baches y lleno de neumáticos reventados, se hará más fácil, pero nunca es así. De hecho, si vas por la vida esperando que el camino se facilite, no estarás preparado cuando se abra un bache en el asfalto recién puesto y te vuelque de lado en una tarde cálida y agradable. Eso es lo que significa "feliz puta Navidad". No tiene nada que ver con la festividad. Tiene que ver con los "regalos" sorpresa que la vida ha preparado, esperando a que te tropieces con ellos.

Lo cual es otra forma de decir que perdí algo esencial en aquella sala de urgencias. Cuando amaneció, en el trayecto de vuelta a casa, me sentí como Sansón rapado, dando vueltas en la rueda de hámster dentro de mi mente. Ya no sabía quién era. ¿Seguía siendo un salvaje, o sólo era otro cabeza de chorlito?

Puede que a algunas personas les moleste el término, pero para mí, llamar a alguien "salvaje" es el mayor cumplido. Un salvaje es un individuo que desafía las probabilidades, que tiene una voluntad indomable y que, cuando es derribado, ¡siempre se levanta!

Si los médicos me hubieran dicho que tenía que dejar de correr y de entrenar duro en el gimnasio, lo cancelaría todo. Bajaría la cortina de todos los futuros compromisos para dar charlas y de mis cuentas en las redes sociales. Siempre he sido un hombre de acción y servicio, y sé que no sería capaz de inspirar a la gente simplemente hablando de las cosas que hice en mi pasado. Me impuse una regla antes de entrar en las redes sociales: si no puedo vivirlo, no lo diré. Antes de acostarme esa noche, decidí que si mi cuerpo no cooperaba más, *No me puedes lastimar* sería mi canto del cisne, y yo desaparecería.

EVOLUCIÓN NO. 2

Nunca desperdicies ni una maldita cosa. Fue una lección que aprendí por primera vez en Brasil, Indiana, cuando un compañero de clase me llevó un regalo después del colegio. No recibí muchos regalos a lo largo de mi infancia, así que cuando me lo entregó, me vi como un cabrón sediento. Quería abrir esa puta caja y ver lo que tenía. El ruido del primer tirón que le di al envoltorio llamó la atención de mi abuelo. Asomó la cabeza a la habitación y examinó la escena. "Cálmate", dijo. Luego me entregó unas tijeras. "Es un buen papel para envolver. Podemos reutilizarlo".

Muchos de nosotros crecimos con abuelos curtidos por la Gran Depresión, que sabían que trabajaban con recursos finitos. Incluso a quienes les iba bien en la vida no daban por sentada la comodidad o la abundancia, y supongo que eso se me contagió. Hasta el día de hoy, aborrezco el desperdicio. Me como todas las sobras, y cuando mi tubo de pasta de dientes se aplana, no me limito a enrollarlo para exprimir lo que queda, sino que abro a esa perra y la meto en una bolsa Ziploc hasta que he utilizado la última gota.

Hay que aprovechar todo. Especialmente la energía de las emociones volátiles y potencialmente dañinas, como el miedo y el odio. Tienes que aprender a manejarlas —a explotarlas— y, una vez que domines ese arte, cualquier emoción o acontecimiento negativo que surja en tu cerebro o que te lancen, como una granada, puede utilizarse como combustible para hacerte mejor. Pero para conseguirlo, debes literalmente escucharte a ti mismo.

En 2009, me estaba entrenando para participar en una carrera ciclista de cinco mil kilómetros llamada *Race Across America* (Carrera por los Estados Unidos), más conocida como RAAM. Seguía trabajando a tiempo completo en el Ejército, así que tenía que levantarme muy temprano para hacer mis recorridos de entre ochenta y 160 kilómetros antes del trabajo. Mis entrenamientos de fin de semana se extendían a más de trescientos kilómetros —a veces recorría más de ochocientos kilómetros—, a menudo en los estrechos arcenes de las autopistas más transitadas. Hice todo eso porque la distancia de la RAAM me hacía cagarme de miedo. La monotonía de estar pegado a una bicicleta durante días, sin dormir, me aterraba. La carrera se implantó tan profundamente en mi psique que no dormía bien. Para desmitificar la experiencia, me propuse hacer una crónica de cada recorrido en una grabadora de mano. Describía todo lo que veía y sentía minuciosamente.

La mayor parte de las veces era yo montado en la bici, con autos, motocicletas Harley y semirremolques rebasándome a toda velocidad. Inhalaba todo el esmog, sentía el viento dándome de lleno en la cabeza y saboreaba la tierra de la carretera. Cuando me desviaba hacia las carreteras secundarias, no veía ni un sólo auto en ochenta kilómetros, pero la línea blanca estaba siempre presente. Tanto si el arcén era ancho, fino o inexistente, la línea blanca siempre estaba ahí.

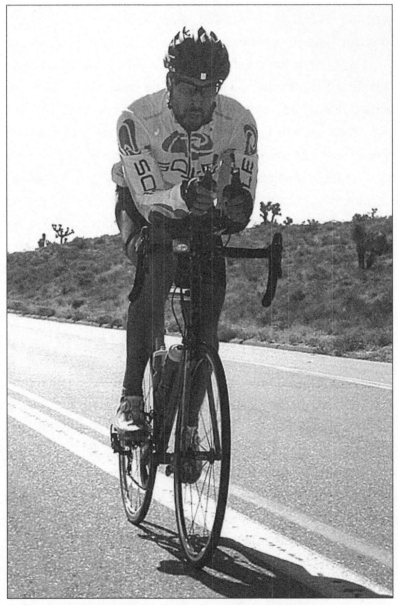

No puedo siquiera imaginar las horas que pasé solo, siguiendo la línea blanca.

Escuchaba aquellas cintas por la noche y visualizaba la línea blanca mil veces. Me quedé embelesado por su simplicidad, que ayudaba a minimizar todo lo demás de la carrera. Y aunque no entré en la RAAM ese año debido a una operación de corazón de urgencia, sabía que había dado con un sistema para minimizar mis miedos y crear confianza que utilizaría durante años.

Cuando empecé a ganarme la vida dando charlas a empresas de la lista *Fortune 500* y a clubes de béisbol profesionales, tuve que estar dispuesto a revelar la historia de mi jodida vida a personas de éxito, incluidos millonarios y multimillonarios que lo han oído todo. No se trataba de un simple viaje de reclutamiento a un instituto en el que los alumnos se impresionaban fácilmente, y toda mi ansiedad por hablar en público resurgió. Una vez más, saqué la grabadora. Hablé de mis miedos y mis traumas —que no mucha gente conocía— a ese micrófono y descubrí una extraña e inesperada alquimia. Mi miedo y mi trauma se transformaron en energía y confianza.

Muchas personas escriben sus momentos más oscuros en un diario y esperan obtener alguna ventaja sobre lo que sea que hayan sobrevivido o estén luchando por superar. Yo he llevado un diario durante años, pero hay niveles en esta mierda, y un archivo escrito es el nivel de entrada. Las grabaciones de audio son más interactivas y accesibles y tienen un efecto más profundo en la mente.

Si te han acosado, abusado o agredido sexualmente y estás dispuesto a decir la verdad sin filtros al micrófono y a escucharla una y otra vez, al cabo de un tiempo se convertirá en una historia más. Una historia poderosa, sin duda, pero el veneno se neutralizará y el poder será tuyo.

No es una tarea que deba tomarse a la ligera. Si has sobrevivido a un trauma agudo, no querrás pensar en lo que estabas haciendo el día que ocurrió, en lo que oíste y en cómo te sentiste, ni en cómo se hundió tu vida después de ello. Hazlo de todos modos. Cuanto más color y contexto puedas añadir a la pista, más pronto caminarás por las calles con los auriculares puestos y la cabeza alta. Cuando la gente te vea venir, puede que piense que estás escuchando un tema de Eminem. Pero no, es tu trauma más profundo, la escena de tu supuesta destrucción, en repetición. Cada vez que lo escuches, reclamarás más y más poder y obtendrás suficiente energía transformadora para cambiar tu vida.

La mayoría de la gente no quiere ni pensar en su mierda más oscura, mucho menos hablar de ella. Se niegan a especular en el duro desierto de su pasado porque tienen miedo de exponerse. Créeme, hay oro en esas colinas. Lo sé porque yo era el tipo Negro con sombrero de vaquero, metido hasta la cadera en el arroyo helado buscando pepitas. Y si encuentras el valor para pintar el cuadro de tu peor pesadilla en la palabra hablada, y luego lo escuchas hasta que te impregne y sature tu mente, hasta que puedas oírlo sin ninguna reacción emocional o derrame, ya no te hará acobardarte o llorar. Te hará fuerte. Lo suficientemente fuerte como para salir al ruedo y decirle al mundo entero lo que te hicieron, y cómo nada te destrozó. Te hizo poderoso.

Grabarte no es sólo una herramienta fiable para neutralizar el trauma. Puede cambiar la dinámica de casi cualquier situación o estado de ánimo. Si la utilizas adecuadamente, también puede mantenerte honesto. Un día, hace un par de años, no mucho después de aumentar mi entrenamiento de quince kilómetros de carrera al día a treinta o más, me sentía agotado y adolorido, demasiado cansado para correr, y me decía a mí mismo que necesitaba un día de descanso. Mientras me relajaba en el sofá, sintonicé con mi autoconversación. Entonces, cogí mi grabadora y lloriqueé para el micrófono. Quería oír cómo sonaba en voz alta. Fui real conmigo mismo. Organicé mis recientes carreras y mis molestas lesiones y describí cómo pensaba que un día de descanso podría ayudarme. Presenté un argumento sólido a favor de un muy necesario día de descanso, pero cuando lo reproduje, el jurado (formado por una sola persona) no estaba convencido. Porque mi cabrón interior era de repente el rey sin ropa. Desnudo a la luz del día, era imposible de ignorar y aún más difícil de digerir. Me levanté del sofá y salí a la calle en cuestión de segundos.

Mucha gente se despierta con temor o duda día tras día. Temen durante sus entrenamientos, sus clases o su trabajo. Tal vez tienen un examen o una presentación que les pone nerviosos, o saben que el ejercicio del día les va a doler. Mientras permanecen en la cama y sintonizan con su autoconversación blanda e indulgente, lo que no es de ayuda para que se levanten y se muevan. La mayoría de las personas se levantan eventualmente, pero permanecen aturdidas durante horas porque no están totalmente comprometidas con sus vidas. Su sermón les ha adormecido por el momento, y pasan la mitad del día como sonámbulos antes de animarse finalmente.

La forma en que nos hablamos a nosotros mismos en los momentos de duda es crucial, tanto si hay mucho en juego como si no. Porque nuestras palabras se convierten en acciones, y nuestras acciones crean hábitos que pueden recubrir nuestra mente y nuestro cuerpo con capas de la ambivalencia, indecisión y pasividad y separarnos de nuestra propia vida. Si algo de esto te resulta familiar, toma tu teléfono y graba tu diálogo interior en cuanto te levantes. No te reprimas. Derrama todo tu miedo, tu pereza y tu estrés en el micrófono. Ahora escúchalo. Nueve de cada diez veces, no te gustará lo que oigas. Te dará vergüenza.

No querrás que tu novia o tu novio, tu jefe o tus hijos escuchen tu debilidad sin filtro. Pero deberías hacerlo.

Porque entonces puedes darle un nuevo propósito. Puedes utilizarla para recordarte que debes hacer cambios. Escucharlo puede inspirarte a comprometerte con tu vida de una manera más profunda, a ser lo mejor posible en el trabajo, en la escuela o en el gimnasio. Puede desafiarte a reescribir la narrativa para que, cuando te acuestes, no sientas que has desperdiciado otro valioso día.

Vuélvelo a hacer a la mañana siguiente, pero esta vez, cuando hayas terminado de escuchar todas tus quejas sobre las cosas que no quieres hacer, siéntate en la cama y graba una segunda toma. Haz como si estuvieras motivando a un amigo o a un ser querido que está pasando por dificultades. Sé respetuoso con los problemas a los que se enfrentan, pero sé también positivo, contundente y realista. Esta es una habilidad que requiere repetición, y si lo haces con regularidad, descubrirás que tu autoconversación no tardará en pasar de la duda y el temor al optimismo y empoderamiento. Puede que las condiciones de tu vida no cambien mucho al principio, pero tus palabras harán que tu enfoque cambie, y eso te permitirá finalmente transformarlo todo. Pero debes decir la verdad y estar dispuesto a escucharla. No le temas a tu debilidad o tus dudas. No te avergüences ni hagas como si no existiera. Por algo salió a la luz, así que utilízala para variar la dinámica de tu vida.

Últimamente, he utilizado esta técnica con el odio que me llega en línea. La mayoría de la gente en mi posición no lee los comentarios o correos electrónicos negativos. Hacen que otra persona los filtre y los borre. Yo veo el odio como otra fuente de combustible. Yo veo la belleza y el poder en él, y nunca dejo que se desperdicie. Cuando llegan los comentarios negativos

—y siempre pasa— tomo una captura de pantalla y los leo ante mi micrófono. En 2021, publiqué una imagen de mi rodilla izquierda hinchada, que inspiró una avalancha de comentarios negativos. Algunos afirmaban haber visto venir mi caída y la consideraban una victoria personal. A otros simplemente les gustaba verme sufrir.

"Estoy harto de oír tu puta bocota", escribió uno de ellos.

"Espero no volver a ver tu culo Negro correr", escribió otro. Intentaban echar sal a mis heridas. Querían que sintiera el ardor, lo cual sí sucedió, y esperaban que me hundiera aún más. No fue así. Me encantaban esos comentarios. Me gustaban tanto que hice un *mixtape*. Los imprimí todos, me grabé a mí mismo diciendo cada uno de ellos y luego puse esa mierda en bucle. Cada vez que tengo un mal día, lo escucho. A veces, me paseo por la casa saboreándolo en estéreo.

La mayoría de la gente sólo extrae la mierda que es positiva. Quieren que todo y todos sean agradables y que todo vaya bien. Se llenan de dulzura y se espantan ante la oscura y amarga píldora del odio. Pero hay mucho menos combustible en que te besen el culo, en felicitaciones y en elogios que en el odio. Por suerte, el mundo está lleno de críticos celosos e inseguros. Si no recibes comentarios negativos en las redes sociales, encuentra tu combustible en el comentario insensible de un amigo o en la duda de un profesor o entrenador. Seguro que te escuece cuando te sientes despreciado, infravalorado, criticado o excluido. Sólo debes saber que el calor que sientes es energía gratuita que espera ser quemada. No te arrastres a un rincón, preocupado por las personas que te faltan al respeto. ¡Reempaqueta lo que oyes y sientes hasta que te funcione!

Esa es la mentalidad de un ganador. Los ganadores en la vida perciben todo lo que experimentan y todo lo que oyen, ven y sienten como energía pura. Entrenan sus mentes para encontrarla. Se adentran en las grietas más complicadas para extraer las pepitas de oro del trauma, la duda y el odio. No viven vidas desechables, de un sólo uso. No descartan nada y lo renuevan todo. Encuentran la fuerza en el acoso y el desamor, en sus derrotas y fracasos. La cosechan de la gente que les odia personalmente y también de los *trolls* de internet.

Algunos se van a dormir con una aplicación de meditación. Otros abren las ventanas para escuchar los sonidos nocturnos, o reproducen ruido blanco, el canto de las ballenas o el arrullo del mar en alguna orilla solitaria. Cuando yo me acuesto por la noche, escucho a mis *haters*. Y es obvio que esos perros punkies no tienen la menor idea de con quién están tratando.

Soy la persona que convierte cada una de sus palabras negativas en progreso positivo. Tomo lo que me sirven, lo enrollo en ese papel de regalo que guardé hace tanto tiempo y se los meto por el puto culo en forma de otro entrenamiento, otra larga carrera y otro año de subir de jodido nivel. Sinceramente, debería darles las gracias. Me hacen más fuerte y determinado a alcanzar mis objetivos. Lo que sólo hace que me odien aún más.

> Es hora de que hagas tu propio *mixtape*. #GrabaTuHistoria (#TapeRecordYourself) #NuncaTerminar (#NeverFinished).

CAPÍTULO TRES

EL LABORATORIO MENTAL

Cinco semanas después de Navidad, ya era evidente que mi vida entera había cambiado. La inesperada atención y notoriedad que acompañaron y siguieron a la publicación de *No me puedes lastimar* me llenaron tanto de humildad como de confusión. Después de décadas de perseverar en las sombras fuera del ojo público, estaba ahora en el centro de las miradas.

Siempre me he sentido más a gusto desde los márgenes. Durante mi carrera militar, realizaba mis salidas más largas a correr con peso antes de que los demás despertaran. Mientras que el resto estaba relajándose o festejando después de un arduo día o semana de trabajo, yo me quedaba en casa estudiando mis tablas de buceo, empacando una y otra vez mi paracaídas, o saliendo a correr o a entrenar al gimnasio por la madrugada.

Todo lo que hacía en mi tiempo libre era para mi propio crecimiento y realización personal. Estaba muy jodidamente seguro de que no lo hacía para obtener atención. No obstante, era continuamente malentendido.

Cargaba una roca del tamaño del mundo a mis espaldas, sólo intentando llegar al otro lado de la oscuridad que estaba persiguiéndome. Estaba aterrado de que si dejaba de mejorar, si me daba a mí mismo un descanso de cualquier actividad, todas mis inseguridades e innata pereza me tomarían despistado. Cada vez que me sentía físicamente exhausto o apabullado mentalmente, me imaginaba a ese gordinflón de veinticuatro años mirándome con una gran sonrisa en su rostro. Una sonrisa que decía: "Sigo aquí, perra. Soy quien realmente eres, y no voy a ir a ninguna parte".

Veía cada día como una oportunidad para minar la negatividad que había colonizado mi cerebro, y empecé a fascinarme con el poder de la mente y por cómo puede trabajar a favor o en contra de uno. A menudo, la mente cae presa del carrusel de emociones y condiciones situacionales que nos provocan confusión y nos quitan concentración, impulso y fortaleza, todo lo cual tiene una natural tendencia a menguar y fluir como las mareas. Mis primeros años me volvieron muy consciente de esta inherente fragilidad que todos tenemos, pero más tarde, aprendí cómo aprovechar y canalizar todos los caballos de fuerza de mi mente para lograr cosas que jamás creí que yo pudiera conseguir. Y lo hice por medio de construir algo que ahora llamo mi Laboratorio Mental.

La construcción comenzó después de mi último viaje a Buffalo. Fue ahí cuando finalmente dejé de quejarme lo suficiente como para percatarme de que el campo de entrenamiento que necesitaba estaba a todo mi alrededor. Mi jodida vida era la materia prima que estaba buscando. Si prestaba mucha atención a mis impulsos, inseguridades y acciones, si dejaba la vergüenza y permanecía dispuesto a diseccionar mi baja autoestima, ansiedad y miedo, encontraría la fuerza y motivación para transformar mi vida.

Más temprano que tarde, me encontré leyendo un montón de libros preparatorios para la batería de pruebas ASVAB y pasando de seis a ocho horas en el gimnasio o en la pista cada día para calificar al entrenamiento SEAL de la Marina. Y no me tomó mucho tiempo darme cuenta de que, como la vida misma, los entrenamientos difíciles y las sesiones largas de estudio tendían a subrayar todos mis puntos débiles. Mi deseo de continuar comiendo chatarra, mi impulso natural de tomar atajos en casi todo lo que hacía, mi falta generalizada de ímpetu y mi inconstante atención durante aquellas sesiones maratónicas de estudio para las pruebas ASVAB revelaban mi inclinación a conformarme con lo mediocre. Pero lo que para mí surgía más a menudo era mi fracaso en el entrenamiento de pararrescate. Ese era mi compañero constante durante aquellas semanas. Era la sombra que me seguía a donde yo fuera.

Había llegado al campo de entrenamiento básico de la Fuerza Aérea con la mejor condición física de mi vida, y para cuando comenzó el entrenamiento en pararrescate ocho semanas después, estaba en la cima de mi estado físico. Había leído la orden de advertencia al derecho y al revés y me había preparado para todas y cada una de las evoluciones físicas cronometradas, asumiendo que mi fuerza y velocidad serían suficientes. Pero me faltaba la fortaleza mental para sobrellevarlo y, después de una terrorífica evolución en la alberca, mi miedo al agua me mantuvo de rehén hasta que renuncié. Entre más diseccionaba la situación, más me percataba de lo mucho que necesitaba este nuevo Laboratorio Mental.

Siendo que ya estaba cerca de los malditos 136 kilos y que tenía que perder más de cuarenta y cinco en menos de tres meses, sabía que era imposible reportarme al Centro Naval de Guerra Especial en Coronado en el mejor estado físico de mi vida. Pero eso no era necesario. Mis problemas fundamentales no eran ni nunca habían sido físicos. Eran todos mentales.

En mi Laboratorio, cada entrenamiento físico se convertía en un desafío de mi fortaleza mental. Dejó de importarme qué aspecto tenía mi cuerpo. No necesitas abdominales marcados cuando tu mente está chapada en acero. Desde ese momento, cada carrera, cada hora en la barra de dominadas y todas mis sesiones de estudio nocturnas se convirtieron en experimentos conducidos para ver cuánto podía soportar mi mente si yo continuaba aplicando más y más presión. Estaba creando a un cabrón mentalmente preparado para hacer lo necesario con el fin de convertirse en un SEAL. Aun si eso implicaba experimentar tres Semanas Infernales y correr con las piernas rotas.

Esos mismos experimentos continuaron por los siguientes veinte años, y a través de todos mis incontables retos, tropiezos y fracasos, había cultivado un alter ego —un salvaje que se rehusaba a renunciar ante casi cualquier circunstancia. Alguien capaz de sobreponerse a todos y cada uno de los obstáculos. Me sentí llamado a compartir lo que había aprendido en el Laboratorio porque sabía que podía ayudar a otras personas, y lo que comenzó como una lenta revelación de mi motivación interior en redes sociales creció hasta convertirse en una profunda confesión en *No me puedes lastimar*. Cualquiera que lo haya escuchado o leído sabe exactamente de dónde vengo y lo que me motiva. Pero una cosa que nunca compartí fue que había dos partes en mi psique y mi alma.

Si sientes que no eres lo suficientemente bueno, si tu vida

carece de significado y el tiempo se te escapa como arena entre los dedos, solamente hay una opción. Reinvéntate en tu propio Laboratorio Mental. Es un lugar donde puedes estar a solas con tus pensamientos y luchar con la esencia de quién eres y quién quieres ser en tu única y corta vida en la tierra. Si se siente correcto para ti, crea un alter ego para acceder a partes de esa materia oscura en tu propia mente. Eso fue lo que hice. En mi mente, David Goggins no era el cabrón salvaje que lograba todas esas mierdas difíciles. Era Goggins quien lo hacía.

David era el niño que nació con un ojo cerrado y se crio temeroso y encadenado. No existe nada inherentemente especial en mí. Simplemente dejé de concentrarme en lo que me estaba deteniendo y aprendí a usar el rechazo, el dolor y el fracaso como herramientas para cosechar cada pequeño pedazo de materia oscura disponible en mi mente —toda mi fuerza, pasión y deseo sin usar. Rara vez era divertido. Sufrí mucho más de lo que sonreí, pero me ayudó a crear mi alter ego. Goggins era propulsado por el lado oscuro de mi alma que se rehusaba a ser negado, y él tenía un objetivo: ¡convertirse en el cabrón más duro que haya vivido!

Todos tenemos un Laboratorio Mental a nuestra disposición, pero la mayoría de las personas ni siquiera saben que tienen acceso a un lugar en el cual pueden transformarse a sí mismas. Por lo tanto, permanecen excluidas. Para cuando llegan a la mitad de sus vidas, las puertas están envueltas con una oxidada cadena cerrada con candado. El equipo al interior está empolvado y descompuesto. Las hierbas han crecido desde los cimientos hasta el techo.

Durante dos décadas, las puertas de mi Laboratorio también estuvieron cerradas —¡me había encerrado a mí mismo dentro! Pero después del susto con mi tema cardíaco, entendí que, sin darme cuenta, en algún punto, había salido caminando sonámbulo de mi Laboratorio Mental, y las puertas se habían cerrado con llave detrás de mí.

Entonces, el 6 de febrero, recibí un correo electrónico que le echó limón a la herida. Vino de parte de Bob Babbitt, el hombre que me presentó a Greg Welch en el campeonato mundial Ironman de 2008, uno de los más grandes triatletas que hayan existido. Welch había pasado por trece cirugías de corazón que comenzaron a mediados de sus treintas, lo cual lo forzó a retirarse a temprana edad. En mi estado de pánico, estaba seguro de que esto era alguna especie de mal augurio, pero Babbitt me escribió una simple pregunta. Él quería saber si consideraría correr el ultramaratón Leadville Trail 100 más tarde ese verano para recaudar fondos para su caridad, la Challenged Athletes Foundation (Fundación de Atletas con Discapacidad, CAF por sus siglas en inglés).

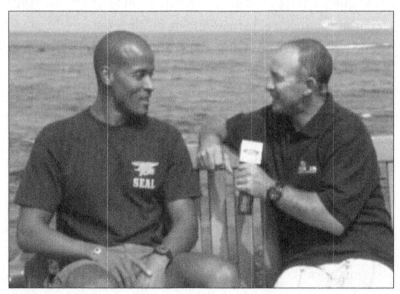

Siendo entrevistado por el gran Greg Welch en Kona, Ironman 2008.

Desde 1994, la CAF ha recaudado $134 millones de dólares y ha financiado a treinta y cinco mil atletas con desventajas físicas para que puedan conseguir el entrenamiento y apoyo que necesitan. Es una causa que vale la pena, por decir lo menos, pero habían pasado cinco años desde mi última carrera de 160 kilómetros, cuando no terminé en Badwater, así que no respondí de inmediato. En su lugar, me paré frente al espejo del baño y me observé detenidamente. No era Goggins mirándome de vuelta. Era David, y él era jodidamente tímido.

Me preguntaba si sería siquiera físicamente capaz de completar la carrera, ya no digamos competir a un alto nivel como hice en tantos ultramaratones cuando estaba en mi mejor momento. Esos pensamientos eran dolorosos porque me decían que, aunque había pasado más de un mes desde mi visita a la sala de urgencias, era todavía una sombra de mi yo anterior, y me sentía jodidamente frágil. No me habían autorizado entrenar duro porque los doctores todavía no sabían lo que estaba mal en mí, y como habían sometido a mi corazón a prueba tras prueba, quedé con muy poca motivación. Después de décadas de duro esfuerzo, estaba atascado en neutral, nada cerca en lo absoluto de la bestia mental que alguna vez fui.

Cuando tu vida entera ha estado plagada de contratiempos, minas y puertas entrampadas, algunos días, es casi imposible encontrar la maldita motivación para seguir insistiendo. Estaba demasiado cansado, y en ese momento, no tenía idea de cuánta energía más me quedaba en el tanque. Busqué en mis propios ojos una respuesta, un compromiso, los últimos rescoldos relucientes de confianza de lo que solía ser un intenso fuego interior.

Si Badwater es el ultramaratón más famoso del planeta, la carrera Leadville Trail 100 es un cercano segundo lugar. La carrera comienza y termina a las afueras del antiguo pueblo minero en las Rocosas de Leadville, Colorado, el cual está posicionado a poco más de tres mil metros sobre el nivel del mar y es más rudo y tosco que los llamativos complejos turísticos para esquiar o los poblados hippies que hay cerca. La ruta es una joda de ida y vuelta, con varias subidas importantes, las cuales dan un total de más de 4,500 metros de elevación. Ya había hecho la carrera de Leadville una vez antes, y sabía que menos de la mitad de cuantos empiezan son capaces de terminarla dentro del límite de treinta horas. Y esos son corredores sin problemas cardíacos no identificados y sin rasgo de células falciformes (el cual vuelve a sus portadores más propensos al mal de altura). Y cuando vives al nivel del mar, entrenar para una carrera en la altura es todavía más complicado. Además, con mi itinerario como orador lleno hasta el límite, sabía que tenía meses de viajes sin nada más que entrenamientos basura por delante. Me vería forzado a correr en ciudades extrañas por avenidas con montones de semáforos y banquetas abarrotadas o en zonas residenciales no tan conocidas sobre calles continuamente interrumpidas por intersecciones de varios carriles. Para Leadville, el entrenamiento ideal no es sólo lo más adecuado, es un requisito si esperas concretar un desempeño personal aceptable.

Vaya que yo tuve muchas convenientes excusas para desafanarme. Mi vacilación era reveladora. Mi jodidamente débil diálogo interno estaba tratando de sacarme de una carrera que ni siquiera había considerado plenamente. Esto es lo que la mente promedio hace. Las razones para decirle que no a algo que sabemos requerirá de nuestra máxima dedicación y no nos promete ninguna garantía de éxito irán surgiendo de dos en dos hasta que nos rindamos antes de siquiera haber empezado. Ahí supe que ya me había ablandado.

A veces las decisiones más importantes de tu vida —aquellas

que determinarán tu trayectoria durante las siguientes semanas, meses, años o incluso décadas por venir— te llegan de sorpresa. Tenía tantas buenas razones para rechazar sin rodeos a Babbitt, pero no podía. Principalmente porque apenas si podía verme a mí mismo en el espejo y no podía soportar mi tono de debilucho.

Cierto, estaba ocupado, pero podía encontrar tiempo para entrenar. Durante mis mejores años en los ultramaratones, tenía un evento casi cada fin de semana y encima tenía un trabajo de tiempo completo. En ese entonces, había atrancado las puertas de mi Laboratorio Mental y vivía ahí día y noche. Me inscribía a carreras de 160 kilómetros como si fueran clases de cuarenta y cinco minutos de spinning o HIIT (entrenamiento interválico de alta intensidad, por sus siglas en inglés). Ponía una serie de obstáculos frente a mí sólo por vivir la experiencia. En cuanto a mi salud, mi corazón no me había dado problema alguno por diez años seguidos. Podía usar mi viaje navideño a la sala de emergencias como excusa si quería, pero una excusa es exactamente lo que era, y el hecho de que todavía estuviera recargándome en esa muleta me decía que había algo subversivo operando en mi psique y en mi alma.

"¿Este es el cabrón en el que te has convertido?" me preguntaba mientras miraba enfurecido al hombre en el espejo. Este no era el sucio y empañado espejo de mi juventud. Este relucía como el cristal. "¿Un tipo que se levanta a desayunar huevos con tocino, ve canales de deportes, presenta las conferencias principales y posa para las fotos? No eres un salvaje. No lo eres más. Entonces, ¿qué mierda eres?".

Los luchadores profesionales no entrenan en casa para sus encuentros más importantes. Se van a las montañas o al bosque, a algún lugar en donde puedan concentrarse en relativo aislamiento y sin tantos lujos. No se llevan a sus familias. Se llevan a sus entrenadores, y cada paso que dan trata de redescubrir su naturaleza primigenia y esa hambre que los hizo duros y los convirtió en campeones.

Cuando estaba en el Ejército, era un combatiente que nunca levantaba el campamento. Me mantenía en lo primigenio. Lo que me volvía duro eran las horripilantes tareas a las que me ofrecía y a las que superaba de una por una sin titubeos. Mi meta diaria era despertarme antes que cualquier otro. A veces, eso significaba a las 0500, otras a las 0400 y, ocasionalmente, me despertaba a las 0300 porque necesitaba que las primeras pisadas en la puta arena o en el sendero fueran las mías. Si por alguna extraña razón no lo eran, me aseguraba de que mientras ese otro cabrón durmiera por la noche, yo estuviera ahí afuera empujando por dos o tres horas más. Era el competidor incondicional, un salvaje de tiempo completo. Entonces, las cosas se pusieron cómodas, y me deslicé hacia una nueva mentalidad.

Todo el esfuerzo que había invertido en conquistar mi mente negativa me había cambiado. Mis demonios e inseguridades, los cuales habían sido mis principales fuentes de energía por dos décadas, ya no eran dueños del mismo territorio en mi cerebro. Me las había arreglado para finalmente ponerlos a cada uno en su merecido lugar, y en ese vacío, un nuevo sentido del yo emergió. Para escribir mi libro, desarrollé la mentalidad de un artista, y el gran éxito del libro fue el único campo minado que no anticipé. A pesar de que el dinero no siempre puede hacerte feliz, está bien jodidamente claro que puede hacerte sentir satisfecho. Y la satisfacción está a un pequeño salto del conformismo.

Oh, sin duda tenía el aspecto adecuado. Tenía músculos definidos, y si tratabas de salir a correr conmigo, seguramente terminarías pensando que todavía tengo la chispa. Pero a pesar de que hacía ejercicio dos veces al día, era un salvaje de medio tiempo en el mejor de los casos, un guerrero de fin de semana glorificado. Los guerreros de fin de semana hacen cosas difíciles cuando estas encajan en sus ocupadas agendas. Las hacen sólo para palomear un recuadro y únicamente cuando les da la gana. Luego, se dan un descanso después de un par de largos y cansados días. Cuando eres un salvaje de tiempo completo, es un estilo de vida. No existe el "quiero". Sólo existe el "debo". Si yo fuera un auténtico salvaje, todavía esforzándome por ser el cabrón más duro que haya vivido, el correo electrónico de Babbitt no me hubiera inspirado un debate interno para débiles de "debería o no debería". Más bien hubiera activado un detonador.

Aunque el crecimiento es importante, no puedes perder el centro de quién eres. Tu centro es tu estabilidad. Es lo que dicta cómo te desenvuelves por el mundo. Físicamente, cuando los músculos del centro de tu cuerpo son débiles, eres literalmente un bulto. Psicológicamente, cuando son cuestionados tus valores centrales, es fácil perderte a ti mismo, y yo no podía permitirme perder contacto con el duro trabajo que requiere construir esta nueva vida. Pero mi tarro de galletas estaba lleno de malditas galletas mohosas —victorias rancias de otros tiempos con las que ya no podía relacionarme. Mi tarro de galletas siempre había sido una fuente de energía, abastecida con logros que podía usar para recordarme todo lo que había superado y era capaz de hacer. Sabía que necesitaba deshacerme de todas y comenzar de nuevo, pero algo dentro de mí seguía renuente a reingresar al crisol.

La fortaleza mental y la resiliencia se desvanecen si no son usadas consistentemente. Lo digo todo el tiempo: o estás mejorando, o estás empeorando. No te estás manteniendo igual. Y había fallado en acatar mis propias palabras. Ya no estaba entrenando para ganar. Me había convertido en un hombre de mantenimiento, y aunque ciertamente es posible mantener el tono muscular y determinado nivel de capacidad cardiovascular, no puedes mantener una mente salvaje.

Si dejas de agarrar el acero con tus propias manos, perderás tus callos. Tu mente funciona de la misma manera. Tienes que luchar para conservar esa mentalidad de levantarte cada día para perseguir tus metas porque esta quiere desaparecer. Las cirugías, las enfermedades, las ocupaciones de trabajo y los compromisos familiares son muy buenas excusas para descansar por hoy, lo cual hace que sea más fácil descansar otra vez mañana, ¡y esa es una pendiente resbaladiza! La manera en que vivo y las cosas que hago siempre se han tratado a cerca de la mente. Mucho antes de que el cuerpo se ablande, la mente se habrá ablandado primero. Afortunadamente, no estaba muy lejos aún, pero mi mente se había suavizado un poco debido a que no había sido desafiado hasta el límite de mis capacidades en años.

Por mucho que quisiera rechazar de inmediato la propuesta de Babbitt, durante días no pude sacar a Leadville de mi mente, y esos días se convirtieron en semanas. La proposición casual de este hombre me atormentaba, y entre más pensaba sobre el cuestionable estado de mi corazón, otros persistentes problemas de salud y mi ocupada agenda, menos importantes me parecían cualquiera de esas variables. Ya había lidiado con peores entrenamientos, menor sueño y más viajes en el Ejército que el reto al que me enfrentaba ahora. Cuando entrené para Badwater por vez primera, mis pies y tobillos estaban tan jodidos que ni siquiera pude correr por las primeras cuatro semanas del entrenamiento. Tuve que hacer ejercicio en la elíptica o con una máquina de remo, y nunca se me ocurrió permitir que las lesiones me detuvieran. A medida que el invierno se convirtió en primavera, supe que era momento de encontrar mi naturaleza primigenia de nuevo, pero aún no me comprometía con Leadville.

Por ocho semanas, viví en un purgatorio autoimpuesto. Según el minuto, hora o día, me decía que sí entraría y luego enumeraba todos los motivos por los que era mejor no entrar a la carrera. Entonces, en abril, después de que mi cardiólogo me había autorizado entrenar más duro, metí un pie en la idea de la carrera Leadville como el salvaje de medio tiempo en que me había convertido. No me comprometí con Bob, pero sí subí de nivel mis entrenamientos… hasta cierto punto. En lugar de planear una serie de semanas de 160 kilómetros, me contentaba con completar carreras de ochenta, pero en esas carreras, mi concentración estaba muy jodida. Difícilmente podía recordar algo que hubiera visto o sentido durante el trayecto.

Esto era inusual porque, a diferencia de la mayoría de las personas, no puedo desconectarme mentalmente cuando corro, y no uso esos kilómetros para pensar en mi lista de quehaceres. Necesito mantenerme concentrado porque no soy un corredor nato. El motivo por el que puedo correr a un ritmo relativamente veloz por largos períodos de tiempo es debido al volumen de mi entrenamiento, pero también a que, cuando corro, me concentro en mi zancada, permanezco consciente de dónde y cómo mi pie está tocando el suelo, así como en la posición de mi cabeza y de mis hombros. Me visualizo corriendo con una bandeja de vasos llenos de agua en mi cabeza. No quiero ningún rebote o bamboleo. Permanezco firme, aunque relajado, y permito que mi centro y mis piernas me lleven hacia adelante.

Obviamente, esta cantidad de concentración es difícil de mantener por horas seguidas. Cuando estoy corriendo bien, catalogo cada pequeño error en mi forma, cada pisada incorrecta. Puedo recordar exactamente dónde y cuándo ocurrieron y revisarlas en mi mente después. Pues yo no corro para quemar calorías o para mantener una resistencia cardiovascular. El hecho de que haya perdido cercanía con eso me revelaba que me había convertido en sólo otro corredor más, y nunca me ha satisfecho ser sólo uno más de lo que sea.

Si quería vencer en Leadville y encontrarme a mí mismo de nuevo, necesitaba exigirme más en el día a día. Necesitaba afilar mi concentración. Le dije a Kish que no quería que me agendara ningún otro compromiso como orador. Nunca he estado interesado en esta mierda por hacer negocio de todas formas, y aunque aprecié todo el respeto y apoyo de la gente y organizaciones con las que me involucré, sabía que estaba teniendo un efecto corrosivo en mi mentalidad.

El ego es una fuerza maravillosa. Entre más escuché sobre mi éxito, más tentador se volvió ir en punto muerto, como si finalmente hubiera llegado. A pesar de que sé que el viaje nunca termina y que siempre hay más trabajo por hacer, cuando la vida deja de patearte en los dientes y en su lugar te sirve un gran platón de pudín de elogios, es sencillo sentir que eres el más cabrón de todos. Especialmente si el nivel de respeto fue ganado con esfuerzo. Pero los elogios —sin importar si provienen de tus superiores, tu familia o cualquier otro— tienen un lado negativo. Pueden suavizar al salvaje interior y alejarte de sentir que necesitas luchar.

La revisión de mi ego necesitaba incluir un moratorio sobre cualquier cosa ablandada. Necesitaba forzar la puerta del Laboratorio Mental y encontrar al hijo de perra que yo solía ser. Dejé de responder a casi todas mis llamadas y mensajes. Me desenchufé del exterior y me conecté al interior. Lo cual es otra forma de decir que organicé un riguroso plan de entrenamiento de diez semanas y casi 2,000 kilómetros. La mayoría de la gente te dirá que semanas de 160 kilómetros son un sobreesfuerzo porque correr tanto por casi tres meses seguidos no le permitirá a tu cuerpo recuperarse apropiadamente. Mientras que dieciséis kilómetros al día siempre había sido mi punto óptimo, ahora tenía que decirle a mi mente y cuerpo que ya no estaba jugando más. Necesitaba ese kilometraje de tres dígitos. Necesitaba llegar a Leadville sabiendo que me había entrenado adecuadamente.

El 4 de junio le escribí un correo a Babbitt para preguntarle si todavía había lugar, yo estaba dispuesto a "Correr por el Cielo" por el CAF. Siendo el salvaje de medio tiempo que era, le escribí tres días después de su fecha límite. Prueba de que Goggins seguía desaparecido en combate, y David era el que estaba tomando las decisiones. Pero Babbitt se las arregló para que yo entrara y, una semana más tarde, Kish y yo aterrizamos en Avalon, Nueva Jersey, para múltiples semanas de entrenamiento.

Avalon está en una isla de once kilómetros de largo, plana como una tabla y salpicada con un conglomerado de casas modernas en el cual la familia de Kish pasa sus veranos en la arena. Es un lugar bonito lleno con familias sonrientes disfrutando de sus vacaciones de verano. El agua del mar está tibia, las playas de arena blanca están llenas y grupos tienden a reunirse en la bahía para ver el ocaso cada tarde, con conos de helado en la mano. O eso me dicen. No podría saberlo. Pasé mi tiempo corriendo.

Corría de veinticinco a cuarenta kilómetros cada día bajo un húmedo calor de verano de la costa este. Entrenar en altura no era una opción, por lo que el punto máximo de calor y de humedad al nivel del mar tendrían que bastar. La mayor parte de los días, zigzagueaba por la isla varias veces para poder recorrer todos mis kilómetros. Nunca revisé el estado del tiempo antes de salir de casa y, al principio, llevaba conmigo sólo una botella de agua, pero rápidamente aprendí que eso no era ni de cerca suficiente. Después de una hora, esa botella estaría vacía, y yo tendría que terminar la ruta seco.

Experimenté con mi hidratación lo mejor que pude. Intenté llevar dos botellas. Preparé el recorrido dejando botellas en los arbustos, pero para el día de la independencia, cuando el calor alcanzaba los treinta y dos grados Celsius y el promedio de humedad se elevó por encima del ochenta y cinco por ciento, esas botellas se calentaban tanto que eran inútiles. Regresé a llevar conmigo sólo una botella. Después de acabármela, mi estrategia de hidratación era la misma que usaba en mis largas carreras en los trópicos durante mis días en el Ejército. Cada que me daba sed, me lamía los jodidos labios.

La humedad y la hidratación no eran mis únicos inconvenientes en Avalon. Había insectos. Corrí a través de nubes de voraces mosquitos, y más cerca del agua, lidié con los tábanos "cabeza verde" —moscas que pican y que no me dejaban jodidamente en paz. Ah, y que no se me olviden las malditas aves rapaces. Tuve la suerte de que los mirlos de alas rojas anidan en Avalon cada verano, usualmente en los calmados caminos del interior de la isla por los que yo optaba. Cada que me encontraba a unos cuatrocientos metros de cualquier nido, un ave volaba hacia mí y trataba de enterrar sus garras en mi cuero cabelludo. Me rodeaban, graznaban y caían en picada hacia mí hasta que estuviese fuera de su territorio. Por supuesto, había kilómetros de nidos y docenas de aves furiosas. Después de unos cuantos días, aprendí a quitarme la camiseta mucho antes de tiempo para poder agitarla contra esos cabrones emplumados y así mantener a raya a los bombarderos. Sí señor, éramos todo un espectáculo.

Las semanas progresaban, y las condiciones se deterioraban. Y ahí fue que comencé a disfrutarlo. Algunos días, salía de casa sin desayunar y apenas habiendo cenado la noche anterior. Quería correr mis treinta y dos kilómetros diarios hecho mierda porque sabía que un momento como ese iba a ocurrirme en las Rocosas. Necesitaba entrenar a mi cuerpo para cuajar varios kilómetros aún después de que el tanque estuviera vacío y mandarme el mensaje de que yo era capaz de encontrar energía donde no había ninguna.

Una tarde, me topé con pared en el kilómetro veinticuatro. Mi ritmo se derrumbó de siete minutos por cada 1,600 metros a alrededor de nueve y medio. Por supuesto, ya no tenía agua. Pero por más miserable que era, me encontraba a mí mismo disfrutando de estar mareado, deshidratado y famélico de calorías. Me regodeaba en el sufrimiento porque me permitía saber que todavía tenía lo necesario para empujarme a mí mismo a ese nivel, y logré completar esos últimos 1,600 metros en siete minutos exactos.

Uno de los días más calientes del año fue a mediados de julio, cuando el mercurio de los termómetros escaló hasta los treinta y ocho grados y la humedad estaba por encima del ochenta por ciento. La temperatura era sofocante, y la calidad del aire estaba de la mierda también. El condado emitió una alerta advirtiendo a los residentes que permanecieran dentro de sus hogares. En el idioma de Goggins quería decir que era el día perfecto para una carrera de treinta y cinco kilómetros.

Avalon es siempre bullicioso durante el mes de julio, en el cual el carril para bicicletas está muy transitado y las casas de panqueques y las reposterías tienen largas filas de ansiosos clientes. Ese día, las calles estaban mudas. Por dieciséis kilómetros no vi a ni una sola persona. A los diecisiete kilómetros, un auto pasó a mi lado muy lentamente, y me di cuenta de que el conductor me reconoció. Efectivamente, dio una vuelta en U y llegó justo a mi lado.

"¡David Goggins! Hombre, ¡sabía que eras tú!". Yo le eché un vistazo. Se veía razonablemente en forma y atlético. También estaba estupefacto, y tal vez un poco preocupado, de verme ahí dándolo todo sobre el pavimento.

"Hermano, ¿por qué estás afuera en un día como este?". Yo me encogí de hombros y sacudí mi cabeza.

"Porque tú no lo estás".

No pensé mucho en ese frívolo comentario al principio. Pero a medida que seguí corriendo, lo saboreé. Había elegido el peor día del verano para mi carrera más larga de la semana. ¿Por qué? Porque nadie más consideraría siquiera hacer algo parecido, y eso me daba la oportunidad de probarme a mí mismo el ser inusual entre inusuales una vez más. No era exactamente el cabrón rudo del entrenamiento SEAL, pero estaba más cerca de lo que había estado en años.

Corrí en un estado mental que no había experimentado desde Strolling Jim, una carrera de autopista en Tennessee que gané en 2016. Había atacado ese recorrido con calma y concentración y corrí los 66.3 kilómetros como si fueran un maratón, a un paso de 7:07 minutos por cada 1,600 metros. Alcancé al líder de la carrera faltando trece kilómetros para el final, luego perseveré hasta terminar por debajo de las cinco horas y gané por tres minutos. En el calor brutal de Avalon, descubrí ese mismo estado mental y corporal y me percaté de que el hombre que creí haber enterrado con demasiada comodidad y éxito estaba aún dentro de mí, esperando ser liberado.

El mundo necesita doctores, abogados y maestros, pero también necesitamos salvajes que demuestren que todos somos capaces de muchísimo más. Después de diez semanas de carga pesada y ocho semanas de entrenamiento en el calor, estaba bien encaminado a redescubrir algo que creía perdido.

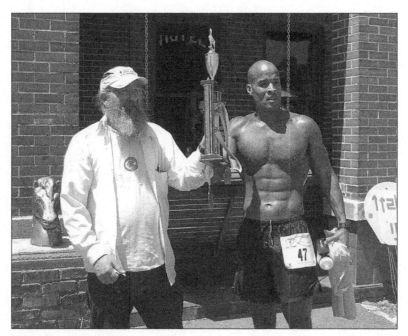

Remontando en Strolling Jim... o eso pensaba.

EVOLUCIÓN NO. 3

Muchos sueños mueren en el sufrimiento. Piénsalo. Maquinamos nuestros mayores sueños, nuestros más ambiciosos objetivos, cuando nos sentimos a salvo y calientitos. Incluso si tienes dificultades financieras, emocionales, espirituales o físicas, tu gran plan para desafiar a las probabilidades probablemente te llegó en un momento de comodidad, cuando tuviste un tiempo para evaluar en dónde estás y cómo llegaste ahí. No hay espacio para pensar en el panorama completo cuando estás en el fragor de la batalla. Cuando todo se calma, aun temporalmente, casi todo se siente como posible. Así que es entonces cuando lo sueñas y lo planificas.

Luego comienzas y los desafíos imprevistos te mandan de un jodido golpe de vuelta para atrás. Siempre que estés involucrado en una intensa lucha, el resultado de la cual tendrá un gran impacto más adelante en tu vida, serás desafiado a tu máximo —y estos momentos de la verdad dentro de una travesía más larga pueden demandar tanto de ti que es posible sentirse sobrepasado a veces.

Cuando eso ocurre, mucha gente entra en pánico porque han llegado a creer que son impostores y que su sueño es, de hecho, una fantasía. En un abrir y cerrar de ojos, pasan de estar concentrados y decididos a estar convencidos de que no tenían nada que hacer siquiera intentándolo. Así que renuncian. En ese preciso momento. En ese preciso lugar. Tambaleándose al borde del precipicio, no logran concebir que hay algo que pueden hacer para bloquear esa espiral de rendición que los conduce directo al drenaje.

Pueden tomar la "decisión de un segundo" de pensar en lugar de reaccionar.

Durante mi segunda Semana Infernal, cuando estaba en la generación 231, era un cabrón muy decidido. Bill Brown y yo éramos los líderes del Boat Crew Two, y teníamos nuestra propia competencia interna para ver quién sería el más cabrón de la generación completa. Pero había otro sujeto entre los demás que capturó mi atención —llamémoslo Mora. Era como de nuestro tamaño, fuerte y en forma, y cada que la mierda por la que pasábamos en la playa o en el Molino se ponía difícil, él gravitaba hacia mí. No estaba en nuestra tripulación, sin embargo, quería alimentarse de nuestra energía porque Bill Brown y yo estábamos desempeñándonos a tan alto nivel, que hacíamos que el infierno pareciera no sólo soportable sino sencillo.

En el segundo día de la Semana Infernal, Mora me encontró en el comedor con una mirada perdida en su rostro y miedo en sus ojos. Yo estaba ocupado llenando mis bolsillos arenosos y mojados con paquetes de mantequilla de maní porque necesitaba combustible para soportar el castigo que sabía que vendría. Aún después de consumir tantas calorías como pudiera, en dos horas, tendría hambre de nuevo y estaría dispuesto a comer casi cualquier cosa, incluso mantequilla de maní con grumos de arena, mezclada con pelusa de bolsillo. Mora se me quedaba viendo como si fuera una criatura de otra época, y lo era. Me había vuelto completamente incivilizado después de dos días de tortura de oleaje y carreras cargando el bote sin un instante para dormir. Ahora era un cavernícola. Mora, por el contrario, se veía como un hombre moderno traumatizado, y esa era una pista de que algo andaba mal.

"Oye, Goggins", me susurró mientras que sus ojos recorrían la habitación. "Ya no quiero estar aquí". La olla de presión de la Semana Infernal lo había desenganchado temporalmente de su sueño y su mente racional, y parecía estar buscando una salida de emergencia. Era el pánico con forma humana, y yo lo sabía porque así era exactamente como yo me sentí cuando la primera ola me azotó en la primera hora de esa misma Semana Infernal.

El océano Pacífico estaba tan frío como siempre cuando ese masivo muro de agua de dos metros me levantó, me revolcó tres veces y me arrojó a la húmeda arena. Era como si el mismo océano estuviese diciendo, "¡vete al carajo, perra!". Y yo le hice caso porque mis pulmones aún ardían por el episodio de neumonía que me sacó de la generación 230 dos meses atrás y me metió en esta, pues el agua era mi kriptonita.

Todavía faltaban 130 horas de Semana Infernal por venir, y yo sabía que una buena porción de ellas las pasaríamos en el helado océano. Ese cóctel de jodas secuestró mi cerebro y lo hizo mandar señales mucho más preocupantes que la ambivalencia. No me estaba preguntando si tenía lo necesario o si estaba preparado para ese momento. La voz en mi cabeza estaba diciéndome, *realmente no quiero ser un SEAL de la Marina.*

Durante más de un año, mi misión por convertirme en un

SEAL había ocupado toda mi atención. Nunca había deseado algo con tantas fuerzas ni me había comprometido tan completamente en el proceso, pero cuando estás encerrado en un festival de sufrimiento hay momentos en que las circunstancias se volverán intolerables, y el impulso de autosabotaje enraizado en el shock y el miedo se sentirán como claridad. Estaba a medio paso de voluntariamente arrojar la toalla ante un sueño que tenía el poder de cambiar el curso de mi vida entera.

Miraba a Bill Brown, resignado ante el hecho de que él pronto se quedaría solo como el hombre más cabrón de la generación 231. Entonces, desde el agua poco profunda, arremolinándose a la altura de mis rodillas, escaneé el horizonte, donde un destructor se abría paso hacia el mar. Los instructores nos habían advertido que si no pasábamos el entrenamiento nos asignarían a un barco como ese, donde estaríamos atrapados raspando pintura por rachas de seis meses. Lo hacían sonar como la labor más miserable sobre la tierra pero, para mí, en ese instante, sonaba como el cielo.

La mayoría de los instructores SEAL aman a los que se rinden. Cuando les dices que tienes demasiado frío y que quieres renunciar, están más que contentos de tomarte de la mano y conducirte a la ducha más caliente de tu vida porque, en sus mentes, eso prueba que son mejores que tú. Una vez que entras en esa ducha, te calientas tanto en un minuto que olvidas lo que siquiera se sentía tener frío y, entonces, te das cuenta de que tu calor acaba de costarte un pedazo de tu alma, sino es que toda la maldita cosa, lo cual puede llevar a un arrepentimiento de por vida.

¡El tiempo era esencial! No podía arrastrarme hasta la playa y tomarme diez minutos para aclarar mi mente. Estaba en el ojo de una tormenta psicológica, y a todo mi alrededor, el mar seguía tronando y batiéndose. Parte del problema era que el agua fría les había robado el aliento a mis pulmones. Estaba respirando con pánico y a bocanadas. Para poder pensar con claridad, necesitaba oxígeno. Tomé una respiración profunda y luego otra y, en ese momento, mi futuro posible se desarrolló en mi mente.

Me vi tambalearme de vuelta a la playa y dejando mi casco. En cuestión de días, sería arrojado del Ejército y devuelto a Indiana, donde lucharía con una serie de empleos de bajo impacto y de bajo nivel, donde las únicas opciones para las que estaría capacitado serían: guardia de seguridad con salario mínimo, salvavidas en una alberca local y fumigador. Eso era visto con claridad. Todas mis aspiraciones se evaporarían si abandonaba la tortura del oleaje porque yo era un reservista, y si yo tronaba y renunciaba, la Marina ni siquiera me aceptaría en sus barcos.

No podía permitirme perder la cabeza. El entrenamiento SEAL —y ese helado océano— eran exactamente donde pertenecía, así que necesitaba calmarme muchísimo y enfrentarme con el reto cara a cara. Tomé otro respiro mientras la siguiente gran ola se formaba. Otra vez me jodió con toda su fuerza, pero me las arreglé para escabullirme hacia el grupo y entrelazar mis brazos con mis compañeros. Ya no más mostrar debilidad. Ya no más miedo. ¡Me quedaría en el agua todo lo necesario, carajo!

Cuando nos llamaron de vuelta a la arena diez minutos después, los hombres en mi tripulación estaban temblando y congelados. Tenían tanto frío que ni siquiera querían que los bordes de sus camisetas empapadas les rozaran la piel. Necesitábamos calentarnos rápido, y la única manera de lograrlo durante la Semana Infernal es trabajando duro. Le asentí a Bill, tomé el frente del bote y grité las órdenes. Como unidad, el Boat Crew

Two comenzó a destacar a toda máquina como si la Semana Infernal fuera nuestro hábitat natural.

A menudo, es la sorpresa la que dispara la debacle. Para mí, era el golpe del agua fría lo que desencadenaba mi respuesta de lucha o huida, la cual viene con una ráfaga de adrenalina que dispara el ritmo respiratorio y cardíaco y pone tus inseguridades al máximo. Tu cuerpo y mente reaccionan de esa manera porque quieren protegerte al decirte que huyas de una jodida vez. Lucha o huida es exactamente lo que Mora estaba experimentando en ese comedor. Su miedo y pánico lo poseían.

Cuando estaba tambaleándome al borde del precipicio, era capaz de físicamente calmarme a mí mismo con unas cuantas respiraciones profundas, y eso me ayudaba a penetrar en el torrente de adrenalina. Mi pulso era aún elevado, y el pánico seguía inmiscuyéndose, pero había recuperado suficiente compostura como para tomar una "decisión de un segundo" consciente que me mantuviera en la pelea. Eso requirió de fortaleza mental ya que el agua no se había calentado de súbito. Seguía helado y miserable y enfrentándome a 130 horas de infierno. Pero era capaz de ver que la vida deseada estaba del otro lado de la tortura del oleaje. No me adentré en mis emociones ni renuncié. Cuando la gente hace eso, ni siquiera están tomando una verdadera decisión por renunciar. Es una reacción de reflejo debido al estrés.

Entiendo que es complicado no rendirte ante toda esa emoción, agudo dolor e incomodidad. Todo lo que realmente quieres para este punto es que termine. Añoras tu cama en tu casa y lo rico que se siente recostarte con tu esposa o esposo o pareja. Sabes que tu mamá te recibirá con un abrazo indulgente y que tu familia entenderá porque te aman sin importar nada. Sabes que es un hecho que te consolarán y que te cuidarán, y cuando estás sufriendo mucho dolor o te estás cagando del miedo, todo eso se siente demasiado bueno para dejarlo pasar.

Pero debes recordar que esas imágenes del hogar no están realmente basadas en el amor. Son un producto de tu miedo, disfrazado de amor. Mora y yo compartimos el mismo gran sueño. A ambos nos habían sacudido nuestro mundo. Yo me recuperé a través de dominar la Semana Infernal de una manera que nadie había visto antes. La mente de Mora ya se había descosido para cuando nos encontramos en el comedor. No estaba pensando conscientemente en lo absoluto. Sus emociones estaban controlándolo en vez de al revés. No pude ayudarlo porque para ese punto, ya había perdido la batalla. No sé cuándo se rindió oficialmente. En la Semana Infernal, te involucras tanto con tu tripulación, te comprometes tanto con ellos en ayudarse mutuamente para llegar al otro lado que, después de varias horas, puede que voltees a mirar y te encuentres con que la mitad de la generación ya desertó. Todo lo que sé es que, en algún momento, Mora sonó la campana y vivió para arrepentirse.

Todo en la vida se resume en cómo manejamos esos segundos cruciales. Cuando la aguja de la presión psicológica, física o emocional llega a la línea roja, tus glándulas adrenales entran en caos, y ya no tienes más el control. Lo que separa a un salvaje auténtico del resto es la habilidad para recuperar el control de su mente en esa mitad de segundo, ¡a pesar de que todo siga igual de jodido!

Eso es lo que la gente no ve. Nuestras vidas no están hechas de horas, días, semanas, meses o años. La Semana Infernal son 130 horas, pero no son las horas lo que te mata. No es el dolor, ni el agotamiento, ni el frío. Son los 468,000 segundos que debes dominar. Sólo se necesita uno de esos segundos hijos de perra —cuando las cosas se vuelven abrumadoras y simplemente ya no puedes soportar más— para derribarte. Tuve que permanecer vigilante y controlar mi mente por cada uno de esos segundos para lograrlo.

La vida, como la Semana Infernal, está hecha de segundos que debes dominar, constantemente. No estoy diciendo que debas de estar híper consciente de cada segundo de tu vida, pero si estás persiguiendo algo que te demanda todo lo que tienes y que es lo más importante en el mundo para ti, eso es a menudo lo que se tiene que hacer.

Si estás tratando de perder peso o de dejar de beber o de consumir drogas, tu momento de debilidad puede contarse en segundos, y debes estar listo para dominar esos segundos. Puede que seas el estudiante de medicina que ha soñado con convertirse en doctor toda su vida, sólo para fallar en una clase crucial en los inicios de la carrera. Abrumado por el pánico, puede que te sientas tentado a ir directo a las oficinas de la administración y darte de baja definitiva. Tal vez eres un aspirante a abogado con un trabajo asegurado en una prestigiosa firma pero fallaste en el examen de acceso a la abogacía de nuevo, y en el calor del momento, abandonas tu carrera antes de que siquiera empezara. Todo porque te convences de que no puedes entrar de nuevo a esa oficina después de otra humillación o estudiar para ese maldito examen de nuevo y ponerte a ti mismo de vuelta en la guillotina.

Mientras que la escuela y los exámenes profesionales se llevan a cabo en ambientes controlados, una calificación reprobatoria puede aumentar el ritmo cardíaco y disparar las dudas en uno mismo tan rápidamente como una ola de dos metros de agua helada. A veces, esa calificación puede alzarse tan imponentemente, especialmente en una mente joven, que es fácil sentir como si todas las miradas estuvieran puestas sobre ti y tu fracaso y que te has retrasado tanto que ya nunca te pondrás al corriente con los demás.

Los momentos de duda son ineludibles cuando nos lanzamos a realizar una tarea extenuante. He utilizado las decisiones de un segundo para recuperar mi compostura y ganar cientos de pequeñas batallas durante mis ultramaratones, en la barra de dominadas y en situaciones laborales estresantes. Y el primer paso es tomar distancia mentalmente.

La mejor persona en cualquier escenario de combate es aquella que está lo suficientemente en control de sí como para tomar distancia cuando las balas están zumbando. Saben que necesitan evaluar la situación y el panorama para encontrar una manera de avanzar y que es imposible tomar una decisión consciente si ellos o su equipo están corriendo como hormigas de fuego. Tomar distancia en la pelea no es tan fácil como suena, pero es la única manera de darte a ti mismo tiempo para respirar en medio del pánico y gobernar tu alocada mente y así ser capaz de operar. La batalla no se ha detenido. El fuego sigue iluminando la noche, y no tienes ningún tiempo que perder. En ese segundo, debes respirar y decidir pelear.

Cuando estás en el punto crítico de la vida y en peligro de perder la maldita cabeza, sólo piensa, es momento de tomar distancia. Toma un par de respiros y visualiza tu futuro. Si te das por vencido, ¿qué pasará después? ¿Cuál es tu plan B? No se trata de profunda contemplación. No hay tiempo como para pedir una pizza y discutir el tema con tus amigos. ¡Esto debe ocurrir en segundos!

Es útil prepararse conversando productivamente con uno mismo antes de que te adentres en aquel festival de sufrimiento presente en tu agenda. Recuérdate que nadie es excelente en cada uno de los aspectos de ningún trabajo, al menos no de inmediato, y ningún corredor pasa por una carrera difícil sin ser desafiado. No importa cuán desoladoras se vean o se sientan las cosas, debes permanecer enraizado sobre tu punto de referencia.

Si estás estudiando medicina, tu punto de referencia es graduarte y convertirte en doctor. En Coronado, mi punto de referencia era convertirme en un SEAL de la Marina. Muchos hombres se doblegaron cargando el tronco durante la Semana Infernal, pero el entrenamiento físico cargando el tronco era sencillo para mí. Tenía que recordarme eso cada vez que nos ordenaban regresar a mi propia cámara de tortura personal, el océano Pacífico.

Es útil recordarte a ti mismo en lo que eres bueno y aquello en lo que sobresales para que, cuando estés por enfrascarte en algo que te resulta complicado, no se vuelva abrumador. Dite a ti mismo, *soy bueno en esto. Soy genial en aquello. Esto es una mierda, pero se acabará en veinte minutos.* Tal vez sean veinte kilómetros o veinte días o veinte semanas, no importa. Cada experiencia en la tierra es finita. Acabará algún día, y eso lo vuelve realizable, ¡pero el resultado depende de que domines aquellos segundos cruciales!

Esta mierda tiene consecuencias. Renunciar a un sueño es algo que se queda contigo. Puede alterar cómo te percibes a ti mismo y las decisiones que tomes a futuro. Varios hombres se han quitado la vida después de renunciar a un entrenamiento SEAL. Otros se casan con la primera persona que se les cruza porque están demasiado desesperados por obtener validación. Por supuesto, lo contrario también es cierto. Si puedes soportar el sufrimiento, tomar distancia y tomar una decisión de un segundo de manera consciente en un punto crítico, aprenderás perseverancia y ganarás fuerza al dominar el momento. Sabrás lo que se necesita y cómo se siente superar toda esa ruidosa duda, y eso se quedará contigo también. Se convertirá en una poderosa habilidad que puedes usar una y otra vez para encontrar el éxito, no importa la circunstancia en la que te encuentres o a dónde te lleve la vida.

Renunciar no es siempre una decisión equivocada. Incluso en combate, en ocasiones debemos retirarnos. Puede que no estés listo, para lo que sea que te hayas atrevido a hacer. Quizás tu preparación no fue tan rigurosa como pensaste. Tal vez otras prioridades en la vida necesitan tu atención. Eso sucede, pero asegúrate de que sea una decisión consciente la que estás tomando, no una reacción. Nunca renuncies cuando tu dolor e inseguridad están en su máximo nivel. Si debes emprender la retirada, renuncia cuando sea fácil, no cuando sea difícil. Controla tu proceso de pensamiento y pasa por la prueba más complicada primero. Así, si en efecto te retiras, sabrás que no fue una reacción basada en el pánico. En su lugar, habrás tomado una decisión consciente fundamentada en la razón y habrás tenido tiempo para elaborar un plan B.

Mora renunció por impulso. Usualmente cuando hacemos eso, no se nos da otra oportunidad. Muchas grandes oportunidades en la vida sólo llegarán una vez, pero a veces, la oportunidad sí toca a la puerta dos veces. Quince meses después de esa mañana en el comedor, cruzamos caminos de nuevo en Coronado. Era el día de mi graduación, y él estaba en nuestra generación Hooyah, es decir, los reclutas nuevos que portaban las camisetas blancas que representaban día uno, semana uno. De todos los doscientos y algo de novatos, sólo él no estaba sonriendo. Sólo él sabía demasiado. Después de la ceremonia, se me acercó, me tendió la mano y me felicitó.

"Recuerda", le dije, "muchos sueños mueren durante el sufrimiento, hermano". Él asintió una vez, luego desapareció entre la multitud. Un mes más tarde, me enteré de que había terminado la Semana Infernal. Cinco meses después de eso, se graduó y se convirtió en un SEAL de la Marina.

Me acordé de Mora mientras miraba en mi prístino y pulido espejo veintidós años después, al tiempo que consideraba la invitación de Babbitt para participar en Leadville. Había estado viviendo a lo grande por más tiempo del que me gustaría admitir. En esta nueva vida, el agua nunca estaba fría y las decisiones de un segundo estaban en peligro de convertirse en una habilidad caducada. No creía necesitarla más. Tenía acceso a todo tipo de lujos. En mi casa, siempre estaba la temperatura a veintidós grados. Y esa mierda se siente bien, en especial cuando crees que te lo has ganado.

¿Por qué someterme a un campo de entrenamiento de diez semanas o a una carrera de 160 kilómetros en el aire ligero de Colorado? Sabía demasiado bien lo horrible que se siente esa mierda y lo mucho que cuesta, pero también sabía que esta era una de las decisiones de un segundo más importantes de mi vida. Este no era un momento de lucha o huida. No estaba abrumado por el miedo a la muerte. No estaba al borde del fracaso o la humillación, y mi corazón latía a un ritmo lento y constante. Esta era una versión madura del impulso inconsciente de rendirse. Del tipo que no ves venir hasta que te saluda en la meta, justo cuando crees que finalmente has llegado.

Verás, no tengo ningún respeto por las personas que viven esta vida de lujos 24/7. Si le dijera que no a Babbitt, no estaría rindiéndome ante él. Estaría rindiéndome ante mí. Estaría tomando una decisión basada en el miedo de no ser más la persona en quien me había convertido, y de quien me sentía tan orgulloso. Está todo muy bien con tener éxito y alcanzar cierto nivel, pero realmente no me importa un carajo lo que hiciste ayer. Tal vez terminaste Ultraman o te graduaste de Harvard. No me importa. El respeto se gana cada día al levantarte temprano, retándote con nuevos sueños o desenterrando viejas pesadillas y aceptando con los brazos abiertos lo que esté jodido como si no tuvieras nada ni nunca hubieras hecho una maldita cosa en tu vida.

Hay 86,400 segundos en un día. Perder tan sólo uno de esos segundos puede cambiar el resultado de tu día y, potencialmente, de tu vida. #DecisionDeUnSegundo (#OneSecondDecision) #NuncaTerminar (#NeverFinished).

CAPÍTULO CUATRO

EL RENACIMIENTO DE UN SALVAJE

Dos semanas antes de la carrera, Kish y yo volamos a Aspen para aclimatarnos, pero después de una semana de dos sesiones de entrenamiento al día, las cuales incluían largas carreras de sendero por las mañanas y caminatas de velocidad diarias por la montaña Ajax cada tarde, mi cuerpo estaba en modo de suspensión. No dormía bien, y mis pulmones se sentían quemados. Incluso subir las escaleras me dejaba sin aliento. Mis piernas estaban tan acalambradas que no podía mantener mi cadencia en lo absoluto. Kish me seguía en todas las carreras y se dio cuenta de que mi ritmo disminuía cada día. En nuestra habitación de hotel, tras otra decepcionante sesión de entrenamiento, ella percibió mi frustración.

"No hay necesidad de hacerte esto, David", me dijo. "Has

completado esta carrera antes. Aun si no vuelves a participar en otra carrera en toda tu vida, ya habrás hecho más de lo que la mayoría de la gente sólo puede soñar".

Me senté al borde de la cama y volteé a verla. Pude ver la preocupación en sus ojos. Todavía no había superado mi último ataque al corazón, y le resultaba doloroso ver cómo el aire ligero me arrastraba. Pero lo único en lo que podía pensar era en la última vez que me había inscrito a una carrera de 160 kilómetros.

Fue en Badwater 135, en julio de 2016. Para entonces llevaba unos años estirando dos horas al día, y a medida que mis músculos se volvían más flexibles, me convencí de que estaba desbloqueando más potencial mental y físico. Había ganado Strolling Jim en Tennessee a principios de mayo y estaba muy seguro de mí mismo cuando manejé hasta Death Valley unas semanas antes de Badwater para hacer una carrera de entrenamiento. Pero a los diez kilómetros de esa carrera, el calor se hizo tan intenso que mi pulso se disparó, y entonces ocurrió la mayor locura. Me detuve.

Yo era el tipo que había disfrutado las temperaturas abrasadoras. No le gano a ningún corredor de categoría mundial basándome sólo en la velocidad, pero si se trata de un festival de sufrimiento en medio del calor, tengo una oportunidad. Así es como había pensado siempre, pero hubo un fallo repentino en mi sistema operativo, y esa mentalidad era "archivo no encontrado". Cuando llegó el día de la carrera, no estaba cerca de Badwater Basin, la línea de salida de la carrera.

"¿Quieres que llame a los chicos?" preguntó Kish. Había conseguido que dos amigos formaran parte de mi equipo durante la carrera. Estaban a horas de embarcar en sus vuelos. "¿Debería cancelar sus viajes y decirles que Leadville no sucederá?".

Kish tenía razón en que, teniendo en cuenta cómo me sentía

físicamente, 160 kilómetros innecesarios, en altitud, parecían la definición exacta de una muy mala idea. Y ahora me decía que estaba a una llamada de la salvación, y que ni siquiera tendría que hacerla yo. Sin embargo, aunque mi cuerpo estaba definitivamente jodido, mi mente empezaba a endurecerse.

¡Esto no era el jodido 2016! ¿Qué importaba que mis piernas no funcionaran, que Kish pudiera seguir mi paso en cada carrera o que Ajax me pateara el culo repetidamente? La altitud no era un problema. El único problema que veía era que no había corrido una carrera de 160 kilómetros en cinco años, y había olvidado que sentirme agotado antes de una carrera era el statu quo para mí. Nunca había disminuido mi entrenamiento en preparación para mis pruebas, lo que significaba que nunca había llegado a la línea de salida con las piernas sueltas y descansadas. El hecho de llegar primero, segundo, tercero o último no me importaba en aquel entonces. Una vez había caminado 160 kilómetros para terminar Badwater, y si tenía que hacerlo, lo volvería a hacer en Leadville.

En otras palabras, todo estaba en su sitio. Aunque mi forma física flaqueaba, mi mente ganaba fuerza con cada hora que pasaba en los senderos. Empezaba a pensar de nuevo como un salvaje y a acumular consciencia de que había escalado con éxito terrenos escarpados en altitud, a pesar de cómo me sentía, de modo que podía apoyarme en esa experiencia para seguir sintiéndome confiado, incluso cuando estaba incómodo, desnutrido, sin dormir y deshidratado en las subidas más empinadas y duras del recorrido de Leadville.

Una mente no preparada prefiere una reducción intencional adecuada y unas piernas descansadas. Reza para que la mañana del día de la carrera esté despejada y a quince grados, y para que el viento de cola fluya en ambas direcciones. Y tal vez una pequeña llovizna cada cinco kilómetros, pero sólo durante unos segundos, para refrescarse. No lo suficiente como para que el sendero esté lodoso o resbaladizo.

Una mente preparada anhela las peores condiciones porque sabe que la presión saca su mejor parte y expone a casi todos los demás. A una mente preparada no le importa si tus piernas funcionan bien, si la temperatura es perfecta, si hay una colina infernal o toda una cordillera esperando para aplastarte. Cuando hay cruces de ríos helados, no se preocupa por tus pies húmedos. No presta atención a la distancia, y seguro que no le importa una mierda el tiempo que tardes en llegar. La mente preparada es algo magnífico, y la mía estaba casi lista. Mi plan de nutrición estaba preparado, y mi autoconversación y visualización estaban en su punto. ¿Y sabes lo que eso me garantizaba?

¡Una puta mierda!

Mucho había cambiado desde mi última carrera. Estos eventos solían ser mi tiempo lejos de la humanidad. Era el lugar al que acudía para entrar en un estado animal, en cuerpo y mente, y era fácil desaparecer porque no había mucha gente en este deporte. A principios de la década del 2000, sólo había cerca de veinte pruebas de 160 kilómetros en todo el año, en las que corría un grupo de hijos de puta hambrientos de sufrimiento. Podías aparecerte el día de la carrera y tener un lugar. Ahora hay más de doscientas carreras de 160 kilómetros al año sólo en Estados Unidos. Los ultramaratones se habían vuelto populares durante mi ausencia, y la línea de salida de Leadville era surrealista. El campo estaba repleto de más de ochocientos atletas felices, que no dejaban de platicar mientras se hacían selfies y transmitían en directo.

La energía era palpable mientras nos estirábamos, preparándonos para afrontar un recorrido de ida y vuelta, la mayor parte de él en el Colorado Trail, que oscila entre los dos mil ochocientos y los tres mil ochocientos metros de altitud. La mayoría de nosotros no intentaba ganar. Normalmente, menos de la mitad de los participantes completan el recorrido dentro del límite designado de treinta horas.

Hace tiempo había aprendido que, independientemente del tipo de evento o reto en el que participe, la única competición que importa es entre yo y yo mismo. Mucha gente se lo tomará como otra invitación para ahorrar esfuerzos. Por favor, no hagamos eso. Aunque hacía años que no participaba en una carrera de 160 kilómetros, planté una zanahoria —algo que perseguir— en el fondo de mi mente para mantener mi concentración. La vida no es aprobar/reprobar. Es impacto y esfuerzo. Las zanahorias me ayudan a maximizar ambos y casi siempre producen un mejor resultado. Si iba a Leadville, iba a hacer el puto Leadville. No. No importaba lo jodido que me sintiera físicamente, no había venido hasta aquí sólo para ver si podía terminar en treinta horas. Mi objetivo era terminar en menos de veinticuatro.

Me costó unos cuantos kilómetros entrar en calor, pero mi ritmo y mi forma me sorprendieron gratamente. Mi plan de carrera era el mismo de siempre. Trotaría en las subidas y correría los llanos y las bajadas. La mayoría de los ultracorredores utilizan esta estrategia porque correr en pendientes pronunciadas quema tus reservas, y realmente no ganas tanto tiempo. En una prueba larga como Leadville, es mejor gastar tu energía en otra parte.

Los días anteriores a la carrera había explorado a fondo el recorrido, buscando cualquier ventaja. No sólo para volver a familiarizarme con el terreno, sino también para que Kish supiera cómo llegar a donde ella y el resto del equipo debían estar. Visitamos los lugares que se convertirían en puestos de asistencia y lo planificamos todo, sin dejar nada al azar. Mi preparación era óptima, pero cuando estás agotado en las Rocosas, no importa lo bien que hayas explorado un sendero, es fácil engañarse pensando que has llegado a la cima cuando ni siquiera estás cerca.

La carrera Leadville Trail 100 tiene un montón de falsas cumbres. La más infame es la del Hope Pass (Paso de la Esperanza), a tres mil ochocientos metros sobre el nivel del mar. La subida comienza alrededor del marcador de los sesenta kilómetros, y es el último paso importante antes de la vuelta en Winfield. Para entonces, ya había encontrado un ritmo, y mis piernas seguían en buena forma a pesar de haber hecho más kilómetros ese día que en tres años. A medida que el sendero angosto serpenteaba hacia la línea de árboles, troté presionando las manos sobre las rodillas para hacer palanca, mientras que la gran mayoría de los otros corredores que me rodeaban utilizaban bastones de senderismo. Yo era un ultra de la vieja escuela. Para mí, esos bastones parecían muletas. Me conformaba yendo con las manos en las rodillas hasta la cima. Sin embargo, los bastones estaban permitidos, y te hacen más rápido. Me di cuenta porque fui perdiendo terreno a medida que el sendero subía más y más.

Tras unos cuantos kilómetros, el sendero asomó por encima de la línea de árboles y se niveló en la tundra. Parecía y daba la sensación de que habíamos llegado a la cima, y vi a varios corredores alegrarse. Lo suficientemente contentos como para acelerar el ritmo, pero en cuanto doblamos la siguiente curva y vimos lo mucho que quedaba por subir, bajaron la cabeza y se les cayeron los hombros, mientras yo sonreía para mis adentros y seguía empujando. Doblado por la cintura, las palmas de mis manos se apoyaban en mis rodillas, dándome más fuerza en las puntas de los pies al golpear el suelo, lo que me permitió, paso a paso, demostrar que la cumbre no era la gran cosa.

Las personas que han pasado tiempo en senderos de alta montaña conocen la angustia de una cumbre falsa. Cuando todo lo que quieres es que la pendiente deje de patearte el culo, te engaña haciéndote creer que lo has conseguido, ¡sólo para revelar que no estás ni cerca! Pero no hace falta ser un adicto a las carreras para conocer esa sensación. En la vida, hay muchas cumbres falsas.

Tal vez creas que te luciste haciendo una tarea en el trabajo o en la escuela, sólo para que tu profesor o supervisor la haga pedazos o te diga que empieces de nuevo. Las cumbres falsas pueden producirse en el gimnasio cuando estás haciendo un duro entrenamiento en circuito y crees que has llegado a la última serie, sólo para saber por parte de tu entrenador —o de un rápido vistazo a tus propias notas— que tienes que volver a hacer todo el circuito una última vez. Todos recibimos un golpe así de vez en cuando, pero los que tienden a asomarse en busca de la cima de la montaña, mientras suplican que termine su sufrimiento, son los que más se ven aplastados por cualquier cumbre falsa.

Tenemos que aprender a dejar de buscar una señal de que el tiempo difícil va a terminar. Cuando no se conoce la distancia, es aún más crítico que te mantengas concentrado para que el factor desconocido no te robe la atención. El final llegará cuando llegue, y la anticipación sólo te distraerá de completar la tarea que tienes ante ti lo mejor posible. Recuerda: la lucha dura lo que todo el viaje. Es la razón por la que estás ahí. Es la razón por la que te has inscrito en esta carrera, o en esa clase, o has aceptado aquel maldito trabajo. Hay una gran belleza cuando te involucras en algo que es tan duro que la mayoría de la gente quiere que termine. Cuando terminó la Semana Infernal, la mayoría de los tipos que sobrevivieron aplaudieron, lloraron de alegría, chocaron los cinco o se abrazaron. A mí me dio la depresión de la Semana Infernal, porque me había sumergido en la belleza de superarla y en el crecimiento personal que conllevaba.

Podemos hacer que cualquier obstáculo sea tan grande o pequeño como queramos. Todo depende de la forma en que lo percibimos. Al ir a Leadville, esperaba un día de mierda largo y durísimo. Pero entonces, ¿cuántos días intrascendentes había vivido? ¿Por qué no pasar un sólo día haciendo algo de lo que me sentiré orgulloso el resto de mi vida? Como dijo Elmo a Louden Swain en su apartamento antes del combate de su vida en la película *Vision Quest*: "No son los seis minutos. Es lo que ocurre en esos seis minutos".

Cuando estás escalando una montaña o participando en cualquier otra tarea difícil, la única forma de liberarte de la lucha es terminarla. Así que, ¿por qué berrear cuando se pone difícil? ¿Por qué esperar que acabe pronto cuando sabes que acabará en algún momento? Cuando te quejas y tu mente empieza a buscar a tientas la palanca de eyección, no estás aportando lo mejor de ti a la tarea, lo que significa que en realidad estás prolongando el dolor.

Los *hard chargers* (en la Marina, soldados destacados y respetados) mantienen la cabeza agachada y siguen dándole. Han entrenado sus mentes para mantenerse firmes en esos momentos difíciles. Reconocen la cumbre falsa como lo que es y siempre actúan como si no estuvieran ni cerca de la cima. La mayoría de la gente va más despacio y sufre en un sendero empinado, pero la pendiente y la elevación no tienen consecuencia para los cabrones más determinados. Mantienen su mente en modo de ataque hasta que no hay más montañas que escalar, y cuando realmente llegan a la cima, se quedan deseando que hubiera durado un poco más.

Tras unos seis kilómetros de escalada, troté por el desnivel entre dos picos en Hope Pass y sacudí la cabeza. ¿Ya ha terminado? pensé mientras aceleraba el ritmo y bajaba a toda velocidad hacia la curva del kilómetro ochenta, donde me esperaba mi equipo.

Estaba sólo un poco por detrás de mi récord personal de Leadville de veintidós horas y quince minutos, lo que me situaba entre los cuarenta primeros de toda la carrera. No es que lo supiera en ese momento. No llevaba un reloj deportivo. Llevaba uno edición especial de Walmart que compré por diez dólares el día anterior porque no quería que ser consciente de mi ritmo nublara mi mentalidad. Estaba concentrado en una cosa: la tarea que tenía entre manos.

Tras un breve descanso para comer e hidratarme, llegó el momento de volver sobre mis pasos y subir Hope Pass por la parte de atrás, esta vez con un marcador de ritmo, un *pacer*. Mi viejo amigo T. J. había llenado su mochila con la comida, el agua y el equipo extra que pensaba que podría necesitar, y sus piernas estaban frescas. Su presencia me impulsó a subir la cuesta a un ritmo fuerte, y aunque hacía tiempo que no corría por los senderos de forma constante, con los años me había convertido en un buen corredor técnico. Esa memoria muscular volvió a funcionar, lo que me permitió atacar el descenso y volar por el otro lado.

La última gran subida de la carrera se avecinaba en el kilómetro 120. Se llama Powerline, y también tiene algunas cumbres falsas. T. J. llevaba un par de bastones de senderismo, y no paraba de ofrecérmelos. Le había molestado ver cómo la gente con bastones nos pasaba por la parte trasera de Hope Pass mientras yo seguía caminando con las manos en las rodillas. Alcanzamos a la mayoría de ellos en la bajada y en los llanos, sólo para ceder terreno de nuevo en Powerline.

"Vamos, hombre, prueba los bastones durante uno o dos kilómetros", dijo. "A ver si te gustan".

"A la mierda eso", espeté, mientras dos personas más nos adelantaban. "En los viejos tiempos, eso era hacer trampa". Para entonces ya estaba muerto. Por primera vez en todo el día, los kilómetros acumulados y mi ritmo empezaban a agotarme, y él podía verlo.

"Escúchame, Goggins". Alcé la mirada mientras T.J. me los tendía como si supiera que estaba presentando un arma de último recurso a un samurái malhumorado que aún se aferraba a las viejas costumbres. Se los arrebaté, irritado por estar abandonando la vieja y dura ética de los ultras. Sin embargo, el deporte había evolucionado, y ésta era una oportunidad para que yo evolucionara con él. Tal y como me había prometido, esos bastones me quitaron tanta presión de las piernas que de repente se sintieron frescas, y subí a toda velocidad esa maldita montaña tan empinada.

Me movía mejor y más rápido de lo que lo había hecho en varias horas. Pasé a corredores de ultra experimentados como si fueran banderas de eslalon. Mi confianza aumentó y mis sentidos se agudizaron a medida que avanzaba en el campo. Me sentí tan poderoso y en la zona, que algo se agitó en mi memoria y pasó al frente de mi mente. Eso es lo que hace que eventos como Leadville sean tan profundos y poéticos. Una carrera de 160 kilómetros en altitud saca todo lo que llevas dentro, y mientras volaba por Powerline, vi al niño asustado que solía buscar salidas porque estaba ciego ante sus propias posibilidades.

❊ ❊ ❊

Mi tartamudez surgió a mediados del tercer grado en mi segundo año en Brazil, Indiana. Cuando estaba en quinto, no podía decir ni tres palabras sin tartamudear. Era especialmente malo con los adultos y los desconocidos, y se volvía peor cuando tenía que hablar en público. Nunca olvidaré la obra de teatro de la escuela. Todo el mundo sabía que yo era tartamudo, pero como la participación era obligatoria, mi profesora me asignó un papel con una sola línea. Lo ensayé en casa cientos de veces. A veces, tartamudeaba. Por lo general, me salía fluida e impecablemente, pero bajo las luces de aquel escenario, me bloqueé.

El silencio era intolerable. Había entre quince y veinte personas, todos padres y madres, y no se podía pedir un público más simpático. Todos esperaban pacientemente, rogando por que hablara. Algunos de mis compañeros se rieron, pero la mayoría me apoyó. Mi profesora observaba con ojos bien abiertos y sensibles cómo me temblaba el labio inferior. Sabía que no había esperanza, así que me di la vuelta y abandoné el escenario sin siquiera intentarlo.

Iba a un pequeño colegio católico. Todos los alumnos de mi curso me conocían desde hacía años y me sentía relativamente cómodo con ellos. La mayoría había estado allí cuando mi tartamudez comenzó a mediados de tercer grado, y habían visto cómo se convertía en una maldición de la que no podía escapar cuando me pedían que leyera en voz alta en clase. A veces tenía que leer un par de frases, sobre todo cuando aprendíamos las definiciones de palabras nuevas. A menudo se trataba de uno o dos párrafos, lo que empeoraba aún más la situación, ya que no sólo se trataba de mi tartamudez, sino que también se evidenciaba mi dificultad para leer.

En esos momentos, el tiempo se detenía y me sentía completamente vulnerable. No importaba que mi maldición se hubiera alimentado de traumas pasados y de la ansiedad de ser el único niño Negro en una escuela de Blancos. En mi mente, me había convertido en el estúpido niño Negro que tartamudeaba y nada más. Mi fracaso se sentía más pesado de lo que realmente era, y mi ansiedad al hablar en público no hacía más que aumentar. Llegó al punto en el que, cada vez que la profesora nos pedía que leyéramos uno a uno en voz alta, yo contaba los párrafos por adelantado y, en el momento más estratégico, pedía permiso para ir al baño. A menos que en su lugar fingiera un dolor de cabeza o náuseas para que me enviaran a casa por el resto del día.

Toda mi existencia en esa escuela se basaba en evitar la exposición. No se trataba de estudiar o mejorar. Se trataba de esquivar las balas porque todo lo que veía era fuego enemigo, lo cual limitaba mi capacidad para aprender y crecer. Empecé a hacer trampa para seguir el ritmo porque mi tartamudez me convencía de que no podía aguantar en el aula y de que no había nada para mí en esos libros de texto.

Mis últimos pensamientos antes de dormirme cada noche y los primeros al despertarme eran sobre mi propia insignificancia, estupidez e inutilidad. Debido a mi dura educación, era más consciente de cómo funcionaba el mundo que la mayoría de los alumnos de quinto grado, y no podía dejar de preguntarme cómo carajos iba a ir por la vida si no podía decir ni una palabra. ¿Qué es de la gente así? La idea me aterrorizaba. Mi mundo se cerraba porque mi tartamudez tenía el control sobre mí. Era todo lo que podía ver, oír y sentir. No había espacio disponible para que ningún pensamiento positivo echara raíces en mi cerebro. Así que gravitaba hacia los atajos y cazaba salidas de emergencia.

Para muchas personas, el tormento comienza en el momento en que se despiertan. Tal vez estén gordos o discapacitados, se sientan feos o estén fracasando y abrumados en la escuela o el trabajo, y eso los consume. Su obsesión por sus propias imperfecciones y defectos asfixia su autoestima y hunde el progreso, y desde el momento en que se levantan de la cama hasta que pueden arrastrarse de vuelta a ella esa noche, lo único que figura en su agenda es evitar la vulnerabilidad y sobrevivir otro día en el infierno. Cuando es así como te sientes contigo mismo, es imposible ver posibilidades o aprovechar oportunidades.

Todos tenemos la capacidad de ser extraordinarios, pero la mayoría de nosotros —y especialmente los atormentados— abandonamos el crisol y nunca experimentamos lo que es llegar al otro lado del infierno. Mi metamorfosis fue un proceso brutal que se desarrolló a lo largo de décadas, pero finalmente me convertí en el polo opuesto al niño paralizado por las ardientes luces del escenario y la mirada de su profesora que sólo quería enseñarle a leer. Me convertí en un salvaje de tiempo completo que recorría el lejano y estrecho camino con acantilados que se alzaban a ambos lados, sin puestos de asistencia ni áreas de descanso, y sin desvíos ni salidas de ningún tipo. Había que enfrentarse a cualquier cosa que apareciera delante de mí, porque el salvaje a tiempo completo ve todo en la vida como una oportunidad para aprender, adaptarse y evolucionar. Sin embargo, cuando el mensaje de Babbitt llegó a mí, como primera reacción, busqué una salida. Luego, me saqué la cabeza del culo y encontré un camino.

Ahora, a más de 120 kilómetros de una de las carreras más difíciles de la tierra, me sentía anormalmente fuerte; que es exactamente la razón por la que esas imágenes de mi obra de teatro de quinto grado seguían reproduciéndose en bucle en mi imaginación. Tus momentos más fuertes suelen hacerte pensar en los más débiles. Estaba esforzándome tanto que mi perspectiva era de lo más profunda, y me compadecía de aquel chico, sabiendo que había permitido que las situaciones lo dominaran durante demasiado tiempo. Pero también estaba orgulloso de él. Por haber superado todo eso. Es realmente increíble lo que consiguió ese pequeño hijo de puta.

El descenso desde Powerline se realiza por un camino salpicado de tantas rocas y piedras enormes que es difícil encontrar un punto de apoyo seguro, pero hice un buen tiempo. A partir de entonces, siempre que el camino se nivelaba, corría. Cuando la pendiente volvía a subir, utilizaba los bastones y caminaba más rápido que nunca.

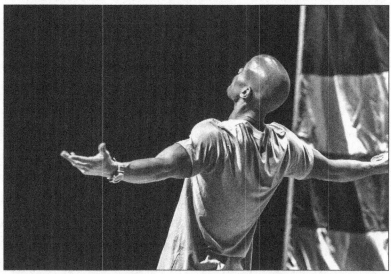

Hablando en el escenario en The Patriot Tour, ya sin miedo a tartamudear (crédito a *Nature's Eye*).

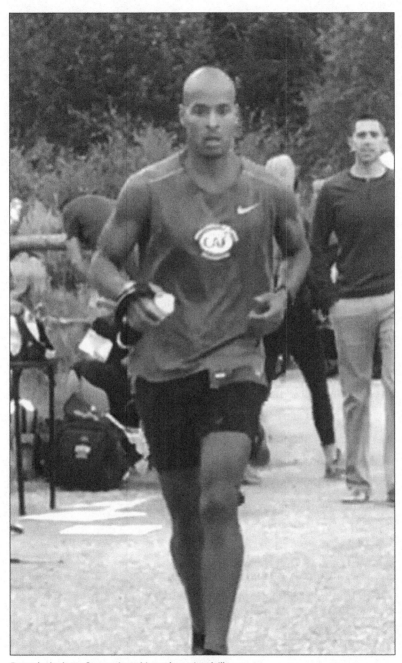

Después de doce años, se siente bien volver a Leadville.

Leadville fue una purga para mi alma. Todas las preguntas que tenía al llegar al evento sobre mi impulso interior y mi capacidad física encontraron respuesta. Era como si el propio circuito de alta montaña fuera un escultor, y yo fuera su obra maestra de mármol en proceso: la imagen de un salvaje renacido. Por cada kilómetro que corría, se desprendía otro trozo de piedra, y llegué al último puesto de asistencia en el kilómetro 140 pensando en lo loco que era que unos días antes pareciera que iba a tener que caminar todo el recorrido. Ahora, con sólo veinte kilómetros por delante, a mis piernas aún les quedaba mucho.

Durante mi estancia en el puesto de asistencia, asimilé la escena. Algunos corredores entraban tambaleándose. Otros reían y bromeaban con sus equipos mientras comían y se rehidrataban. Todos estábamos a punto de pasar por una transformación bárbara, pero después de que todo hubiera terminado, ¿cuántos lo aprovecharían como una oportunidad para plantearse preguntas más profundas sobre su cuerpo y su mente, y exigirse más a sí mismos? Leadville 2019 estaba llena de muchos salvajes de medio tiempo. Personas que aumentan su entrenamiento durante seis o siete meses, completan la carrera de su vida y luego se sientan y no hacen nada parecido en años. Cuando me dirigí a correr una última etapa, ya no me preguntaba si terminaría. La pregunta ahora era, ¿a dónde me llevaría esa línea de meta?

Durante los siguientes tres kilómetros, cuando el sendero se inclinaba hacia las cumbres, T. J. y yo caminamos. Cuando se allanó, corrimos. Yo estaba cansado, pero T. J. estaba en lo más profundo de la jaula del dolor, y cuando los tramos llanos se extendían a cierta distancia, se abría una brecha considerable entre nosotros. No soy un corredor parlanchín, así que pensé que me estaba dando espacio, pero cuando empecé a caminar de nuevo, me alcanzó, y su respiración sonaba pesada y entrecortada. Cuando llegamos a los últimos tres kilómetros de Turquoise Lake, uno de los últimos tramos largos y llanos de la carrera, él ya no podía aguantar mi ritmo.

El sendero rodeaba el lago alpino, que estaba envuelto por picos escarpados, hasta que se cruzaba con un empinado sendero para vehículos 4x4. Allí había un voluntario en una furgoneta para guiar a los agotados corredores en la dirección adecuada. Me había quedado sin agua ni comida, pero eso no me preocupó cuando le pregunté al voluntario si tenía algo de sobra. El tipo me entregó una Pop Tart sin envoltura. Le di las gracias y esperé, sosteniendo esa maldita cosa durante diez minutos, luego quince. Unos cuantos corredores me adelantaron, pero no había ni rastro de T. J., así que me eché a correr... ¡al lado contrario de la línea de meta!

Después de un kilómetro, vi a T. J. caminando en mi dirección. Decir que se sorprendió al verme sería poco, y cuando le entregué el puto bocadillo escarchado, se desmoronó. Se lamentaba mientras comía, diciendo que había venido a Colorado para apoyarme, y ahora yo le daba la vuelta a la tortilla para ayudarlo a llegar a la meta. Sabía que había abandonado mi oportunidad de conseguir un PR, veía que me estaban rebasando una y otra vez, y se sentía como un peso muerto.

Unos minutos más tarde, en torno a las dos de la madrugada, llegamos de nuevo a la furgoneta y empezamos a recorrer un pronunciado descenso bajo el cielo estrellado. Un par de lámparas de cabeza se acercaban por detrás, cada vez más cerca. Se trataba de otro corredor y de su compañero. El corredor redujo la velocidad al alcanzarnos. Cuando me reconoció, se detuvo y sonrió. Pensé que sólo era otro tipo amistoso que se alegraba de estar cerca de la línea de meta, pero había algo más en su mente.

"Mi hijo me dijo que estabas aquí", dijo. "De hecho, me retó a que te alcanzara. Y supongo que te alcancé".

"Supongo que sí", dije. Asintió, satisfecho de sí mismo, y salió corriendo.

"No puedo creer a ese hijo de puta". T. J. sacudió la cabeza mientras veíamos cómo se lo tragaba la noche. "¡No te alcanzó, carajo!".

"Olvídate de él", dije. A mí también me molestaba, pero no quería que T. J. lo viera. Sólo le haría sentirse peor.

"Si no fuera por mí, ni siquiera te habría visto en toda la carrera". Los ojos de T. J. brillaron con las primeras señales de vida que había visto en kilómetros. Estaba más molesto que yo. "No te alcanzó a ti. Alcanzó a tu marcador de ritmo".

De hecho, estaba tan enrabiado que empezó a correr durante un tramo, luego se tambaleó y caminó para recuperar el aliento. Esa secuencia se repitió varias veces. Estaba claro que no podía mantener un ritmo estable, pero ese no era el punto. T. J. me estaba enviando un mensaje. Sabía que todavía tenía mucho en el tanque y que cruzar la línea de meta con cualquier cantidad de combustible sin quemar es un pecado capital. Con las manos en las rodillas, se volvió hacia mí y me dijo: "¿Qué carajos haces aquí? ¡Tienes que ir a cazar a esa perra!".

Eso fue música para mis oídos. Compartimos una sonrisa malvada y me largué. Cuando hice el último giro en la pista tenía que correr a toda velocidad por una pendiente gradual de cinco kilómetros para llegar a la línea de meta. Todos, excepto la élite de la élite, recorren caminando ese tramo final, lo que significaba que si vaciaba el tanque, rebasaría a algunos corredores. Había tomado una foto de ese cabrón engreído en mi mente, y quería alcanzar su trasero.

Solía tomar fotos como esa todo el tiempo. Cuando era un

salvaje a tiempo completo, si me decías algo grosero, te devolvía la mierda y utilizaba tu falta de respeto como munición para impulsarme en cualquier tarea o carrera o entrenamiento muy jodido que tuviera programado. Y siempre había algo.

Todos tenemos esa ferocidad —ese perro— dentro de nosotros. Es una respuesta natural a la provocación, un primo cercano del instinto de supervivencia, pero la mayoría de nosotros lo mantenemos encadenado y encerrado tras puertas bloqueadas porque ese lado salvaje de nosotros no se lleva bien con este mundo "civilizado". Es obsesivo. Siempre está hambriento, siempre busca restos de alimento y los encuentra en la competitividad, el fracaso y las faltas de respeto. Yo solía abrir esa puerta con regularidad, pero cuando mi vida cambió, encerré a esa bestia como casi todo el mundo y empecé a dejar pasar esos desaires. Cualquier insulto lanzado en mi dirección se me resbalaba más rápido que el agua por la espalda de un pato. Había madurado y decidido vivir una vida más equilibrada. Eso no era necesariamente algo malo, pero tampoco era del todo bueno.

Ya no tenía hambre. Durante años pasé por encima de un montón de jugosas sobras, pero el comentario casual de aquel cabrón engreído no se deslizó por mi espalda. El perro volvía a tener hambre y, en ese agónico tramo final, me di cuenta de lo mucho que echaba de menos la sensación de estar obsesionado, el subidón que me produce vaciar el tanque. Me había privado de ello durante demasiado tiempo.

Si quieres maximizar el mínimo potencial y llegar a ser grande en cualquier campo, debes abrazar tu lado salvaje y desequilibrarte, al menos durante un periodo de tiempo. Tendrás que canalizar cada minuto de cada día en la búsqueda de ese título, ese puesto de trabajo, esa ventaja. Tu mente no debe abandonar nunca la cabina. Duerme en la biblioteca o en la oficina.

Encesta hasta mucho después de la puesta de sol y duérmete viendo videos de tu próximo rival. No hay días de descanso, y no hay tiempo de inactividad cuando estás obsesionado con ser grande. Eso es lo que se necesita para ser el hijo de puta más cabrón en lo que haces.

Debes saber que tu dedicación será incomprendida. Algunas relaciones pueden romperse. El salvaje no es una bestia socializada, y un estilo de vida desequilibrado suele parecer egoísta desde el exterior. Pero la razón por la que he podido ayudar a tanta gente con la historia de mi vida es precisamente porque acepté estar tan desequilibrado mientras perseguía el sueño imposible de convertirme en el cabrón más duro de la historia. Es un título mítico, pero se convirtió en el rumbo de mi brújula, en mi Estrella Polar.

Y ahí estaba de nuevo, parpadeando en el cielo de Colorado, más brillante que todas las demás galaxias. Mi Estrella Polar me guio hacia la colina con un ritmo más fluido mientras rebasaba a otros cinco corredores. Cada lámpara de cabeza que recolectaba me proporcionaba más energía para quemar, y faltando dos kilómetros y medio para terminar la carrera, recolecté al último. Era ese tipo engreído. No me acerqué por el lado izquierdo del camino de grava. Me abalancé sobre su hombro. No le toqué, pero estuve a un pelo de ese cabrón porque no quería que se confundiera o se desorientara en la oscuridad de la noche. Quería que supiera exactamente quién lo había casi atropellado.

No tenía ni idea de que cuando me encontró unos kilómetros atrás, ocupándome de mis asuntos, estaba ayudando a mi marcador. No podía saber cuánta energía me quedaba, pero cuando no sabes con quién estás hablando, lo prudente es dirigirte con respeto o no decir nada. En lugar de eso, abrió la boca, soltó algunas sobras y alimentó al perro hambriento que llevaba dentro. Pero no tenía nada que decir cuando lo pasé. Y yo tampoco. Ni siquiera le di la satisfacción de lanzarle una mirada, pero le oí resoplar y cuando bajó la cabeza, avergonzado, recordé por qué siempre hay que tener cuidado con escupir al viento.

Había corrido una carrera bestial y terminé en trigésimo quinto lugar con 22:55:44, cuarenta minutos más lento que en 2007, pero aun así era un tiempo excepcional considerando que había doce largos años y dos operaciones de corazón entre las salidas. Kish nunca me había visto terminar una carrera de 160 kilómetros. Se puso eufórica cuando crucé la meta, y esperaba un gran momento Hallmark, pero yo no estaba de humor para celebrarlo. Como dijo el coronel Trautman sobre Rambo: "Lo que tú llamas infierno, él lo llama hogar". Y eso es exactamente lo que sentí cuando crucé la línea. Que por fin había vuelto a casa.

Pero se avecinaba una tormenta: el límite, la misma emergencia médica que ocurre después de cada carrera ultra que termino, lo que significaba que teníamos que volver a nuestra base del equipo en Breckenridge de inmediato. Miré por la ventanilla, fijándome en mi Estrella Polar mientras nos seguía en los cuarenta y cinco minutos de viaje, tentándome a dejar atrás la suave vida de equilibrio y comodidad para seguirla. Eso me decía que Leadville no era la excepción que yo creía. Parte de mis dudas al inscribirme se debían a que ya lo había hecho. Había corrido casi todas las carreras significativas del juego de los ultras. Ya lo viví, ya lo vi, ¡y ahora sabía que no era suficiente!

¿Qué era lo siguiente? ¿Era posible operar como un salvaje de tiempo completo a los cuarenta y cinco años?, y si lo intentaba, ¿cuánto tiempo podría aguantar? Ésas eran preguntas para otra noche, porque antes de entrar en la cochera, mi cuerpo ya había empezado a tensarse. También podía sentir los temblores, y aunque sabía lo que iba a pasar, éste era un territorio desconocido para Kish.

El colapso post-ultra estaba a punto de comenzar.

EVOLUCIÓN NO. 4

Aunque mi tartamudez infantil era alarmante, no estaba completamente deshecho por el trauma. Me distraía el estrés tóxico. Mi dolor me impedía vivir una vida plena y feliz en la escuela, y siguió atormentándome hasta la edad adulta, aunque a pesar de todo, conservé suficiente autoconsciencia para darme cuenta de lo mal que estaban las cosas y recordar todas las veces que tomé atajos. Por extraño que parezca, fui uno de los afortunados. Para algunas víctimas, el trauma es tan devastador que pierden todo el respeto y la conciencia de sí mismas. Se les desgarran hasta los límites. Los rasgos fundamentales de su carácter se convierten en polvo.

Parte de lo que me salvó de caer hasta el fondo fue lo que vi en mi madre. Por mucho que intentara ocultarlo, era la viva imagen de la devastación. Por eso he podido estudiar el funcionamiento de la mentalidad de un prisionero toda mi vida.

Era una mujer joven cuando conoció a Trunnis. Él la deslumbró hasta dejarla hechizada. Luego, con cada bofetada en la cara, cada comentario odioso e irrespetuoso, cada vez que la engañaba, él succionaba más de su fuerza vital, hasta que perdió el contacto con la mujer atractiva, inteligente, digna y fuerte que solía ser. No ocurrió de la noche a la mañana. Rara vez es así. En las relaciones abusivas, casi siempre es gradual, y por eso quema tan en lo profundo. Hasta que un día te despiertas poseído por la persona que te está destruyendo.

En la naturaleza, la destrucción siempre da paso a la creación, y mi madre no se sentó en sus escombros durante mucho tiempo una vez que llegamos a Indiana. El impulso de reconstruir está en cada uno de nosotros, y ella también lo tenía. Sin embargo, cuando se reconstruye el yo, debe hacerse conscientemente. Había perdido toda su confianza y coherencia emocional porque nunca se liberó completamente de mi padre. Como resultado, no sabía lo que estaba construyendo, y los ladrillos que puso se convirtieron en su celda. Inconscientemente, construyó una torre de aislamiento mental y emocional, y para cuando yo tenía ocho años, ella era una cáscara vacía. Se esforzaba y se esforzaba, pero muy pocas cosas quedaban registradas en ella emocionalmente. Vivíamos vidas paralelas. Ni siquiera podía llegar a ella.

La ironía es que construyes esos muros para protegerte. Crees que te harán más duro y menos vulnerable, pero te aíslan en un confinamiento solitario con tus pensamientos más oscuros y tus recuerdos más feos. Te convences de que, de algún modo, mereces estar allí debido a las malas decisiones que tomaste en la vida. Crees que no eres digno de más, o de algo mejor, y que el daño no puede deshacerse. Estás lleno de una vergüenza infinita. Cuando te miras al espejo, no te ves tal y como eres. Y lo que te mantiene encerrado en tu prisión es esa falsa narrativa con la que te alimentas continuamente, y el falso reflejo del cual no puedes escapar porque forma parte de ti. Cuando estaba en el instituto, mi madre era una mujer independiente y exitosa que había sobrevivido a la violencia doméstica y había conseguido un trabajo con un salario de seis cifras en una universidad de artes liberales de primer nivel. Ésos eran los hechos reales. Todos los que nos rodeaban veían lo mismo, pero en el espejo, ella veía a una persona despreciable e indigna.

Mientras trabajaba como decana de la universidad durante mi primer año de instituto, fue voluntaria como profesora en una cárcel. No le bastaba con estar en su propia prisión mental; quería experimentar una de verdad. Sobre todo si eso quería decir que tendría menos tiempo para sentarse consigo misma y considerar su vida de forma significativa. Tras unas pocas semanas de trabajo en el centro penitenciario, su rutina diaria —que había sido casi sagrada desde que llegamos a Indiana— estaba toda desordenada, y yo intuía que algo no iba bien. ¿Cómo no iba a ser así si el teléfono sonaba cada quince minutos? Semanas antes de que me fuera al campo de entrenamiento de la Fuerza Aérea, me explicó por fin qué demonios estaba pasando. Ella era la prometida de un hombre que había estado en una prisión de máxima seguridad durante los últimos diez años.

Tardé más de un minuto en asimilar esa afirmación antes de preguntar: "¿Por qué estaba en la cárcel?". No contestó de inmediato. Tuvo que ordenar sus pensamientos, porque no es fácil decirle a tu hijo que tu futuro marido está en la cárcel por asesinar a una mujer a causa de las drogas. No fue un disparo. No fue un intento de robo que salió mal. Este hombre literalmente asfixió una mujer hasta matarla a causa de las drogas. Continuó diciendo que iba a salir de la cárcel la semana después de que yo me fuera al campo de entrenamiento básico y que se mudaría a nuestra casa.

Es realmente sorprendente lo que puede hacer la mente

cuando no se reconstruye a consciencia. Mi padre era un gánster y un criminal. Su anterior prometido había sido asesinado en su propio garaje y, para no variar, se casaría con un asesino convicto menos de una semana después de su salida de la cárcel. Mi madre buscaba a alguien a quien pudiera salvar porque no tenía fuerzas para salvarse a sí misma. Pero el matrimonio no salió bien. Se divorciaron al cabo de dos años. Él tendría una recaída y acabaría muriendo de sobredosis muchos años después.

Para decirlo con claridad: cuando tu autoestima desaparece y no te enfrentas a tus demonios ni los aceptas, seguirán poseyéndote y te convertirás en una persona que vive tocando fondo.

Soy consciente de que la mayoría de los consejos que doy y de las historias que cuento están pensados para ayudarte a superar situaciones imposibles. Sin embargo, a veces lo que necesitas es frenar, detenerte en seco. Si alguna vez te encuentras en un entorno de abuso como el de mi madre o en cualquier tipo de batalla en la que estés perdiendo el sentido de ti mismo y a punto de desaparecer, tu mejor esperanza es detener la caída antes de tocar fondo.

Detenerse permite a las unidades militares y a los soldados individuales reorganizarse. Eso incluye rellenar tus cargadores vacíos, hacer inventario de tu munición y reorganizar tu equipo para tener acceso a las armas cargadas y a cualquier otra cosa que puedas necesitar en las próximas horas. También debes revisar con brutal objetividad tu plan de batalla y tener una idea clara de a qué te enfrentas y a dónde te llevará.

Conozco de primera mano lo tortuoso que es estar continuamente siendo acechado por un depredador. Pierdes todo el sentido de la normalidad. La realidad se distorsiona, pero también sé que los momentos de claridad existen. Mi madre debió haberse reorganizado después de que Trunnis la golpeara en la cara la primera vez, o la duodécima, o incluso la quincuagésima. Aunque sé que esto es difícil, es algo que debemos hacer por nosotros mismos. No es negociable. Si ella lo hubiera hecho, podría haberse dado cuenta de que estaba en una pendiente resbaladiza que la llevaría a la destrucción total. Podría haber visto que no era normal ni tolerable ver a sus hijos trabajar durante sesiones de patinaje de toda la noche, día tras día y luego ser golpeados en casa. En una situación tóxica, no puedes seguir avanzando a ciegas esperando que se acabe. No lo hará, pero puede que tú sí.

Cuando detengas la caída, estarás dañado pero no completamente roto. Es probable que tu herida se convierta en una distracción, pero con intención y esfuerzo, puedes curarte y tomar control de tu vida. Cuando tocas fondo, la situación será diferente, y no será una solución limpia ni fácil. Cuando los presos son liberados, generalmente no se rehabilitan de forma sostenible. La mayoría salen de la cárcel jodidos y a menudo necesitan más ayuda si quieren recomponer sus vidas. Tú también necesitarás ayuda. Necesitarás encontrar personas que hayan sobrevivido o al menos simpaticen con lo que has pasado y puedan ayudarte a sanar.

Por supuesto, hace falta autoestima y autoconciencia para buscar ayuda y compartir tu brutal historia, y cuando estás confinado por los muros que construiste, la conciencia y la confianza son inexistentes. A ese punto, tu única opción es enfadarte.

Con demasiada frecuencia se nos dice que la ira es una emoción insana, pero cuando alguien o algo ha tomado tu alma y destruido tu vida, la ira es una respuesta natural. No hablo de la ira irracional, que puede ser desastrosa y llevarte a un agujero aún más oscuro. Hablo de la ira controlada, que es una fuente natural de energía que puede despertarte de una puta vez y ayudarte a darte cuenta de que lo vivido no estuvo bien. Yo he destapado la ira varias veces. Me ha proporcionado calor cuando me estaba congelando, ha convertido mi miedo en valentía y me ha dado razones para luchar cuando no tenía ninguna. Y puede hacer lo mismo por ti.

La ira te sacará del hechizo en el que te encuentras hasta que ya no estés dispuesto a permanecer confinado en tu prisión mental. Rascarás y arañarás las paredes, buscando grietas por donde se filtre la luz. Tus uñas estarán rotas, las puntas de tus dedos ensangrentadas y en carne viva, y seguirás luchando para ampliar esas grietas porque tu ira será purificadora y a la mente humana le encanta el progreso. Sigue en ello y, finalmente, esos muros se derrumbarán hasta que seas libre, de pie en un campo de escombros una vez más, con los ojos bien abiertos. Eso funcionará. Porque la destrucción siempre engendra creación.

> Ten el valor y la resistencia mental para hacer lo que sea necesario para empezar a derribar esos muros. Tú eres el guardián de tu vida. No olvides que tienes las llaves. #MenteDePrisionero (#PrisonerMind) #NuncaTerminar (#NeverFinished).

CAPÍTULO CINCO

DISCÍPULO DE LA DISCIPLINA

Mi vista se estrechaba a medida que entrábamos en la cochera de la cabina para equipos en Breckenridge, Colorado. Eran pasadas las cuatro de la mañana y estaba muy jodidamente oscuro. Apenas podía ver mientras bajaba cuidadosamente la pequeña escalera que llevaba a la puerta de entrada. Kish me observó, preocupada, entrar en la casa por mi propia cuenta. Estaba sufriendo pero manteniendo el control, y ella sabía que no iba a mostrar ninguna debilidad en frente de mi equipo. De hecho, ella asumió que caminaría todo el trayecto que atraviesa nuestra habitación en el primer piso hasta el baño donde ella podría ayudarme a desvestirme y limpiarme. Pero el pequeño hilo del que me había estado agarrando para mantenerme en pie y presentable se estaba deshilachando rápidamente, y tan pronto como los muchachos estuvieron fuera de vista, se rompió. Mis rodillas se doblaron, y me desplomé en el piso de la habitación.

Kish estaba justo detrás de mí. Ella cerró la puerta con seguro, quitó la colcha de la cama, y la extendió en el piso a mi lado. Luego hizo su mejor esfuerzo por reposicionarme sobre la colcha para darme algún tipo de comodidad. Ella no tenía idea de que sus atenciones me hacían sentir todo menos cómodo.

Kish está tan obsesionada con la limpieza que raya en un trastorno obsesivo compulsivo. Polvo, mugre y el prospecto de gérmenes hacen que su radar se active en alerta máxima. Ella es la primera en mencionarlo cuando algo huele raro y, en este caso, yo olía como si me hubiera revolcado con el cadáver de un animal arrollado en la carretera. Mis piernas y pies estaban cubiertos de lodo y sangre, y mis uñas llenas de mugre. Una capa de suciedad y sudor cubrían mi piel de la cabeza a los pies. Mi respiración era veloz, rancia y superficial, y los pequeños tremores que habían sido visibles sólo para Kish en el auto porque ella había estado poniéndome mucha atención se convirtieron en temblores que me sacudían hasta los huesos. Entonces, mis tripas gruñeron, y supe que las cosas estaban a punto de ponerse mucho peores.

Esto no era nada nuevo para mí. Siempre desde mi primer ultramaratón, el San Diego One Day, las secuelas de cada carrera de 160 kilómetros que completaba eran un maremoto de sufrimiento, acompañado de una humillante pérdida del control de mis más básicas funciones corporales. Kish lo sabía, pero nunca lo había experimentado de primera mano, y yo estaba nervioso de que no pudiera soportarlo.

Los dos somos personas muy diferentes. Kish no es una mujer ruda de actividades al aire libre. Si no fuera por mí, ella nunca hubiera oído hablar de Leadville. Su idea de diversión es pasar la tarde en una cancha de pickleball o un verde campo de golf o relajándose en un hotel de cinco estrellas. Es jodidamente remilgada. Yo soy un vestigio de las bestias de otras épocas, pero cuando se trata de trabajo y disciplina, ahí es donde nos maridamos. Mantiene mi paso en el gimnasio y en las rutas y pistas; es entrona cuando se trata de negocios, y entiende mi dedicación a partirme el lomo como ninguna otra mujer —ni persona en general— jamás en mi vida.

No obstante, aparte de aquella noche en esa sala de emergencias de Nashville, ella únicamente me había visto siendo capaz de soportar prácticamente cualquier cosa, recibiendo poca o ninguna ayuda y, a menudo, con muy pocas horas de sueño encima. En raras ocasiones le había llegado a mostrar algún tipo de vulnerabilidad, ¿cómo se sentiría cuando viera que no podía limpiarme mi propio trasero? Apenado y avergonzado, le dije lo que estaba a punto de suceder, y ella me miró horrorizada.

"¡Espera, David! ¡No sobre el duvet!".

"¿El qué?" le pregunté entre delirios.

"El duvet". Debí parecer confundido como un idiota porque nunca había escuchado la palabra *duvet* en toda mi jodida vida. "Ya sabes, el edredón que va adentro del duvet". Kish se veía estresada mientras movía la colcha blanca como la nieve que estaba debajo de mí, la cual, para su horror abyecto, se estaba empapando con mi repugnante adobo post carrera. "¡Estás acostado sobre él justo ahora!".

"¿Hablas de la cobija?" le pregunté. Ella salió a toda prisa de la habitación sin responderme y regresó con una bolsa negra de basura que extendió entre su precioso duvet y yo como un pañal abierto. Sólo entonces me bajó mis shorts a la altura de los muslos. Mis intestinos se soltaron, y un hedor pestilente brotó y nos envolvió.

Dicho y hecho, ella tuvo que limpiar mi trasero porque no podía moverme, y luego me ayudó a ponerme de rodillas para que pudiera orinar sobre un recipiente decorativo de cristal con frutas y acabados de lujo que ella había encontrado arriba en la cocina, mientras tanto apretaba la quijada y se estresaba de lo que esto podría hacerle a su puntaje de Airbnb.

Después de todo esto, luego de que me quitó los zapatos y los calcetines, me limpió lo mejor que pudo, y me envolvió en ese jodido duvet, mis ojos se me fueron detrás de los párpados. No estaba durmiendo. Estaba tratando de disfrutar los temblores incontrolables, la suciedad, mi propia hediondez y los muchos sabores del dolor.

La agonía demoledora en mis flexores de cadera era abrasadora. La única vez que había sentido algo como esto en mi vida fue durante la noche del miércoles previo a mi segunda Semana Infernal, cuando me hicieron salir bruscamente después de una siesta vigorizante de cinco minutos en la playa. Al resto de mi equipo le dieron una hora entera, pero no a mí. Pete el Psicótico, el instructor que más odiaba, quería una audiencia privada conmigo. Recuerdo tratar de ponerme en pie con ese maniático en mi cara. Se sentía como si mi cadera estuviera atrapada en un tornillo de banco. La única cosa que me ayudaría a disminuir la hinchazón era hacerme bolita en posición fetal, así que eso fue lo que hice en Breckenridge, al tiempo que reflexionaba sobre cómo el dolor tiene el poder de regresar el tiempo más que ninguna otra cosa. Mientras yacía ahí, temblando y sudando al mismo tiempo, podría haber jurado que estaba de vuelta en Coronado Island, poniéndome mojado y arenoso.

Kish estaba aterrorizada. Me observaba, tomaba el tiempo de mis respiraciones arrítmicas, y escuchaba mis huesos crujir a medida que preveía posibles contingencias y emergencias en su mente. ¿Estaba en choque? ¿Estaba teniendo algún tipo de reacción a la altitud? Breckenridge está a más de 2,900 metros. Ella estaba preocupada de que mi estado pudiera deteriorarse rápidamente. Pero yo no estaba preocupado por nada de eso. Sabía que este era mi viejo amigo, el colapso. Mi fase final de los ultramaratones.

Cuando por primera vez empecé a practicar deportes de resistencia, amaba la fase de colapso porque sufrir me hacía sentir vivo y era un recordatorio de que lo había dado todo. Esta vez, no me regodeé en el colapso de la misma manera, pero sabía que este era un subproducto de un esfuerzo total y que, si exploraba las grietas de mi mente, encontraría valiosas lecciones; las cuales tienden a salir con cada desmoronamiento. La mayor parte de la gente prefiere evitar colapsos como este porque sufrir puede ser tan abrumador, que tiene el potencial de marcarte para siempre. Yo abrazo el colapso y le doy la bienvenida a las cicatrices. Hay un jodido montón de información en el tejido cicatrizado.

Las cicatrices son las pruebas de que el pasado fue real. Las cicatrices físicas nunca desaparecen y, cuando las miras, pueden regresarte inmediatamente a un momento específico. Pero el tejido cicatrizado que se forma alrededor de esa vieja herida es débil. Los luchadores profesionales que han sido golpeados en la cara miles de veces sangran más rápido que aquellos que nunca han sido golpeados. Una vez que te han cortado profundamente, eres para siempre vulnerable a sangrar.

Lo mismo es cierto en el caso de las cicatrices mentales o emocionales que todos tenemos, las cicatrices que no podemos ver. Puede que sean invisibles, pero nos afectan mucho más severamente que las físicas. Las cicatrices mentales y emocionales son nuestros puntos débiles, y pueden abrirse tan fácilmente como nuestras cicatrices físicas a menos que hagamos el trabajo necesario para fortalecerlas. Si no has lidiado con tus cicatrices, pueden alterar el rumbo de tu vida. Serás propenso al fracaso durante situaciones complicadas, físicas o emocionales, ya sea durante un evento deportivo, en el trabajo o en tu hogar y, eventualmente, tendrás que volver frente a tu espejo que nunca miente.

El colapso es su propia clase de espejo. Sin importar de qué estés hecho este se presenta ante ti claro y llano. Tu historia y tu mentalidad se convierten en un desgastado y viejo mapa arrugado con tus cicatrices, y si lo lees como un arqueólogo en una excavación, puede que descifres el código que necesitas para levantarte de nuevo, mejorar y volverte más fuerte. Ya que no hay transformación sin colapso, y siempre hay una siguiente evolución, otra piel para mudar, una mejor o más profunda versión de nosotros mismos está esperando a ser revelada.

Realicé un rápido inventario de mis cicatrices mientras me perdía en ese escurridizo espacio mental entre dormido y despierto. La voz de Pete el Psicótico se iba apagando, y otra voz familiar, aunque apenas audible, y la cual no podía terminar de reconocer, me estaba llamando.

"David, despierta…". Mi memoria se convulsionaba y se desangraba en mi realidad, y no podía distinguir en dónde estaba o qué era real. "David", dijo de nuevo, bruscamente, más fuerte esta vez. "¡Es tiempo de levantarte, muchacho!".

Era la voz de mi abuelo, el sargento Jack Gardner. A diferencia de aquellos abuelos que adoptan apodos de cariño como abue, tato, o abuelito, él me había instruido a que lo llamara sargento Jack, y eso marcaba el tono de cómo iban a ser las cosas entre nosotros. Oh sí, él dejó más que unas cuantas cicatrices grabadas en mi mente, y ahora estaba sacudiéndome para despertarme, justo como en los viejos tiempos.

❊ ❊ ❊

Era el verano de 1983 cuando nos adentramos tambaleantes por la grava de su larga entrada para coches hasta llegar a la puerta de la casa, mal dormidos y comidos, con todas nuestras posesiones atiborradas en bolsas negras de basura. Mi madre tocó a la puerta. Mientras esperábamos, escaneé el jardín. Mis abuelos tenían una propiedad grande —un acre completo de tierra— el cual incluía un amplio y perfectamente cortado césped con las vías de tren extendiéndose a un costado de su propiedad. No había ni una brizna de pasto fuera de lugar y ni una sola mala hierba a la vista. Esa debió haber sido mi primera advertencia.

Mientras que mi padre estaba convencido de que mis abuelos habían estado detrás de nuestro escape de Buffalo, él no atestiguó nuestra llegada ni el saludo sin palabras de mi abuela Morna en el porche de la entrada. Ella abrió la puerta, giró los ojos e hizo un gesto con su mano para indicarnos que pasáramos. El sargento Jack estaba de pie a su lado con una expresión de instructor de entrenamiento viendo a sus nuevos reclutas bajarse del camión con barba y cabello largos, todos verdes e inexpertos. Él había sido sargento mayor en la Fuerza Aérea y se había retirado hacía años, pero estaba vestido con uno de sus trajes de vuelo. No reconocí la mirada en su rostro porque yo era un pequeño cachorro desorientado todo cubierto en tejido cicatrizado, pero cuando fui al entrenamiento básico del Ejército por primera vez, volví a ver esa mirada. No obstante, ese día en Brazil, él se veía como un héroe para mí. Le sonreí. Él no me devolvió la sonrisa.

Se sentía bien quedarnos ahí de todos modos. Estaba feliz de estar en cualquier sitio que no fuera la calle Paraíso, y ellos estaban aliviados de que todos nos hubiéramos alejado de mi padre, pero eso no quería decir que el hospedaje, manutención y el cuidado de niños fuera a ser gratis. La primera factura llegó antes del amanecer de la mañana siguiente cuando fui despertado por un firme zarandeo de hombros. Abrí los ojos, y ahí estaba el sargento Jack, todavía en uniforme.

"Es tiempo de levantarse, muchacho", dijo. "Hay trabajo que hacer". Me tallé los ojos y miré hacia mi hermano, quien se encogió de hombros. Todavía estaba oscuro afuera, estábamos exhaustos por el viaje, y tan pronto el sargento Jack salió de la habitación, volvimos a dormir. El siguiente llamado a despertar vino en la forma de vasos de agua fría arrojados a nuestras caras. Dos minutos después, estábamos en el garaje donde tenía su viejo escritorio de metal del Ejército. En la esquina de ese escritorio había un bloc de notas amarillo. La portada llevaba por título "Lista de Deberes", fechado y marcado con un "0530". No tenía idea de lo que esos números significaban hasta que el sargento Jack nos explicó que su casa se regía con la hora militar.

Ese fue el momento en que me di cuenta de que no habría período de acoplamiento ni seríamos consentidos en forma alguna. Mis abuelos nunca expresaron ni la más básica simpatía por lo que habíamos atravesado. El sargento Jack nos miró fijamente, repasó su lista y nos dio un recorrido por el garaje como si fuéramos sus nuevos empleados y necesitáramos saber dónde encontrar los rastrillos, mangueras, tijeras de jardinero y su aljaba de escobas y recogedores; así como la manera de operar y limpiar su podadora manual. No le importaba cómo nos dividiéramos el trabajo, siempre y cuando nos levantáramos y empezáramos a tiempo. Cada día comenzaba igual. Con aquel poco grato modo de despertar, una pormenorizada lista de deberes marcada con la hora militar, y pocas palabras, si acaso alguna, dichas por el viejo.

El sargento Jack era mitad Negro y mitad nativo americano, y a pesar de que sólo medía un metro con setenta centímetros, había algo en él que le daba una presencia más grande. Había trabajado como cocinero en la Fuerza Aérea y todavía se vestía en uniforme militar todos los días. Era casi siempre un traje de vuelo o uno de sus uniformes de combate durante los fines de semana. Sus uniformes de gala estaban reservados para la iglesia y las demás ocasiones formales. El sargento Jack se enorgullecía mucho de llevar una administración detallada. Cuidaba todo lo que poseía. Tenía dos garajes distintos con dos cajones cada uno y cuatro autos en la propiedad, todos Cadillac y Chevrolet de mitad del siglo pasado. Al igual que su bien atendida casa y jardín, estos coches estaban prístinos.

Nacido en 1905, cumplió la mayoría de edad en el sur de Indiana durante el apogeo de Jim Crow, cuando era jodidamente peligroso ser un hombre Negro en Estados Unidos y cuando una palabra o una mirada fuera de lugar podían desencadenar un linchamiento. Sus padres eran pobres, y él no había sido mimado mucho de niño. Su educación formal terminó en el cuarto año de primaria cuando tuvo que conseguir un empleo para ayudar a mantener a su familia. Así que, cuando yo aterricé en su casa, él me transmitió lo que había aprendido. Lo que le habían enseñado que funcionaba bien, según él. Tenía una pensión militar. Era propietario de su casa libre de deudas, lo mismo cada uno de los autos en sus garajes, y tenía dinero en el banco. El sargento Jack era jodidamente cuadrado, y había llegado a ese punto confiando en la minuciosidad y la disciplina.

Cada mañana, antes de despertarme, recorría el perímetro

de su propiedad, inspeccionando el césped, varios árboles y el largo camino para coches sin pavimentar de la entrada, cubierto con una grava blanca como la nieve. La casa tenía dos porches, uno en cada lado, y le gustaba que en todo momento estuvieran barridos y las canaletas para la lluvia despejadas de broza porque las tormentas caen con fuerza en esta parte del país. El sargento Jack no podía soportar ver hojarasca, polvo o maleza. Todo tenía que estar inmaculado.

La lista de deberes diarios era siempre de por lo menos diez tareas por cumplir. Algunas veces, se extendía hasta más de veinte. La primera orden del día en la mañana era barrer ambos porches, el del frente de la casa y el de atrás. Después de eso, yo tenía que sacar el rastrillo y recolectar en bolsas todas las hojas que hubiesen caído durante la noche. En la primavera y el verano, eso no era mucho trabajo, pero en el otoño, cuando las hojas cambiaban de color, tomaba horas.

Los arbustos y el pasto crecían como locos durante el húmedo verano de Indiana, y eso implicaba podar el césped manualmente en una cuadrícula perfecta y recortar todos los arbustos casi a diario. Las malas hierbas eran siempre un problema en el verano, y tan pronto como comenzaban a brotar de la grava en la entrada para autos, yo tenía que apoyarme a gatas y cavar para desenterrar a esas hijas de perra. La grava se me encajaba en la piel, dejando raspones y moretones. Para mí, al principio no se sentía muy distinto a raspar chicles del suelo de la pista de patinaje. En esas primeras semanas, tomaba las labores del sargento Jack como una señal de que sin importar dónde o con quién viviera, estaba destinado a sufrir en las manos de un bravucón. Mi joven mente llena de cicatrices estaba sumergida en el ciclo de enjuagado: "¡pobre de mí!".

Así estaba también mi hermano. Él no duró mucho al servicio del sargento Jack y regresó a Buffalo bastante pronto. Es una locura pensar que Buffalo le pareciera una mejor opción. Yo no iba a ir a ninguna parte, pero eso no quería decir que lo disfrutara. Al principio, despreciaba al hombre e intentaba rebelarme. Él llegaba a sacudirme y despertarme, y yo no me movía. Entonces me arrojaba agua a la cara, y yo aguantaba eso también. Si luego de eso aún no me levantaba, se ponía al lado de la cama y golpeaba la tapa de un bote de basura metálico con un cucharón de madera justo al lado de mi oreja hasta que estaba de pie y en camino al garaje para recoger mis instrucciones.

No me daba cuenta de que el sargento Jack no era ningún Trunnis. Era mi señor Miyagi. No en el sentido de que cada tarea viniera acompañada con aprendizajes específicos, ni de que esos aprendizajes después se manifestaran en habilidades que consiguieran la victoria de un torneo de karate. Él nunca me dijo la frase, "Te estoy enseñando cómo ser un joven responsable". Sin embargo, aprendí de él valiosas lecciones de vida.

Muchos conoceremos a personas como el sargento Jack en nuestras vidas, alguien mayor o un maestro que se rehúsa a decirnos lo que queremos escuchar y de la forma en que queremos escucharlo. Cuando tienes cicatrices emocionales como yo, cada mirada dura o respuesta hosca, cada orden o mandato, puede sentirse como un ataque personal y, muy seguido, lo descartamos, aunque no nos convenga hacerlo. Me tomó un largo tiempo entender que no había nada personal en el método del sargento Jack ni en su lista. Era todo un arreglo transaccional.

Su hija —mi madre— necesitaba un lugar donde quedarse y, en el mundo real, el alojamiento no es gratuito. Hasta donde al sargento Jack le concernía, la lista de deberes diarios era la cuenta por pagar al final de la noche. Tampoco es como que mi madre lo haya pensado mucho. Estaba ocupada con una carga completa de clases en la universidad local y dos empleos de medio tiempo, un itinerario que la mantendría ocupada por los próximos seis años hasta que se graduó con un título de maestría. La cuenta tendría que pagarse con mi sudor.

Una vez que comenzó la escuela, mi trabajo estaba dividido en sesiones de trabajo antes y después de clases, y rara vez había algún respiro. Después de llegar a casa, la tarea era lo primero. Luego, tenía que completar todos los deberes de la lista correctamente antes de que me permitieran jugar baloncesto con mis amigos. Al principio, no tenía idea de lo que significaba para el viejo hacer una tarea particular correctamente. La única retroalimentación directa que me daba era asintiendo con el rostro serio, lo cual quería decir aprobación; o negando con la cabeza, lo cual quería decir, "intenta de nuevo".

Vi eso un maldito montón de veces. Su movimiento de cabeza de la perdición me acosaba hasta en mis pesadillas, donde yo podaba un césped que nunca dejaba de crecer fuera de control o intentaba despejar canaletas de lluvia que estaban atascadas con sierras que amenazaban con cortarme los dedos.

Por lo general, prefería quedarme afuera. Consideraba la mayoría de la casa una zona prohibida debido a que, a pesar de lo maltratado que me sentía por el sargento Jack, lo prefería a él mucho más que a Morna. Ella también era una mezcla de razas y podía pasar por Blanca si quería y cuando lo necesitaba. Ella celebraba ese hecho lanzando la palabra N como un exterminador de Ecolab cazando un nido de cucarachas. La mayoría de las veces, su palabra favorita caía sobre mí. De todos los racistas que conocí en Brazil, nadie me llamó "nigger" tan seguido como la dulce abuela Morna, lo cual sólo subrayaba la sensación de que era su esclavo personal.

Los meses pasaban, y la tiranía no cedía. Para entonces, sabía exactamente lo que el sargento Jack esperaba de mí. Sabía cómo cortar el césped, rastrillar las hojas y lavar los autos de la manera en que a él le gustaba; no obstante, sentía lástima por mí mismo, pues muy pocos de mis amigos, si acaso alguno, tenía que hacer quehaceres domésticos en lo absoluto, ya no digamos completar una lista diaria de deberes al estilo militar. Además, mis abuelos aún no habían demostrado ninguna empatía por lo que habíamos atravesado durante los primeros ocho años de mi vida.

Claramente, ellos no me entendían. Estaba hospedado en su cuarto para huéspedes con muebles y papel tapiz de otra época. No tenía posters de baloncesto en las paredes. No me daban ningún juguete ni tenis bonitos ni una estéreo. ¿Hacían algún esfuerzo por volver ese cuarto más cómodo para un niño? ¡A la mierda que no! Y la única manera que tenía para vengarme era haciendo un trabajo mediocre en vez de trabajar duro en los importantísimos deberes del día. Por supuesto, tan sólo estaba victimizándome.

Si no había terminado para la hora de cenar, me llamaban. Las comidas no eran atractivas para niños. No había nunca hamburguesas o hot dogs. Era pollo al horno o carne asada con un acompañamiento de vegetales, tripas de cerdo y col. Se esperaba de mí que dejara el plato limpio, me gustara la comida o no, y luego debía volver y terminar las tareas que permanecían faltantes. Muy a menudo trabajaba hasta muy pasado el atardecer.

No podía entender por qué mis abuelos me trataban de esa forma. La única explicación que podía encontrar en mi dañado cerebro de niño de ocho años era que, como mi padre, ellos me odiaban y resentían mi presencia en su hogar. Ese es el motivo por el cual, en los primeros días, ganarme la aprobación del sargento Jack no era nada importante para mí, y realicé en modo sonámbulo sus tareas como un zombi. Llegué a la conclusión de que cualquier intento mediocre era suficientemente bueno. *A la mierda esto y a la mierda él*, pensaba. Odiaba al viejo bastardo y no me importaba lo que él pensara de mí.

Seis meses más tarde, a pesar de que aún lo odiaba, cambié mi enfoque hacia la lista de deberes. Me levantaba en las mañanas después del primer llamado sin demoras. No habría más bautizos mañaneros para mí. En su lugar, me concentré en los detalles en los que el sargento Jack siempre se fijaba y terminé cada trabajo bien y a la primera. Esa era la única manera de tener algún tiempo libre para jugar al baloncesto. No obstante, mi nuevo enfoque produjo un inesperado efecto secundario: el sentimiento de orgullo por un trabajo bien hecho. De hecho, ese sentimiento de orgullo llegó a importar más para mí que conseguir tiempo para jugar al baloncesto.

Cuando lavaba su colección de autos, una tarea semanal, sabía que cada gota de agua tenía que ser secada con gamuza antes de la primera capa de cera. Usaba esponjas de acero con jabón S.O.S. para que las llantas de banda blanca relucieran y lustraba con esmero cada jodido panel. Del mismo modo, usaba líquido protector y abrillantador Armor All en los tableros y en los interiores de vinilo. También lustraba los asientos de cuero. Me molestaba si veía sucios los cristales o el cromado. Me irritaba si me había faltado una mancha por limpiar o si había tomado atajos por aquí o por allá en cualquier tarea. En el momento no lo sabía, pero esa era una señal de que en efecto estaba sanando.

Cuando un trabajo a medias no te molesta, eso habla volúmenes del tipo de persona que eres. Y hasta que no empieces a obtener un sentimiento de orgullo y autoestima por el trabajo que realizas, sin importar cuán pequeño o insignificante sea, continuarás viviendo a medias tu vida. Sabía que tenía todos los motivos del mundo para rebelarme y seguir siendo un cabrón perezoso. También presentía que eso sólo me volvería más miserable, así que me adapté. Pero sin importar qué tan bien lo hiciera o qué tan rápido completara una tarea dada, no había ningún "bien hecho" o alguna paga semanal. No había conos de helado o regalos sorpresa, tampoco abrazos, ni siquiera choca esos cinco. En la mente del sargento Jack, finalmente estaba haciendo lo que debí haber hecho desde el principio.

Mis abuelos no eran fríos con todo el mundo. Cuando mi primo vino para la Navidad en 1983, hubo abrazos y besos por parte de ambos debido a que, a diferencia de mi madre, su mamá insistía en que trataran a su hijo con afecto, no con disciplina militar. Los regalos se apilaron también. Hubo juguetes y ropa y una parrillada en la cual las hamburguesas y los hot dogs fueron asados a placer, seguido por platones de helado. Lo que fuera que él quisiera cuando fuera que él lo quisiera, mi primo lo obtenía.

"David, ven aquí un minuto", dijo el sargento Jack mientras yo miraba a mi primo Damien tragarse su platón de helado. Llevaba dos días ahí y ya había disfrutado de más helado de lo que yo había ingerido en seis meses. "También tengo un regalo para ti".

Lo seguí, casi atónito, hasta que se volvió claro que nos dirigíamos al garaje como siempre. Evidentemente, era momento de averiguar cómo se veía una lista de deberes una mañana navideña. La Navidad no era distinta a cualquier otro miércoles para mi abuelo. A él no le importaba si era tu cumpleaños o cualquier otro día festivo. El trabajo no podía detenerse. Tomé la hoja de papel de su escritorio mientras él traía rodando mi regalo de Navidad. Era una nueva y reluciente podadora manual con mis iniciales monogramadas en el reluciente acero inoxidable de los cubos de las ruedas. Había nevado, así que sabía que no necesitaba podar el césped aquella mañana, pero hubo ofertas en equipo para jardinería en Western Auto, y el viejo no podía nunca dejar pasar una oferta.

"Feliz Navidad", me dijo con una mueca. A mi primo lo estaban tratando como a un príncipe y el viejo cabrón me había traído al garaje para burlarse de mí. Creo que he tenido muchas felices putas Navidades en mi vida.

Dos eventos distintos pronto cambiarían mi manera de ver al sargento Jack para siempre. Durante el año nuevo, mi mamá y yo nos mudamos a nuestro departamento subsidiado de siete dólares al mes en Lamplight Manor. Al verano siguiente, ella me inscribió en la escuela de verano que estaba sobre esa misma calle. Un día, después del final de las clases, caminé de vuelta a casa con un grupo de niños que vivían cerca. Una chica del grupo, una pequeña niña llamada Meredith, vivía en la misma calle, y caminamos el último tramo juntos. Pasaba que su padre estaba sentado en el porche delantero tomando cerveza cuando llegamos a su casa y, tan pronto como él me vio, bajó su cerveza, se inclinó hacia adelante, acarició su barba y me miró como si fuera un perro rabioso.

Cabe mencionar que, aunque mi abuela me llamaba "nigger", nunca había experimentado ningún racismo en público antes. Simplemente pensé que estaba enojado con su hija cuando vociferó, "¡Meredith, métete a la maldita casa!". No pensé que su molestia tuviera nada que ver conmigo. Más tarde ese día, él llamó a mi madre y le advirtió que era un miembro del Ku Klux Klan.

"Dile a tu hijo que deje a mi hija en paz", dijo.

Luego de que mi madre le dijera que se fuera a la mierda, él le mencionó que le haría una visita al sargento Jack. Todos conocían al sargento Jack en Brazil, Indiana. Era amigo del alcalde y otros líderes de la localidad, todos los cuales lo consideraban un patriota y un devoto asistente a la iglesia, un hombre de Dios y fiel a su palabra. Él era la prueba de que el sueño americano era real, y en las mentes de muchos racistas Blancos en Brazil, él era "uno de los buenos". Claramente, este tonto pensó que el sargento Jack nos enderezaría a ella y a mí. Mi mamá sonrió ante la idea.

"Por favor, hazlo", dijo ella. Luego colgó y llamó a su padre.

Cuando vi al papá de Meredith de nuevo unos días después, él estaba en el porche delantero de la casa de mis abuelos. Había llegado sin avisar, pero el sargento Jack estaba preparado. Había sujetado su pistola a su cinturón y la portaba como un arma de mano cuando abrió la puerta delantera. Yo estaba adentro de la casa, a espaldas de mi abuelo y escondido detrás de la esquina, pero pude ver todo cuando el papá de Meredith notó el arma del sargento Jack y retrocedió un paso. El sargento Jack levantó un poco más la barbilla, miró al hombre directo a los ojos, pero no dijo una palabra.

"Mira, Jack", comenzó diciendo el hombre del Klan, "si tu nieto no deja de acompañar caminando a mi hija desde la escuela, vamos a tener algunos problemas".

"El único problema que vamos a tener", dijo el sargento Jack, "es un hombre del Klan muerto en mi porche delantero si no sacas tu culo de mi propiedad".

Corrí hasta la puerta a tiempo para ver a aquel hombre darse la vuelta, subirse a su camioneta e irse manejando. Luego miré hacia el sargento Jack, quien asintió con la cabeza. Era la primera vez que un adulto me protegía de algún daño.

Unos meses más tarde, estaba en la entrada para coches con el sargento Jack y su amigo Bill mientras que ambos trabajaban en el Cadillac de mi abuelo. Esos dos les metían mano a los autos casi todos los días. Si no estaban cambiando bujías o checando el aceite, el sargento Jack estaba descargando un radiador o limpiando el motor con un vaporizador. Cuando el trabajo del día había concluido, Bill cerró de golpe el capó de acero sin darse cuenta de que las manos del sargento Jack seguían en el borde del auto. El capó destrozó los dedos de sus dos manos, pero él no emitió ni un sonido.

"Bill, levanta el capó", dijo, calmadamente, aún en completo control. La sangre se le fue del rostro a Bill cuando se dio cuenta de lo que había hecho. Estaba tan pasmado, que le tomó unos cuantos segundos abrir el seguro del capó. Cuando finalmente lo hizo, el sargento Jack sacó sus ensangrentadas manos, caminó calmadamente hacia la casa y se encontró con mi abuela.

"Morna", le dijo, "más vale que me lleves a un hospital".

Atestiguar eso me cambió. Nunca había estado expuesto a tal nivel de fuerza y compostura. Ni siquiera sabía que eso era posible y pensé que, si podía ser tan duro como él algún día, todo el sufrimiento vivido a manos de mi padre, el palear nieve y grava, el rastrillar hojas y lavar autos, el limpiar canaletas de lluvia, recortar arbustos y podar el césped, habrían valido la pena. Aún me costaba trabajo aprender, confiar, sentirme bien conmigo mismo y encontrar significado en todo ese dolor, pero al ver cómo el sargento Jack había manejado la situación, aprendí que ser duro podía ser mi manera de escapar.

No me refiero a mi manera de salir de Brazil. Eso no era una prioridad para mí entonces. Estaba buscando escapar de mi frágil y herido estado mental. Hay un viejo dicho en el Ejército que dice, "si eres estúpido, más vale que seas duro". En ese tiempo, yo me consideraba estúpido. En parte porque todo ese blandengue tejido cicatrizado estaba aún tan fresco que era difícil concentrarme en mis deberes escolares, y mi respuesta era simplemente ser flojo. Si fallaba porque no intentaba, ¿estaba realmente fallando? Entonces, aprendí a hacer trampa para poder avanzar. El método del sargento Jack no involucraba quejarse, fantasear o autocompadecerse. Lo suyo iba sobre apretar la quijada, enorgullecerse sobre todo lo que hiciera y lidiar de frente con lo que sea que la vida le lanzara.

Por más tiempo del que puedo recordar, me había sentido abandonado e ignorado. Me amargaba cuando mis amigos o mi primo podían jugar cuando ellos quisieran, o ver televisión todo el día, o llevar ropa nueva a la escuela. Me preguntaba, ¿cuándo por fin tendría la mía? ¿Cuándo tendría algo para mí y sólo para mí? Ese día en la entrada para coches fue que finalmente comprendí que el ejemplo del sargento Jack era el regalo que había estado esperando todo este tiempo. Era más impresionante y satisfactorio de lo que podría ser cualquier otro regalo, más sabroso que cualquier hamburguesa o hot dog y más dulce que el helado con caramelo. Era el mejor y más importante día en mi miserable vida hasta entonces.

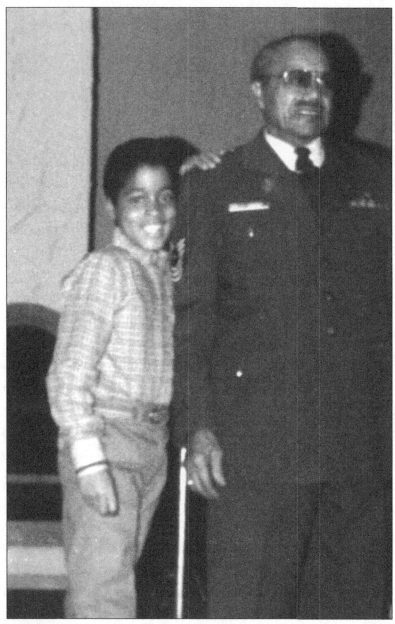

Con mi señor Miyagi.

El sargento Jack era un maestro inflexible, pero a veces los niños necesitan maestros estrictos. Sé que eso puede lastimar tus oídos porque las cosas son diferentes ahora. Se nos advierten los efectos duraderos del estrés en los niños y, para compensar, los padres generan estrategias acerca de cómo hacer para que las vidas de sus hijos sean cómodas y fáciles. Pero ¿es el mundo real siempre cómodo? ¿Es fácil? La vida no es clasificación A. Debemos preparar a los niños para el mundo como es.

Nuestra generación está educando a los niños para que se conviertan en miembros plenos de la nación del "tengo derecho", lo cual finalmente los vuelve presas fáciles para los leones entre nosotros. Nuestra cada vez más suave sociedad no sólo afecta a los niños. Los adultos caen en la misma trampa. Incluso aquellos que hemos alcanzado grandes logros. Cada uno de nosotros es sólo otra rana en esa agua lista para hervir que es nuestra cultura blandengue. Nos tomamos personalmente los obstáculos imprevistos. Estamos listos para enfurecernos todo el tiempo por la mierda malvada que ocurre en el mundo. Créeme, conozco sobre el mal y he lidiado con más mierda que la mayoría, pero si tú catalogas tus cicatrices para usarlas como excusas o un comodín para volverte la vida más sencilla, te has perdido de una oportunidad de mejorar y de crecer más fuerte. El sargento Jack sabía lo que me aguardaba como adulto. Me estaba preparando para la joda de la vida. Lo supiera o no, el hombre estaba entrenándome para ser un salvaje.

La ecuación evolucionaria es exactamente la misma para todos. No importa quién seas. Puedes ser una persona joven que busca acceder a su potencial y volverse excelente o un adulto a la mitad de su vida o una persona mayor que nunca ha hecho ni una maldita cosa pero que quiere lograr algo antes de que sea demasiado tarde. O tal vez has logrado muchas cosas pero estás sobreponiéndote a una lesión o enfermedad, o simplemente no tienes inspiración y estás atrapado en arenas movedizas, sean emocionales o físicas. Primero, debes reconocer que has fallado o que perpetuamente estás quedándote corto. Segundo, acepta que estás solo. Nadie vendrá a salvarte. Puede que te muestren un ejemplo, como el sargento Jack hizo conmigo y como yo estoy haciendo por ti justo ahora, pero dependerá de ti hacer el trabajo. Entonces, deberás convertirte en un discípulo de la disciplina.

Incluso después de que nos mudamos a nuestro propio espacio, cada que mi mamá tenía que trabajar hasta tarde o salir de la ciudad, pasaba la noche en casa del sargento Jack y, seguramente, me despertaría en la mañana y habría una cuenta por pagar con la forma de una lista de deberes. Y sí, al igual que mi papá, el sargento Jack era un viejo mezquino que esperaba que yo hiciera lo que él dijera y que trabajara sin paga, pero, a diferencia de Trunnis, él incluía algo valioso en la disciplina que impartía, y cada vez que yo ponía máxima concentración en cada tarea, me ganaba un sentido de orgullo que no había sido capaz de encontrar en ningún otro lugar.

Pero eso no duró.

Eventualmente, me convertí en un adolescente rebelde. Llevaba los pantalones tumbados, le sacaba el dedo a la autoridad y estaba encaminado a reprobar la escuela. Me había convertido en un vago, pero el sargento Jack no intentaba decirme cómo vestir o comportarme, más allá de insistir en que, cuando me cruzara con un adulto, más me valía referirme a este como "señor" o "señora". Y, a pesar de que él estaba al tanto de todos y cada uno de los insultos racistas y los episodios de vandalismo que soporté, ya no tenía intención alguna de intervenir para pelear mis batallas. Era casi un adulto, esas eran mis tormentas y yo debía navegarlas. No él.

Como muchos adolescentes inadaptados, no estaba viviendo

una vida impulsada por cumplir una misión. Estaba meramente existiendo. Me había vuelto perezoso, y mi atención al detalle se había perdido hace mucho porque no tenía más a ese sujeto supervisándome a diario para mantenerme a raya. Ese sentimiento de orgullo que tenía cuando trabajaba en la propiedad del sargento Jack no estaba por ninguna parte, pero nadie consideraba que esto fuera algún tipo de emergencia. Sólo tenía diez y siete años e, incluso entonces, era normal darles a los jóvenes mucho espacio para que no hicieran nada. Todos hemos escuchado a padres decir, "Es sólo un adolescente", o "Apenas está en la universidad", al momento de justificar malos hábitos o malas decisiones. La pregunta es, ¿cuándo es el momento adecuado para comenzar a vivir en vez de meramente existir?

Mi momento llegó cuando recibí una carta informándome que mis calificaciones reprobatorias me iban a impedir graduarme de la preparatoria, lo cual a su vez terminaría mi carrera en la Fuerza Aérea antes de que esta siquiera empezara. Al día siguiente, volví con el sargento Jack y comencé a quedarme en su casa más a menudo. Le pedía su lista de deberes. Quería trabajar en su jardín. Anhelaba disciplina porque tenía la intuición de que así podría salvarme.

Eso es lo bello de la disciplina. Le gana a todo. Muchos nacimos con talento mínimo, insatisfechos con quienes somos y con el material genético que nos tocó al nacer. Tenemos padres jodidos, crecimos siendo acosados y abusados, o estamos diagnosticados con dificultades de aprendizaje. Odiamos nuestro lugar de origen, a nuestros maestros, nuestras familias y casi cada maldito aspecto sobre nosotros mismos. Deseamos nacer de nuevo como otro cabrón en otro tiempo y lugar. Bueno, yo soy la prueba de que renacer es posible a través de la disciplina, la cual es la única manera de alterar tu ADN. Es la llave maestra que puede hacerte superar a todos los guardias y cruzar hacia todas y cada una de las habitaciones a donde tú desees entrar. ¡Incluso aquellas hechas específicamente para mantenerte fuera!

Es muy fácil sobresalir hoy en día porque hay muchas personas enfocadas en la eficiencia: obtener lo más que puedan para sí mismas con la menor cantidad de tiempo y esfuerzo. Deja que todos los demás salgan del gimnasio temprano, se salten clases, se tomen de descanso por enfermedad. Comprométete con convertirte en el cabrón con una lista de deberes interminable.

Aquí es donde compensas la diferencia con potencial. Al aprender a maximizar lo que sí tienes, no sólo equilibrarás el campo de juego, sino que sobrepasarás a aquellos que han nacido con mayor habilidad natural y ventajas que tú. Deja que tus horas se conviertan en días, luego en semanas, luego en años de esfuerzo. Permite que la disciplina penetre hasta tus células, hasta que el trabajo se convierta en un reflejo tan automático como respirar. Con la disciplina como tu medio, tu vida se convertirá en una obra de arte.

La disciplina construye resistencia mental porque cuando el esfuerzo es tu principal prioridad, dejas de buscar que todo sea disfrutable. Nuestros teléfonos y redes sociales nos han enloquecido con envidias y codicia a medida que nos inundan con el éxito de otras personas, sus autos y casas nuevos, grandes contratos, vacaciones en hoteles de lujo y salidas románticas. Vemos cuánto se están divirtiendo los demás y se siente como si el mundo nos estuviera pasando de largo, así que nos quejamos al respecto y luego nos preguntamos por qué no estamos donde deseamos estar.

Cuando te vuelves disciplinado, no tienes tiempo para esas mierdas. Tus inseguridades se convierten en campanas de alarma recordándote que hacer tus deberes o tareas al límite de tus capacidades e invertir tiempo extra en tu trabajo o en el gimnasio son requisitos para una vida bien vivida. Un impulso de autooptimización y repetición diaria construirá tu capacidad para el trabajo y te dará la confianza de que puedes encargarte de más. Con la disciplina como tu motor, tu carga de trabajo y tu desempeño se duplicarán, luego triplicarán. Lo que no verás, al menos no al principio, es el hecho de que tu evolución personal ha comenzado a dar frutos. No lo verás porque estarás demasiado ocupado tomando acción.

La disciplina no tiene un sistema de creencias. Trasciende la clase, el color de piel y el género. Atraviesa todo el ruido y el conflicto. Si piensas que tienes las de perder por cualquier razón, la disciplina es el gran nivelador. Borra todas las desventajas. Hoy en día, no importa de dónde provengas o quién seas; si eres disciplinado, nada podrá detenerte.

Créeme, sé que nada de eso llega fácil. Me costó levantarme antes de que saliera el sol aquella primera mañana de vuelta bajo las órdenes del sargento Jack. No había lidiado con ser despertado a las 0500 en tanto tiempo, que se sentía demasiado temprano. Estaba bien jodidamente adormilado mientras que la cama me jalaba de vuelta a sus cómodos brazos. La inercia para mantenerme perezoso era más fuerte de lo que nunca había sido.

Así pasa cuando estás tratando de cambiar. El impulso para mantenerse complaciente sólo crecerá más fuerte hasta que lo silencies con un patrón de comportamiento que no deje lugar a dudas acerca de cuál es tu misión. Por suerte para mí, sabía que las apuestas eran demasiado elevadas como para caer en esa trampa, tan altas que no tenía tiempo para despertar lentamente. Necesitaba terminar mis deberes antes de la escuela para poder ponerme a estudiar cuando volviera a casa.

Todavía soñoliento y a rastras, recuerdo que cada que corría o jugaba baloncesto, me sentía mejor después. Era sólo un niño tonto. Y no sabía nada acerca de la ciencia de las endorfinas y como disparan una sensación energizante y positiva en el cuerpo y cerebro después de un entrenamiento. Pero sabía cómo me sentía, y eso era suficiente. Me tiré al suelo y realicé una serie máxima de lagartijas. Para cuando terminé, tenía la energía que necesitaba para correr al garaje, tomar mi lista de deberes y ponerme a trabajar. Ese se volvió mi nuevo patrón. Despertarme más temprano de lo que debía, hacer mi máximo de lagartijas y ponerme manos a la obra.

Fue durante aquellos días de luchar y esforzarme, cuando todavía no sabía si podría realmente graduarme o ser aceptado en la Fuerza Aérea, cuando me percaté por primera vez de que encarno la mejor versión de mí mismo cuando soy un discípulo de la disciplina. Entre más me alejaba de ella, y del sargento Jack, más empeoraba. Aunque aún no me agradaba despertar temprano ni hacer la mayoría de las tareas con las que debía cumplir, esas eran precisamente las cosas que me convertían en alguien de quien podía estar orgulloso.

También sabía que el sargento Jack no siempre iba a estar cerca para guiarme con su ejemplo. Ya tenía casi noventa años y se había vuelto más lento. La vejez le había caído encima. Dormía mucho más y no se movía muy bien, lo cual quería decir que era momento de aprender a exigirme cuentas a mí mismo. Sus listas de deberes me habían enseñado a priorizar y atacar cada día con un plan de acción, así que comencé a levantarme antes que él. Hacía mis flexiones, caminaba el perímetro de su propiedad bastante antes del amanecer y evaluaba lo que necesitaba hacerse. Cuando él estaba en su escritorio dando el primer sorbo a su café, yo ya estaba trabajando.

Una vez que vio que tomaba la iniciativa de no sólo realizar las tareas que normalmente venían en la lista sino de identificar trabajo adicional, sus listas se redujeron y luego desaparecieron por completo. En casa, las listas de deberes del sargento Jack habían evolucionado en mi Espejo de la Responsabilidad, el cual me ayudó a construir los hábitos necesarios para graduarme a tiempo, pasar las pruebas ASVAB y enlistarme a la Fuerza Aérea.

A partir de entonces, cada que tenía un propósito o tarea frente a mí, no lo consideraba hecho hasta no haberlo completado al límite de mis habilidades. Cuando esa es la manera en que vives tu vida, ya no necesitas más una lista de deberes o un Espejo de la Responsabilidad porque cuando ves que el césped ha crecido, lo cortas en ese preciso momento. Si estás retrasándote en la escuela o el trabajo, estudias hasta quemarte las pestañas o te quedas tiempo extra y te encargas del negocio. Cuando llegó el momento de perder cuarenta y cinco kilos para convertirme en un SEAL, sabía exactamente lo que tenía que hacer. Tenía que regresar a ser un discípulo de la disciplina, pero no necesitaba una lista de deberes. Tener las cosas por escrito únicamente habría recortado mi tiempo de entrenamiento, y no tenía ni un minuto que perder.

En algún momento, esas listas de deberes eran una carga. Hoy, ardo con una determinación interna moldeada por medio de hacer una y otra vez la mierda que no quería hacer. Y esa determinación no me dejará descansar hasta que haya completado todo lo que requiere completarse cada maldito día.

Mi colapso posterior a Leadville fue retador físicamente pero de mucho estimulante mentalmente, pues me permitía disfrutar del poder de mi cerebro. El duro trabajo que tomó regresar a la línea de salida de Leadville me exigió volver a ser el discípulo de la disciplina que el sargento Jack ayudó a crear.

Hay que admitir que aún no sé cuál era su objetivo. ¿Estaba tratando de labrarme un camino hacia adelante y volverme un mejor hombre, o simplemente quería trabajo gratis? Al final, no importaba. Dependía de mí interpretar por qué lo hacía, lo que significaba, y darle la vuelta para tomar impulso hacia adelante.

Siempre dependerá de ti encontrar el aprendizaje en cada situación de mierda y usarla para volverte más fuerte, sabio y capaz. Sin importar los golpes que vengan, debes encontrar un destello de luz, permanecer positivo y nunca tratarte a ti mismo como a una víctima. En particular si intentas triunfar en un mundo cruel donde tienes que trabajar para conseguir todo lo que vale la pena. No estoy hablando de objetos materiales. Me refiero al autorrespeto, al autodominio y al amor por uno mismo.

Minutos antes de despertar la mañana después de Leadville, totalmente jodido y apestoso, con mis shorts llenos de mierda todavía pegados a los muslos, recordé de súbito una de las últimas veces que vi al sargento Jack con vida. Fue en mi graduación del entrenamiento básico en la Fuerza Aérea. A pesar de su mala salud, estaba terco en asistir, y como veterano de la Segunda Guerra Mundial, le dieron un asiento VIP sobre la tarima y entre los altos mandos.

Durante todos los años que lo conocí, nunca me dijo, "buen trabajo". Nunca lo escuché decir ni una vez, "te amo". Pero cuando anunciaron mi nombre y yo crucé el escenario vestido con mi uniforme de gala para oficialmente convertirme en un miembro de la Fuerza Aérea igual que él, nuestras miradas se cruzaron, y vi una solitaria lágrima rodar por su mejilla. El sargento Jack estaba radiante, y era obvio que estaba muy jodidamente orgulloso de ser mi abuelo.

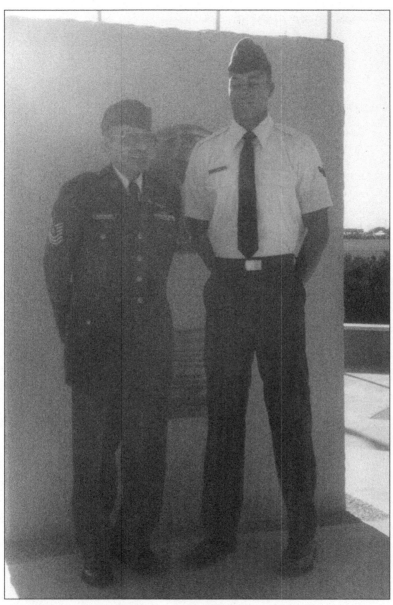

El sargento Jack y yo en mi graduación del entrenamiento básico.

EVOLUCIÓN NO. 5

E stos son los hechos, y no están sujetos a discusión. Tus problemas y tu pasado no son prioritarios para nadie. No realmente. Puede que tengas a algunas personas en tu círculo cercano a quienes les importa por lo que estés pasando, pero, en su mayoría, a nadie le importa una mierda porque cada uno estamos lidiando con nuestros propios asuntos y estamos concentrados en nuestras propias vidas.

Aprendí eso por las malas. En nuestro viaje desde Buffalo hasta el número 117 de la calle South McGuire en Brazil, Indiana, cuando tenía ochos años, asumí que estaba a punto de llegar al mayor Festival de la Lástima de todos los tiempos. Esperaba globos, pastel, helado y muchos cálidos abrazos. En su lugar, era como si el dolor y el terror nunca hubieran ocurrido. El sargento Jack no operaba desde la lástima. Su objetivo era fortalecer mis defensas, y eso fue exactamente lo que hizo.

La lástima es un bálsamo relajante que se vuelve tóxico. Al principio parece compasión, cuando tu familia y amigos tienen conmiseración por ti y validan tus razones para quejarte de tus circunstancias. Pero entre más consuelo te traiga, más validación externa desearás, y menos independiente serás. Lo cual hará que sea todavía más difícil ganar terreno en la vida. Ese es el círculo vicioso de la lástima. Debilita la autoestima y la fuerza interior, lo cual hace que triunfar sea mucho más complicado, y con cada fracaso subsecuente, te sientes más tentado a sentir lástima por ti mismo.

Mira, lo entiendo. La vida no es justa ni fácil. Muchos de nosotros estamos haciendo un trabajo que no queremos hacer. Nos sentimos por encima de las tareas que nos son dadas y que el mundo, o Dios, o el destino, nos ha sentenciado a vivir en una caja a la cual no pertenecemos. Cuando estaba en el turno nocturno como guardia de seguridad en un hospital local, sentía que ese trabajo estaba por debajo de mí, así que me presentaba cada noche con una voz en mi cabeza gritándome, *¡no quiero estar aquí!* Y eso infectaba todo en mi vida. Reprimí mis sentimientos, estallé, y caí en una profunda depresión. Quería una vida diferente, pero mi actitud de mierda me volvía imposible crear una.

Cada minuto que pases sintiendo pena por ti es otro minuto en que no estás mejorando, otra mañana en que no vas al gimnasio, otra tarde desperdiciada sin estudiar. Otro día desperdiciado en el que no conseguiste ningún progreso en dirección a tus sueños, ambiciones y más profundos deseos. De esos que has tenido en tu mente y corazón la vida entera.

Cada minuto que gastas sintiendo pena por ti es otro minuto que pasas en el calabozo pensando en tu pérdida o en las oportunidades que te fueron arrebatadas o que desperdiciaste, lo cual inevitablemente conduce a una gran depresión. Cuando estás deprimido, eres propenso a creer que nadie te entiende ni entiende tus problemas. Yo solía pensar de esa manera. Pero cuando el sargento Jack golpeaba esa tapa de bote de basura a centímetros de mi oído por las mañanas, estaba diciéndome que no era el único pequeño niño que ha sido golpeado o que ha sufrido de estrés tóxico. A veces, las emociones que sentimos son producto de un pasado jodido. A veces, simplemente no queremos despertarnos a las 0500 y hacer horas de deberes antes de ir a la escuela porque es una joda. El sargento Jack esperaba que yo hiciera mi labor sin importar lo que hubiera sufrido o la hora que fuera.

Como resultado, mis sentimientos fueron heridos. Postergaba levantarme de la cama hasta el último momento posible y hacía a medias mis tareas matutinas como parte de una estúpida y depresiva rebelión. A él no le importaba una mierda. Ese césped todavía necesitaba ser cortado, las hojas barridas y las hierbas arrancadas. No importaba cuánto me quejara, ese trabajo necesitaba realizarse, y sería realizado por mí. Mis sentimientos me estaban costando un montón de tiempo porque sin importar cómo me sintiera, había una tarea frente a mí y eso era lo único relevante en el momento presente.

La única cosa que jamás importa es el momento presente. Aun así, muchas personas permiten que su depresión o su arrepentimiento secuestren su día. Permiten que sus sentimientos acerca del pasado secuestren sus vidas. Tal vez su prometido los abandonó en el altar, o los despidieron sin motivo. ¿Adivina qué? Algún día, voltearán hacia atrás y se darán cuenta de que a nadie le importó una mierda nada de eso, excepto a ellos. No me importa por lo que has pasado. Puedo sentirme mal por ti. Puedo tener compasión por ti, pero mi compasión no te va a servir de nada. Cuando era un joven y dañado chico, sentir pena por mí mismo no me ayudó. Lo que me ayudó fue limpiar esas llantas de blanda blanca bien y a la primera.

No podemos regresar el tiempo, así que debemos ser acaparadores de minutos. Entre más temprano me levanto, más hago. Entre menos tiempo paso en el reino del carnaval "siente lástima por ti", más fuerte me vuelvo y más diferencias noto entre todos los demás y yo. Cuando te separas a ti mismo de la manada por medio de cultivar los valores y prioridades que conducen a la grandeza, montañas de adversidad y dificultades se convierten en simples topes; esto facilita adaptarse al camino frente a ti y construir la nueva vida o sentido del yo que tanto anhelas.

Cuando fui a vivir con el sargento Jack, me vi forzado a adaptarme extremadamente rápido. Todos habían sido duros conmigo mi vida entera, pero salí de todo eso con lecciones aprendidas que se quedaron conmigo. Aquellos que aprenden a adaptarse sobreviven y prosperan. No sientas lástima o pena por ti mismo. Vuélvete un estratega. Ataca el problema.

Cuando te adaptas, comienzas a ver todo lo que aparece en tu camino como un trampolín en tu progresión hacia un plano más elevado. Los empleos respetables y de alta paga no son generalmente para quienes apenas entraron a trabajar. Debes comenzar por alguna parte, pero mucha gente ve las ingratas tareas que debe completar para poder avanzar como una carga en vez de como una oportunidad. Eso hace que se vuelva imposible aprender. Necesitas encontrar la lección en cada tarea de mierda o empleo de salario bajo. Eso requiere humildad. No era lo suficientemente humilde como para apreciar mi experiencia como guardia de seguridad privada, así que mi actitud era asquerosa como la mierda. Pensaba que merecía mucho más, inconsciente del hecho de que casi todo el mundo empieza desde abajo y que, desde allí, son tus actitudes y acciones las que determinan tu futuro.

La humildad es el antídoto para la autolástima. Te mantiene arraigado en la realidad y mantiene a raya tus emociones. No estoy sugiriendo que debas satisfacerte con un empleo de nivel básico. Yo nunca estoy satisfecho, pero debes apreciar lo que tienes mientras que te mantienes lo suficientemente hambriento como para aprender todo lo que puedas. Necesitas aprender a lavar platos, voltear hamburguesas, sudar sobre la freidora, barrer el sitio de trabajo, trabajar en la oficina de correos y responder teléfonos. Así es como se construye el ser competente. Es importante aprender cada aspecto de cualquier negocio antes de ascender. No puedes ascender si tienes el lastre de la amargura o la creencia de que te deben algo. La humildad endurece tu espina y te alienta a que permanezcas erguido, seguro de ti mismo sin importar lo que nadie piense. Y eso tiene un valor tremendo.

Una vez escuché una historia sobre un sargento mayor en el Ejército llamado William Crawford que ejemplifica el poder de la humildad. Se retiró en 1967 y tomó un empleo como conserje en la Academia de la Fuerza Aérea en Colorado Springs. Los cadetes en las áreas que él limpiaba le ponían muy poca atención, en parte porque era, según dicen, tremendamente tímido, pero también porque estos cadetes eran estudiantes de élite, en proceso de convertirse en oficiales, y el sargento mayor Crawford era tan sólo un conserje. O eso pensaban. No tenían idea de que también era un héroe.

En septiembre de 1943, la 36ª división de infantería estaba siendo apabullada por el fuego de los morteros y artillería alemanes durante la Segunda Guerra Mundial, en una batalla crucial por un pedazo de territorio italiano conocido como Monte 424. Los estadounidenses estaban atrapados sin ruta de escape hasta que Crawford ubicó tres nidos con ametralladoras y se arrastró por debajo de ríos de balas hasta arrojar una granada en cada nido. Su bravura salvó vidas, le permitió a su compañía avanzar hasta territorio seguro y, después del tercer certero golpe, los alemanes abandonaron el Monte 424, aunque no sin antes tomar a Crawford prisionero.

Asumido como muerto en combate, relatos de su heroísmo se esparcieron entre los soldados de infantería y subieron por la cadena de mando. En 1944, fue galardonado con la Medalla al Honor, la mayor condecoración que otorga el Ejército de los Estados Unidos. Debido a que todos creían que estaba muerto, su padre aceptó la medalla en su nombre. Más tarde ese mismo año, fue localizado en un campo de prisioneros de guerra liberado, ajeno a toda la fama rodeando su nombre.

En 1976, un cadete de la academia y su compañero de habitación leyeron acerca de la batalla y ataron los cabos. ¡Su humilde conserje había recibido la Medalla al Honor! ¿Puedes imaginar lo que pasó por sus cabezas? La Medalla al Honor representa todo lo que cualquier persona del Ejército reverencia. No la medalla en sí misma, sino el coraje y la entrega a los demás dentro del ser humano a quien le es otorgada. Esos estudiantes querían ser así, y ahí estaba él, trapeando sus pisos y limpiando sus baños cada día. El sargento mayor Crawford era una lección andante de autoestima, valentía, carácter y, en particular, humildad.

De la manera en que yo lo veo, el sargento mayor William Crawford había resuelto la puta vida. La Medalla al Honor no lo cambió. Él se alzó al protagonismo manteniéndose humilde y arriesgando su propia vida para salvar a los otros y luego se retiró al servicio de los demás. Nunca se trató de él, y eso le daba fortaleza.

La gente que siente pena por sí misma está obsesionada con sus propios problemas y su propia suerte. ¿Acaso eso es realmente tan distinto de las personas codiciosas o egoístas que quieren sentirse superiores a todos los demás? Entre más alto escalo en mi vida, más me percato de lo mucho que necesito trapear el piso. Porque ahí es donde reside todo el conocimiento. No hay lucha en la cima, ni hay pruebas que resolver en cenas con filete, hoteles de cinco estrellas o tratamientos de spa. Una vez que la haces en este mundo, debes regresar en caída libre al fondo de alguna manera para mantenerte aprendiendo y creciendo.

Llamo a esto "humildad entrenada". Es un cambio de piel que te permite emprender una misión que nadie más puede ver y después ponerte en acción. La humildad entrenada es servicio, pero también es fortaleza. Porque, cuando eres lo suficientemente humilde como para recordar que nunca lo sabrás todo, cada lección que aprendes simplemente te vuelve más hambriento por seguir aprendiendo más, y eso te pondrá en un sendero que garantiza que no pararás de crecer hasta llegar a la tumba.

> El crecimiento continuo sólo arriba cuando estás dispuesto a ser humilde. #HumildadEntrenada (#TrainedHumility) #NuncaTerminar (#NeverFinished).

CAPÍTULO SEIS

EL ARTE DE RECIBIR GOLPES EN LA BOCA

Leadville me recordó lo que había echado de menos en mi vida durante demasiado tiempo: los senderos escarpados, las oleadas de dolor y agotamiento y otra pelea en la jaula contra mis propios demonios. Agradecí tener compañía y poder compartir la experiencia con Kish por primera vez. Incluso disfruté de las secuelas, y me fui de Colorado con ganas de más.

La semana siguiente, ayudé a mi mamá a trasladarse de Nashville a Las Vegas. En el viaje de veintiséis horas, tuve mucho tiempo para completar mi Informe Posterior a la Acción (AAP) y revisar cada aspecto de la carrera. Una cosa sobre Leadville a la que volvía una y otra vez era lo mucho que había crecido el deporte de las carreras de ultra desde mi época. Por aquel entonces, las carreras de 160 kilómetros eran completadas por atletas de resistencia como yo, que buscaban aguas más profundas. Eso ya no parecía ser así. Y había una gran belleza en ello. Era una prueba de que había más cabrones que buscaban llegar más profundo. Sentían curiosidad. Ansiaban más autoconocimiento y estaban dispuestos a pagar el precio con dolor y sufrimiento. Lo respetaba, pero si 160 kilómetros se habían vuelto accesibles, ¿dónde estaba el nuevo extremo?

Ese pensamiento me emocionaba y a la vez me inquietaba, porque implicaba que, a pesar de todo lo que había hecho en el pasado, aún había más que dar y mucho más que recorrer. Yo lo sabía, por supuesto. Joder, yo lo predico todo el tiempo; pero ahora se sentía como una bofetada que no había visto venir.

Es curioso cómo nuestras metas sólo son tan elásticas como nuestro sentido del yo, de lo que somos y de lo que creemos que podemos conseguir. Si todo lo que has hecho es correr cinco kilómetros a toda velocidad, entonces una carrera de quince kilómetros puede parecer tan lejana como la luna. Tu mente recopilará razones por las que esa distancia es más grande que tú, y puede que te las creas. Si quince se convierte en el nuevo mínimo, entonces la mitad de un maratón o un maratón completo puede ser el siguiente paso. Después de un maratón viene el ultra. Cada vez que subas de nivel, tu mente intervendrá como un chaperón prepotente e intentará acabar con la fiesta. Esa misma dinámica se estaba desarrollando en mi propia mente durante el largo viaje.

Recordé una carrera de cincuenta kilómetros que hice con Cameron Hanes en Oregón, en diciembre de 2018. Mientras recorríamos los senderos de su ciudad natal, me habló efusivamente de una nueva carrera que había terminado dos meses antes. No era una carrera de 160 kilómetros. Era una carrera de 387 kilómetros, con casi nueve mil metros de desnivel (más que la elevación del Monte Everest) entre las formaciones de roca roja, los desniveles escarpados y los picos desolados de Moab, Utah. ¿Trescientos ochenta y siete malditos kilómetros? ¿Era ése el nuevo extremo?

Cuando aprendí a nadar de adolescente, me pasaba todo el tiempo en la parte menos profunda de la piscina porque allí no me daba miedo. Incluso después de dominar la natación, nadaba en la parte poco profunda porque me tranquilizaba saber que con cada maldita brazada casi rozaba el fondo. Si me cansaba demasiado o quería parar, podía simplemente ponerme de pie, y eso me daba comodidad y confianza. Me permitía trabajar en mi brazada sin que el miedo se interpusiera. No hay nada intrínsecamente malo en ello, siempre que tengamos claro que el trabajo poco profundo que hacemos es una preparación para la zona profunda. Pero esa no era mi mentalidad en aquel momento de mi vida.

La forma en que estaba organizado el complejo de piscinas hacía imposible ignorar la parte más profunda. Cada día que salía de los vestuarios, tenía que pasar por la sección de tres metros. De vez en cuando, me acercaba al borde y miraba hacia abajo. Aquel piso a tres metros me parecía no tener fondo, así que agachaba la cabeza y paseaba hacia el acogedor marcador de un metro. Con cada paso, mi temor se desvanecía mientras mi comodidad aumentaba, y eso me jodía la psique. Hacía todo lo posible por sacarlo de mi mente mientras nadaba, pero se alojó allí como una espina, vuelta tras vuelta, día tras día.

Cuando algo se cierne continuamente en lo profundo de tu mente como una burla, eso es una alerta. Es una señal de que tienes que evaluar y abordar esa cuestión, o puede convertirse en un miedo para toda la vida que se agrandará cada día hasta convertirse en un obstáculo que tal vez nunca superes. No hay nada malo en tener miedo o en dudar. Todos tenemos nuestras razones para permanecer en la parte poco profunda, pero debemos hacer de esa zona segura un terreno de entrenamiento. Con demasiada frecuencia, tratamos nuestro terreno de entrenamiento como un sillón reclinable comodísimo. Nos tumbamos, nos acomodamos y luego tenemos la audacia de preguntarnos por qué nuestras vidas no mejoran mientras hacemos la misma mierda de siempre. Debí haber utilizado mi tiempo en la parte poco profunda como preparación mental, imaginando aguas profundas con cada brazada.

Tienes que entrenar tu mente como si ya estuvieras allí. Si te cansas mientras nadas en agua poco profunda, no te des la opción de ponerte de pie a medio camino. Tu único punto de descanso debe ser la cornisa en el otro extremo de la piscina. De este modo, cuando llegues a la profundidad de tres metros, sabrás por experiencia que puedes con eso. Pero en aquel entonces, yo era simplemente un superviviente. No era un guerrero capaz de prosperar en la incomodidad, así que opté por enterrar mi miedo y gastar mis horas de piscina en la parte superficial sin ninguna meta en mente.

Muchos de nosotros crecemos hasta sobresalir en la parte poco profunda de la vida, pero nos quedamos allí porque le tememos a lo desconocido. Pienso en los que permanecen en un trabajo que odian porque es seguro, en lugar de cortar por lo sano y emprender su propio negocio o solicitar un nuevo puesto en otro lugar. La mayoría se siente intimidada por un futuro desconocido lleno de variables y consecuencias que no pueden controlar ni prever. Conozco a una persona que dirigió los prósperos negocios de otros durante veinte años, pero tenía miedo de dirigir uno propio. Conocía todos los aspectos de lo que había que hacer para convertirse en una empresaria de éxito, pero en lugar de reconocer su experiencia y utilizarla para alimentar su confianza, dejó que sus miedos irracionales la mantuvieran corriendo para alguien más, sin avanzar para sí misma. Tienes que evaluar lo que sientes. No todas las emociones merecen ser ratificadas. Recuerda que si te quedas donde siempre has estado, nunca descubrirás si tienes lo que se necesita para aventurarte a aguas profundas.

Sentí un atisbo de ese viejo presentimiento mientras atravesábamos el suroeste del camino a Nevada con Moab en mi mente. Sacudí la cabeza con incredulidad. ¿Seguía mi mente intentando detenerme después de todos estos años? Creí haber domesticado a esa hija de perra. Y lo había hecho, pero Moab 240 era algo totalmente nuevo para mí, así que el miedo era una respuesta natural. Para entonces, sabía que no había trucos para evitar el miedo. La única forma de neutralizarlo era comprometerme a hacer la maldita cosa que me asustaba, y luego proceder a burlar mi miedo mediante el conocimiento y la preparación.

Esa noche, busqué la carrera en Google y examiné el recorrido. Era una montaña rusa que subía y bajaba desde los 1,200 metros de altura hasta los 3,200 metros y luego de vuelta. El clima sería imprevisible, con la posibilidad de que hiciera frío severo y calor extremo. Las distancias entre los puestos de asistencia, que oscilaban entre los quince y los treinta kilómetros, eran mayores que en cualquier otra prueba que hubiera hecho, por lo que tendría que llevar mucho más equipo que en Leadville. El factor mierda sería alto, pero tenías 110 horas para terminar, lo que significaba que podías hacerlo por partes si querías. Mucha gente lo hacía, pero yo no afronto así estos eventos. Corro sin parar y mido el recorrido para revelar qué tan en forma estoy, física y mentalmente.

El 23 de agosto, envié un correo electrónico a la sede de la carrera en Moab y pregunté si podía inscribirme. Recibí una respuesta en menos de veinticuatro horas. La carrera estaba programada para principios de octubre, y aún podía solicitar un lugar. Eso me daba seis semanas para entrenar, y esas semanas ya estaban repletas de múltiples charlas, compromisos laborales y muchos viajes. Todo bien. Encontraría el tiempo y le dedicaría las semanas de 160 kilómetros necesarias para estar preparado para la carrera más larga de mi trayectoria.

El día de la carrera llegó en un abrir y cerrar de ojos. Me reuní con 108 corredores de todo el mundo antes del amanecer del 11 de octubre en Moab, Utah. Algunos chocaron sus puños. Otros chocaban los cinco. Intentaban motivarse para enfrentarse al infierno, como si alegrarse los aislara de la realidad, de aquello a lo que se habían metido. Yo no soy así. Cuando me pongo en la línea, me quedo muy tranquilo. Casi como si entrara a un funeral. Sé que la carrera desangrará la vida de todos nosotros, a unos más que a otros, así que me apeno por la miseria que se acerca. Hasta que suena la bocina.

Como siempre, los músculos de mis piernas empezaron tensos. Aunque estaban más fuertes y en mejor estado que al iniciar en Leadville, me dolían las rodillas. Especialmente la rodilla izquierda. Durante el entrenamiento, había llegado a un punto en el que apenas podía bajarme de un escaloncito sin hacer gestos de dolor. Me tomó treinta minutos de ir cojeando antes de que me aflojara lo suficiente como para encontrar mi paso. Eso se convirtió en algo normal. El dolor siempre se desvanecía hasta ser soportable, y mi amplitud de movimiento tendía a activarse una vez que entraba en calor, pero nunca había corrido 387 kilómetros de una. ¿Mis rodillas aguantarían tanto tiempo?

Moab 240 era un animal diferente en muchos sentidos. No se trataba simplemente de la distancia o la altitud. El recorrido era un sólo circuito —una red de senderos angostos, roca inclinada, desierto abierto y caminos de fuego— pero no estaba completamente marcado, así que tuvimos que descargar y seguir las indicaciones de una aplicación de GPS particular en nuestros teléfonos para asegurarnos de mantener el rumbo. Además, teníamos que llevar un kit de supervivencia junto con el resto de nuestro equipo, porque había tramos que eran inaccesibles para nuestros equipos o el personal de la carrera. Teníamos que ser capaces de valernos por nosotros mismos y navegar en la naturaleza. Esto era más que una carrera. Era una verdadera aventura.

Mi prueba inicial llegó justo después de reunirme con mi equipo por primera vez en el kilómetro 28.7, donde me detuve el tiempo suficiente para llenar mi mochila con todo lo que necesitaría para los siguientes ochenta y nueve kilómetros. Aunque habría puestos de asistencia, no eran accesibles para los equipos, lo que significaba que no volvería a ver al mío hasta el kilómetro 116. Tomé geles, polvos, comida y pilas adicionales y una lámpara de cabeza de reserva. Llevaba una cantimplora de 1.5 litros metida en la mochila y dos botellas de agua metidas en los bolsillos laterales de la mochila. Pero lo que hizo que las siguientes diez horas fueran tan duras no fue la longitud ni el peso extra. Fue la temperatura.

Los primeros 116 kilómetros del recorrido transcurrieron por una mezcla de terrenos. A veces, íbamos por senderos, pero sin previo aviso, el sendero desaparecía bajo nuestros pies, y me encontraba corriendo por una pared de roca inclinada preguntándome a dónde demonios había ido a parar. Al principio, había un grupo de diez personas más o menos, con las cabezas girando, comprobando la aplicación para ver si nuestro triángulo parpadeante seguía en la línea de puntos. Al cabo de cuatro o cinco horas, todos estábamos distanciados, y entonces, nada más estaba yo, ahí fuera, solo, navegando la carrera.

No me importaba estar solo porque me hacía pensar, y el complejo terreno exigía que mantuviera mi conciencia situacional (CS) muy alta. Controlé mi nutrición e hidratación, asegurándome de comer y beber a intervalos planificados, independientemente de lo bien que me sintiera. Cualquier anomalía en el camino, cualquier posible giro equivocado, me hacía parar y localizar dónde estaba y dónde tenía que estar. A veces, los tramos a campo traviesa duraban un kilómetro o más. Otras veces, estábamos en un sendero o camino distinto durante horas. Estaba corriendo bien, y todo iba según lo previsto hasta que pasé la marca de los ochenta kilómetros. Fue entonces cuando el desierto se volvió frío. El sol seguía en el cielo, pero el viento era inexplicablemente fresco, y eso era una mala noticia.

Tengo una enfermedad llamada fenómeno de Raynaud. Cuando hace frío, el flujo sanguíneo de mis extremidades se restringe, y la sangre se acumula en el centro de mi cuerpo. Cuando estaba desplegado en Chicago y corría ultras casi todos los fines de semana, corría durante el brutal invierno de Chicago armado con dos capas de guantes finos debajo de un par de guantes de esquí. Por encima de todo eso, me ponía calcetines de lana gruesa, e incluso así, mis manos estaban jodidas. Me compré un par de guantes calentados por baterías justo antes de mi carrera de la Frozen Otter de 2014, que me mantuvieron las manos a una temperatura corporal normal y permitieron que mi sangre siguiera fluyendo. Gané esa carrera en parte gracias a esos guantes.

Llevé esos mismos guantes calentados por baterías a Utah, pero se suponía que en Moab, a principios de octubre, no iba a hacer ni de cerca el mismo frío que en pleno invierno en Chicago, y como tenía que cargar todo mi equipo y luego volver a ver a mi tripulación en el kilómetro 116.3, no mucho después de la puesta de sol, no pensé que tuviera sentido llevar los guantes y las voluminosas baterías. Mi estrategia para carreras como ésta siempre ha sido mantener todo simple y ligero. Compito de forma aerodinámica.

No había adivinado que mis dedos se engarrotarían por el frío con el sol todavía fuera. Sabía que pronto se volverían inútiles, así que me detuve, me puse un par de guantes finos —que eran esencialmente forros de guante— saqué mi cantimplora de la mochila y la aseguré contra mi pecho. La cantimplora y la manguera para beber se habían congelado en otras carreras —incluida la de Frozen Otter— y no podía permitirme estar deshidratado y congelado al mismo tiempo.

En el kilómetro 92.2 había un puesto de asistencia equipado con agua y puestos de comida: había alguien asando hamburguesas y otra persona removiendo una olla de sopa. Había muchos asientos para que los corredores pudieran relajarse y comer y beber hasta saciarse, pero no era un punto de encuentro de equipos, así que lo que más necesitaba —mis guantes térmicos— estaba fuera de mi alcance. No comí demasiado, y aunque mis dedos habían perdido destreza, conseguí rellenar mi cantimplora. Después de eso, no había mucho que hacer más que seguir empujando mientras el sol se inclinaba cada vez más en el cielo.

Gracias a la enfermedad de Raynaud, sentía las manos y los pies tan pesados e inflexibles como ladrillos de hielo, mis dedos estaban rígidos y congelados, pero mi pecho humeaba porque se había acumulado mucha sangre caliente en mi torso. Eso me dio mucha sed, y en el kilómetro 103 ya tenía la cantimplora vacía. Todavía tenía dos botellas de agua llenas, pero no podía beber de ellas porque eran de las que había que apretar para que fluyeran. Se me ocurrió cómo quitar la tapa con la boca y podría haberlo hecho si me hubiera parado a tomarme el tiempo, pero eso me habría enfriado aún más, así que decidí no hacerlo. Estaba tan malditamente hambriento, pero no podía acceder a la comida de mi mochila porque tenía los dedos destrozados. Lo único en lo que podía pensar era en llegar al puesto de asistencia para ponerme esos malditos guantes térmicos en las manos.

Solo, bajo el cielo estrellado, me concentré en mantener el rumbo y la misión. Eso significaba seguir el sendero y al rastreador GPS mientras mantenía un ritmo constante, pero el tiempo pasa lentamente cuando estás helado y sediento y sabes que podrías resolver tus problemas si tan sólo tus malditas manos funcionaran. No me sorprendió sentir que mi energía se agotaba. Mis manos no habían estado tan frías desde el entrenamiento de los SEAL, y me apoyé en esos recuerdos para empujarme hacia arriba. Una vez más, invoqué los triunfos del pasado para impulsarme. No me permití lamentarme por el hecho de que mi cuerpo había empezado a traicionarme una vez más. Bloqueé esa mierda, y seguí corriendo. De algún modo, lo logré y entré trotando lentamente en el puesto de asistencia del kilómetro 116.3, deshidratado y con frío hasta los huesos.

Sí que estaba oscuro, carajo. Había docenas de equipos de apoyo repartidos en zonas planas de tierra a ambos lados de una carretera de grava en medio de la nada. Mis huesos temblaron, pero sólo durante el tiempo que tardé en registrar lo que estaba ocurriendo y encontrar a mi equipo. Luego, me contuve. No quería mostrar a mi grupo ni un solo ápice de mi estado. Ser parte del equipo de un corredor ya es bastante ingrato. No necesitaba que se preocuparan de nada más allá de prepararme para la siguiente etapa.

Kish era la única que conocía mi enfermedad de Raynaud, y rápidamente le pasó mis guantes térmicos a Jason, un integrante de nuestro grupo, que me los pasó a mí. Supuso que podría ponérmelos yo mismo, pero me vio despegar los finos guantes de los dedos con los dientes y vio que se habían vuelto de un blanco fantasmal. Cuando los dedos de un hombre Negro están tan blancos como la nieve fresca, sabes que algo está realmente jodido. Hizo todo lo posible por meter mis manos heladas en los guantes. Era como vestir a un bebé. Tuvo que forzar cada dedo en su sitio, uno por uno.

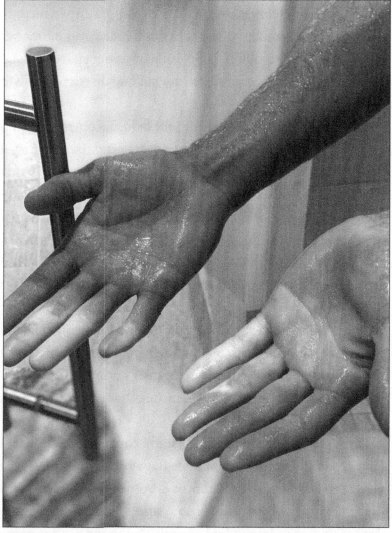

Incluso después de una ducha caliente de diez minutos, mis manos aún mostraban los efectos de la enfermedad de Raynaud.

Mis manos no eran el único problema. Algo en mis pulmones andaba mal. Aunque había tenido problemas respiratorios cuando hacía frío en el pasado, esto era diferente. Archivé esa preocupación y me centré en hidratarme, en conseguir algo de comida y en entrar en calor. Los guantes térmicos —que a estas alturas estaban cubiertos por un par de guantes aún más gruesos— me descongelaron las manos, y supuse que a medida que mi flujo sanguíneo volviera a la normalidad, mis pulmones encontrarían cierto alivio. Todo eso parecía ser cierto, porque en cuestión de quince minutos estaba lleno de energía y listo para volver a la carrera.

Con un marcador corriendo a mi lado, encontré un ritmo y empecé a devorar kilómetros mientras rodábamos por el característico paisaje desértico de roca roja de Moab bajo una infinidad de estrellas. En poco tiempo, entré y salí del siguiente puesto de asistencia, ahora corriendo con mi siguiente marcador por un sendero que se convirtió en un filo de navaja rocoso. Yo me sentía cómodo, pero Joe, mi marcador de esta etapa, se asustó mucho cuando ese sendero bordeó un profundo cráter. Me asomé al borde. Un profundo abismo se tragó el brillo de mi lampara de cabeza. Lo único que pude ver con claridad fue que ahora no era el momento de perder el equilibrio. Nos registramos en el siguiente puesto de asistencia en el kilómetro 164.6, aproximadamente a las veintiuna horas de carrera y en segundo lugar.

Eso no significaba mucho. Estaba corriendo bien, hasta ahora, pero ni siquiera habíamos llegado a la mitad. Volví a pensar en la salida, cuando tantos cabrones estaban eufóricos y emocionados. Me pregunté cómo se sentirían ahora. ¿Agotados? ¿Con frío? ¿Asustados? ¿Seguirían tan motivados como hace 160 kilómetros? Por eso nunca me emociono ni me entusiasmo demasiado al principio de algo difícil. Lo mismo ocurre cuando se trata de controlar mi progreso. Nunca celebro nada en medio de una carrera. Es mejor mantener la calma, centrado en mi propia mierda, y consciente de que no estamos jugando y de que hay fuerzas hambrientas que escapan a mi control esperando a abalanzarse por la espalda sobre mí. Una carrera de 387 kilómetros nunca será un viaje de placer. Si te sientes feliz contigo mismo, lo más probable es que la marea esté a punto de cambiar.

Por eso es tan importante mantenerse humilde y mantener esa CS en todo momento, una lección que volvería a aprender por las malas cuando salimos del puesto de asistencia a la luz de nuestros faros y corrimos por una amplia carretera de grava. Salió el sol mientras corríamos, y con mi nuevo compañero de ruta a cargo de las tareas de navegación y las huellas frescas del líder para seguir, puse el piloto automático. Incluso guardé mi teléfono, el que tenía la aplicación de GPS que había descargado para la carrera. ¿Para qué lo necesitaba si mi copiloto se encargaba de la navegación?

Hay tres requisitos cruciales para mantener un alto nivel de CS. El primero es la percepción aguda. Necesitas ver el entorno con claridad. Eso significa saber dónde estás en el mapa y tener una buena idea de dónde pueden estar los riesgos. A veces, el riesgo puede ser un miembro de tu equipo que no está tan bien organizado como creías.

También requiere una comprensión de 360 grados de la situación actual. Debes comprender todo el panorama y tomarte el tiempo necesario para investigar los puntos ciegos —áreas que de otro modo no podrías haber visto debido al agotamiento o a la poca luz—. También es mejor que tengas un plan para compensar las limitaciones que identifiques.

Por último, está la proyección. Con base en tu percepción y comprensión, ¿cuál será tu estado en el futuro? No puedes tomar decisiones basándote únicamente en el presente. Tienes que pensar como un maestro de ajedrez y elaborar una estrategia de varias jugadas en el futuro. Desgraciadamente para mí, lo jodí todo.

Cuando llegamos a una intersección cerca del final de un largo descenso, mi marcador de ritmo vio e interpretó las huellas y siguió corriendo, y yo le seguí. A los pocos kilómetros, me di cuenta de que esas huellas habían dado la vuelta, pero no le di importancia porque confié en mi marcador y nunca revisé el GPS para confirmar que seguíamos en el camino. Simplemente seguimos adelante.

Kish estaba siguiendo nuestro progreso en su teléfono mediante la tabla de clasificación de la carrera, que actualizaba nuestra ubicación cada cinco minutos. Podía ver que yo estaba flotando cada vez más lejos de los límites, y eso la estresaba. El cuartel general de la carrera también se dio cuenta y, al igual que Kish, envió mensajes y trató de llamarnos durante dos horas y media, pero el teléfono de mi marcador estaba fuera de cobertura y el mío estaba guardado. No sabíamos que el líder de la carrera había hecho el mismo giro erróneo que nosotros, pero su teléfono, de alguna manera, tenía cobertura, y respondió cuando el cuartel general le llamó para alertarle. Por eso esas huellas dieron la vuelta después algunos kilómetros, mientras que nosotros seguimos durante más de dieciséis.

Oct 11	11:25 AM	303.21..	Moab, UT	Incoming, Ca
Oct 11	11:47 AM	239.94..	Moab, UT	Bonita Spg, FL
Oct 11	11:53 AM	615.727..	Moab, UT	Nashville, TN
Oct 12	5:58 AM	530.42..	Moab, UT	Incoming, CL
Oct 12	6:01 AM	850.879..	Moab, UT	Tallahasse, FL
Oct 12	6:01 AM	000.000..	Moab, UT	Voice Mail, CL
Oct 12	6:01 AM	917.602..	Moab, UT	Queens, NY
Oct 12	6:02 AM	850.879..	Moab, UT	Tallahasse, FL
Oct 12	6:02 AM	850.879..	Moab, UT	Tallahasse, FL
Oct 12	6:02 AM	917.602..	Moab, UT	Queens, NY
Oct 12	6:02 AM	850.879	Moab, UT	Tallahasse, FL
Oct 12	6:06 AM	850.879..	Moab, UT	Tallahasse, FL
Oct 12	6:06 AM	530.428..	Moab, UT	Loyalton, CA
Oct 12	6:08 AM	850.879..	Moab, UT	Tallahasse, FL
Oct 12	6:10 AM	850.879..	Moab, UT	Tallahasse, FL
Oct 12	6:11 AM	917.602..	Moab, UT	Queens, NY
Oct 12	6:24 AM	850.879..	Moab, UT	Tallahasse, FL
Oct 12	6:34 AM	917.602..	Moab, UT	Queens, NY

Kish llamaba frenéticamente porque nos desviamos del camino.

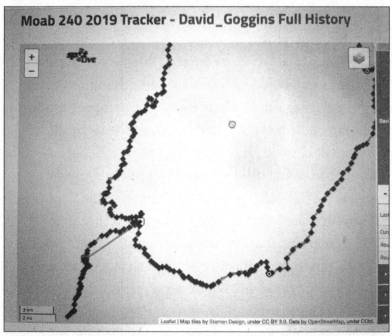

La cola de la curva representa los "kilómetros extra de Goggins", y cada cuadrado representa una actualización de cinco minutos.

Una parte de mí intuía que estábamos perdidos, pero no me di cuenta de que mi marcador de ritmo no había descargado bien la aplicación GPS porque nunca lo comprobé. Las inspecciones sorpresa son una parte habitual de la Escuela de Rangers. Cada candidato debe llevar varios objetos específicos en su mochila a lo largo del entrenamiento, y los instructores de los Rangers son conocidos por pararse y pedir a los candidatos al azar que saquen alguno de esos objetos específicos en cualquier momento. Eso es una inspección sorpresa. Debí haber comprobado el teléfono de mi marcador y haberme asegurado al 100 por ciento de que la aplicación estaba operativa antes de salir del puesto de asistencia. No porque no confiara en él, sino porque eran las cuatro de la mañana y ninguno de los dos había dormido. Cuando vi desaparecer las huellas, perdí otra oportunidad de volver a comprobar que seguíamos en el camino correcto.

No habíamos visto una señal en kilómetros, y ambos nos habíamos quedado sin comida y agua cuando llegamos al siguiente cruce sin señalamientos. Fue entonces cuando su teléfono estalló con docenas de mensajes de texto y llamadas perdidas de Kish. Se detuvo en seco, con el teléfono en la mano y la mirada perdida. Ni siquiera tuvo que decirlo. Sin decir nada, me di la media vuelta y empecé a correr en sentido opuesto.

¿Estaba enfadado? La verdad es que no. El cuartel general había dejado claro que el recorrido no estaba marcado en muchos lugares, por lo que había prestado mucha atención a mi GPS durante los primeros 116.3 kilómetros. Pero en cuanto empecé a correr con mis marcadores de ritmo, lo dejé todo en sus manos, y siempre que me pongo en modo no pensante, fallo. Sucedió en la Selección Delta, y volvió a suceder en Moab. La CS es uno de mis mayores puntos fuertes. Me enorgullezco de leer el terreno, de estar en sintonía conmigo mismo y de marcar las situaciones, y siempre que mi CS baja, cualquier cosa en la que me haya comprometido se desmorona como un karma instantáneo.

Tuve mis razones para dejar el servicio de navegación. Intentaba correr mi carrera directamente sin dormir. Sabía que eso me llevaría más de dos días y medio, y pensé que sería más manejable si todo lo que tenía que hacer era correr y concentrarme en mi forma, nutrición e hidratación para poder superar cualquier barrera de rendimiento y lidiar con cualquier molestia que apareciera. Recordemos que ya había estado corriendo durante veinticuatro horas en el momento en que hicimos ese giro equivocado. Estaba agotado y era un alivio no tener que pensar tanto. Pero nunca hay un momento en tu vida en el que debas ceder a esa mentalidad de piloto automático.

Antes de la carrera, expliqué a mis marcadores de ritmo que su único trabajo era no perdernos, lo que consideraba el peor de los casos. Ahora que estábamos aquí, ¿de qué serviría reventar a mi marcador? Eso habría hecho de esta mala situación algo aún peor. Teníamos que centrarnos en recuperar el rumbo. Además, aún necesitaba su ayuda para terminar la carrera. No podía destruir su confianza y su moral ni poner a los demás miembros del equipo en su contra. Sobre todo porque yo era el culpable.

Nunca debes confiar en otra persona para que te guíe en tu carrera. Tendría que haber utilizado a mi marcador como navegante de apoyo y haber mantenido los ojos en mi propio GPS todo el tiempo. ¡No puedes perderte ningún giro! Y cada vez que pienses que puedes haberte saltado algo, debes detenerte y rebatirlo en ese momento. Debí haber sacado el teléfono y comprobado en la aplicación del GPS cada cinco o diez minutos, si no cada kilómetro, pero me dio pereza porque mi cerebro ansiaba un descanso. Sabía que 387 kilómetros no eran ninguna broma y que exigían dedicación y perseverancia, pero dejé que otra persona navegara por mí y ni siquiera le hice una inspección sorpresa. Podía elegir enfadarme con él si quería, pero la única persona responsable de este desastre era yo.

Demasiados líderes desvían la culpa y señalan a otros con el dedo en lugar de señalarse a sí mismos, pero cuando hacen eso, no se arregla nada a corto ni a largo plazo. Inmediatamente reconocí que fui yo quien permitió que se produjera el peor de los escenarios, y eso me permitió avanzar y afrontar las ramificaciones mucho más rápido. Una vez que se ha cometido un error en el fragor de la batalla, lo único que importa es afrontar las consecuencias con la cabeza despejada. Averiguar dónde, cuándo y cómo salieron mal las cosas es importante, pero todas las evaluaciones deben esperar hasta que la carrera haya terminado. Y ahora, estaba en dos carreras a la vez: Moab 240, y la carrera para llegar a la medicación para la tiroides que me esperaba en el siguiente puesto de asistencia.

Cuando no me tomo la medicación para la tiroides, mi cuerpo se va al carajo. Cuando hace mucho calor, puedo sentir que me estoy congelando. También puede hacer que me sienta lento y perezoso, como si estuviera medio dormido, porque el mal funcionamiento de la tiroides interfiere en el metabolismo. Sabía que tenía horarios fijos para las medicinas, así que ¿por qué carajo no las había llevado conmigo? En el último puesto de asistencia, Kish las tenía en una bolsita lista para llevar, pero yo estaba corriendo muy bien, y aunque sabía que tenía poco margen de error, confiaba en que llegaría a mis medicinas a tiempo dado mi ritmo constante. Estos son exactamente los errores que se cometen cuando se da por sentado que todo va bien, y el crisol del ultra está hecho para exponer todos los giros equivocados y las malas decisiones. Esto se había convertido ahora en una cagada múltiple.

Después de desviarnos un total de aproximadamente veinticuatro kilómetros del camino, un oficial de la carrera llegó en un vehículo a unos tres kilómetros de nuestro giro equivocado. Nos condujeron de vuelta a esa fatídica intersección, que ahora estaba claramente marcada con una señalización para librar a los corredores que venían detrás de mí, pero todavía estábamos a veinticuatro kilómetros del siguiente puesto de asistencia y sin comida ni agua, y yo necesitaba urgentemente mis medicamentos. El cuartel general dio permiso a Kish para que se reuniera con nosotros en el recorrido, pero para entonces mi estado se había deteriorado. Mi temperatura caía en picada, los pulmones me pesaban y sabía que si seguía corriendo, caería en un peligro médico.

Todavía quedaban 217 kilómetros de carrera, y aunque engullí mis medicamentos en cuanto llegó Kish, mi tiroides necesitaba tiempo para restablecerse y que mi temperatura corporal se normalizara. Decidí descansar sin saber cuánto tiempo podría durar ese proceso. Ya había corrido 193 kilómetros. Como era de esperarse, al cabo de una hora, mi cuerpo reaccionó como si la carrera hubiera terminado. Empecé a hincharme y a tensarme mientras mis músculos entraban en modo de recuperación.

Esto sería un obstáculo.

Llevaba años lidiando con mi problema de tiroides. A muchos militares, sobre todo a los de Operaciones Especiales, se les diagnostica hipotiroidismo porque nuestras glándulas suprarrenales son atacadas constantemente durante el entrenamiento y el combate; se han documentado cuarenta mil casos entre 2008 y 2017. Pero yo había vivido con un cóctel de hormonas de lucha o huida desde que era un niño. Las Operaciones Especiales sólo completaron el trabajo de quemar mis glándulas suprarrenales. Una vez que las suprarrenales se desactivan, el cuerpo intenta obtener lo que necesita recurriendo a la tiroides. La tiroides es el órgano principal del sistema endocrino, y cuando se sobrecarga, nuestro metabolismo —el proceso de convertir lo que bebemos y comemos en energía— se ve afectado, lo que puede provocar una cascada de consecuencias.

Gracias en parte a mi régimen de estiramientos, mis glándulas suprarrenales se habían recuperado lo suficiente en los últimos años como para dejar de sobrecargar a mi tiroides, lo que le permitió empezar a curarse. De hecho, resultó que mi episodio de fibrilación auricular en Navidad fue provocado por una dosis de medicación tiroidea más fuerte de lo necesario. Desde entonces, mis médicos y yo habíamos estado experimentando con dosis más bajas. He sido un niño enfermizo toda mi vida. Es imposible saber lo que habría podido conseguir si mi cuerpo hubiera estado sano y completo.

Al final, estuve de baja durante doce horas, y aunque esa cantidad de descanso podría parecer que me ayudaría más adelante en la carrera, en realidad fue todo lo contrario. Cuando volví a la pista, sentía las piernas como si estuvieran hechas de piedra. Así de rígido e inflamado estaba. Y había caído desde el segundo puesto hasta algo así como el octogésimo, que era más o menos el último. Tenía todas las excusas para rendirme: mi suerte se había ido, mi salud estaba comprometida y había perdido mi CS en un momento crucial. Mi carrera estaba completamente jodida, ¡y aún me quedaba más de la mitad de la distancia! Algunos podrían ver esa versión de los hechos y pensar que todo estaba perdido, pero yo sabía por experiencia que las mejores lecciones de la vida no aparecen cuando las cosas van bien. Es cuando todos tus objetivos y bonitos planes se vuelven una mierda que puedes ver tus defectos y aprender más sobre ti mismo.

Debes aprovechar cualquier oportunidad para fortalecer tu determinación, porque cuando la vida te dé un golpe en la boca, necesitarás esa determinación. Por supuesto, saber eso no hace que sea fácil volver a comprometerse cuando todo está jodido. En realidad, salir a correr los últimos 217 kilómetros exigía un nivel de concentración y compromiso que es difícil de encontrar cuando has estado deprimido y sin fuerzas durante medio día. Afortunadamente, ya había estado en situaciones jodidas muchas veces. Sabía qué hacer.

Para empezar, tenía que mantenerme encerrado mentalmente. Mucha gente se cae cuando recibe un golpe, y cuando cae al suelo, pierde todo el impulso. No sólo físicamente, sino mentalmente, porque se sienten humillados; y cuando te sientes humillado, es imposible hacer ningún tipo de progreso. Debemos aprender a absorber los golpes de la vida sin que nos derriben. Porque levantarse de la lona es el paso más duro y largo de todos, ya que luchas por recuperar el impulso. Sí, me había desconectado durante medio día. Sí, todos los objetivos que tenía para Moab 240 habían sido aniquilados. Sí, mi cuerpo era un desastre, pero mentalmente seguía en pie y en la carrera porque no vivo la vida por las mismas razones que casi todo el mundo.

Las recompensas que busco son internas, y si tienes esa mentalidad, encontrarás oportunidades de crecimiento en todas partes. En tiempos difíciles, ese crecimiento puede ser exponencial. No iba a ganar la carrera ni a terminar en un tiempo respetable, pero se me había regalado otra rara oportunidad de ponerme a prueba en condiciones adversas y llegar a ser más. En todo caso, mi deseo de terminar no había hecho más que crecer gracias al desastre que había causado.

Al mismo tiempo, necesitaba aliviar parte de la presión que me había impuesto. La presión viene detrás de grandes expectativas, lo cual es buenísimo porque puede sacar lo mejor de ti, pero hay momentos en los que puede ser más útil descargar la presión. Cuando estás agotado, es vital que mantengas el control de tus pensamientos y emociones para poder tomar decisiones con la mente despejada. Optar por descargar la presión te permite hacerlo.

Cuando la presión es alta, desarrollas una ceguera que limita la perspectiva. Eso está muy bien para ciertas situaciones que exigen una hiperconcentración, pero cuando te dedicas a algo que exige tu máxima resistencia, es mejor ampliar tu perspectiva y tu conciencia para absorber más de la experiencia, lo que permite el máximo crecimiento tanto durante el evento como en los días y semanas siguientes. Además, si dejas que la presión implacable aumente, es probable que te desquicies y empeores una mala situación. Recuerda que el objetivo es siempre completar la misión —sea cual sea— sin remordimientos y con la cabeza despejada, de modo que puedas utilizarla para progresar en la vida.

Cultivar la voluntad de triunfar a pesar de cualquier circunstancia es la variable más importante en la ecuación de reactivación. Tu voluntad de triunfar fomenta la autoestima. Amplía tu percepción de tus propias capacidades, pero es lo primero que perdemos de vista cuando las cosas van mal. Después de eso, rendirse suele parecer la opción más sensata, y quizá lo sea, pero debes saber que rendirte merma tu autoestima y siempre requiere cierto nivel de rehabilitación mental. Incluso si lo que te obliga a renunciar es una lesión o algo que está fuera de tu control, tendrás que recuperarte mentalmente de la experiencia. Una misión exitosa rara vez requiere de un mantenimiento emocional.

Para que tu voluntad de triunfar funcione, tendrás que ser capaz de actuar sin propósito. Ya has oído hablar del propósito, ese escaso ingrediente mágico que es crucial para conseguir una carrera satisfactoria y construir una vida feliz. ¿Y si te dijera que la importancia de encontrar tu propósito está sobrevalorada? ¿Qué pasaría si no existiera tu buen amigo el propósito? ¿Y si no importara qué carajo haces con tu tiempo aquí? ¿Y si todo es arbitrario y a la vida le importa una mierda si quieres ser feliz? ¿Entonces qué?

Todo lo que sé es esto: Soy el maldito David Goggins. Existo; por lo tanto, termino lo que empiezo. Me enorgullezco de mi esfuerzo y de mi actuación en todas las fases de la vida. ¡Sólo porque estoy aquí! Si me pierdo, me encontraré. Mientras esté en el planeta Tierra, no me quedaré a medias. Donde sea que me quede corto, mejoraré porque existo y estoy dispuesto.

Esta es la mentalidad que todos deberíamos tener cuando estamos atascados. Porque cuando estás en la jaula del dolor, debes ser tu propio motivador, tu propio instructor militar. En los momentos oscuros, debes recordarte por qué elegiste estar ahí en primer lugar. Eso requiere un tono atrevido. Cuando estás jodido y buscas más, el único tono que debes permitir dentro de tu cabeza es el tono de un guerrero. ¡El tono de alguien dispuesto a sumergirse en lo más profundo de su propia alma para encontrar la energía que necesita para seguir luchando y prevalecer!

En Moab, mi voluntad para triunfar estaba alimentada por mi futuro. Sabía que la carrera que había planeado correr había terminado, pero, a partir de ese momento, la carrera del próximo año ya había comenzado. Mi nueva misión consistía en esbozar el plan de acción definitivo de esta carrera. Había abierto la válvula de presión, y todo mi equipo estaba renovado y dispuesto a explorar los detalles conmigo. Como futuros atracadores de bancos, maestros del disfraz que vuelven a la sucursal día tras día para memorizar la disposición del lugar, documentar los ritmos del personal e idear un plan de ataque imbatible, catalogaríamos de primera mano los próximos 217 kilómetros para que en 2020 estuviera preparado para reventarlo.

Una vez que retomé la marcha, caminé durante los primeros diez minutos. Mi forma de andar estaba jodida. También lo estaban mis pulmones, pero cuando vi la primera lámpara de cabeza, sentí una pequeña chispa. Después de eso, empecé a añadir presión de nuevo, poco a poco. Mi ritmo aumentó, y mi espíritu competitivo resurgió. Conseguí pasar a dos docenas de personas antes de llegar al puesto de asistencia en el kilómetro 225.

Kish fue la siguiente marcadora, y se lo pasó genial. Llevábamos años corriendo juntos, pero era la primera vez que le tocaba monitorearme en un tramo largo, y lo hizo parecer demasiado fácil. Para ser justos, el terreno era llano y parejo, pero ella tampoco había dormido. Había sido la jefa del equipo todo el tiempo y, sin embargo, corrió como si hubiera dormido toda la noche. Yo había corrido 253 kilómetros en total para entonces (contando los kilómetros fuera del circuito) y estaba metido de lleno en la jaula del dolor; mientras ella revisaba su teléfono, recopilaba videos y vigilaba al equipo. Siempre que me detenía para caminar, ella corría un poco más adelante para esperarme. No intentaba molestarme, pero me lo tomé como un reto y pude acelerar mi ritmo lo suficiente como para adelantar a varias docenas de corredores. Algunos caminaban, otros dormían en el camino o en los puestos de asistencia, contentos de tomarse su tiempo, sabiendo que tenían tres días más para completar el recorrido. La única persona con la que no podía seguir el ritmo era Kish, ¡y eso era lo único que me importaba! Cuando llegamos al puesto de asistencia de la ruta cuarenta y seis, en el kilómetro 269, volvía a estar entre los diez primeros.

Pero no era el momento de celebrar, porque mis problemas

pulmonares seguían ahí. No importaba si corría o caminaba, si estaba de pie o sentado, no podía inhalar una respiración completa. También me congelaba, lo que era una señal de que tal vez mi tiroides no había tenido tiempo suficiente para restablecerse por completo. Me sentía fatal, pero había superado un problema de tiroides y había corrido toda la noche por segunda vez consecutiva. El dolor y las molestias eran de esperarse.

En este puesto de asistencia había más sitios de comida, así que comí hasta llenarme. Cuando salí —unos minutos antes que mi marcadora, quien aún estaba organizando su equipo y no estaba lista para irse— me pregunté si había comido demasiado porque sentía una gran opresión en el pecho. ¿Tenía algún problema digestivo? No podía asegurarlo, así que seguí analizándolo. Llevaba una mochila completamente cargada a la espalda que pesaba lo suficiente como para que la correa del pecho estuviera extremadamente tensa. ¿Quizá era eso lo que impedía que mis pulmones se expandieran por completo? Aflojé la correa y me sentí aún peor.

Aunque ya había llegado más lejos una vez, eso fue en 2007 y en una pista plana de 1,600 metros. Nunca había llegado tan lejos en este tipo de terreno y en estas condiciones, pero me había puesto al límite muchas veces y nunca había sentido nada parecido. ¿Podría ser una crisis de células falciformes? Si lo era, nunca había tenido una tan grave. No podía precisar el problema, pero en el momento en que mi marcadora de ritmo me alcanzó, sentí que algo andaba extremadamente mal.

Se lo conté todo y, mientras me escuchaba contar mi triste historia, no pude evitar pensar en todos los putos llorones que me había encontrado a lo largo de los años y que daban todas las excusas del mundo para no poder terminar lo que habían empezado. La gran mayoría de ellos simplemente buscaban una salida que les permitiera mantener la cabeza alta, como yo cuando dejé el pararrescate. Tomé nota mentalmente de todos esos hijos de puta, recordé los escenarios en los que se encontraban y los guardé bajo llave en mi cerebro. Y aquí estaba yo sonando igual que ellos.

Tanto si se trata de una carrera de once kilómetros como de una de 387, todos sabemos lo que es regatear con nosotros mismos para no tener que hacer lo que dijimos que haríamos. Decimos que estamos sobrecargados de trabajo, abrumados o que simplemente perdimos el interés por completo. Yo nunca cedo a eso porque sé que hay mucha gente allá fuera que no tiene el privilegio de elegir. No pueden correr en absoluto y desearían como el demonio poder hacerlo.

Al mismo tiempo, sabía que no estaba simplemente incómodo. ¡Estaba jodido! Pero correr la Moab 240 había sido mi elección. Permanecer en la carrera había sido mi elección, y fue una bendición que pudiera tomar esas decisiones. Así que, como siempre, continué la maldita carrera. Y a medida que el camino serpenteaba por las tierras de cultivo y se alzaba hacia el cielo y hacia aquellas montañas que parecían pintadas en el horizonte lejano durante todo el día, me recordé a mí mismo por qué quería estar allí. Era por ese segundo de gloria, el mayor subidón de todos los tiempos que golpea y se desvanece como un rayo, pero sólo si consigues encontrar la manera de atravesar todo el dolor, superar hasta el último obstáculo y cruzar la línea de meta.

A lo largo de los siguientes veintiún kilómetros, ganamos 1,070 metros de elevación, y mi ritmo disminuyó drásticamente. En parte se debía a la pendiente, pero también había momentos en los que el terreno era complicado de caminar. En algunos tramos, el sendero estaba cubierto de esquisto, piedras destrozadas y rocas. Era jodidamente inestable, así que me tomé mi tiempo. Y después de dieciséis kilómetros, empecé a sentirme un poco mejor. No me sentía muy bien, digamos, pero mi condición había mejorado, y mi marcador de ritmo, que había estudiado las actuaciones anteriores para medir la intensidad de cada tramo, dijo que estábamos cubriendo esta etapa a un ritmo rápido. Eso me dio esperanzas cuando el sendero se adentró en el bosque alpino, a poco menos de 2,800 metros, y condujo al puesto de socorro de Pole Canyon al anochecer, donde un voluntario preparaba unos esponjosos panqueques y los repartía a todos los que llegaban. Mi equipo me estaba esperando con una pila de panqueques con almíbar y una actualización de la carrera. Había ascendido hasta el octavo puesto.

Aunque mis problemas fueran digestivos, y no estaba del todo convencido de ello, tenía que repostar. Tomé el plato que Kish me extendió y seguí analizando los fallos mientras comía. Le pregunté si había mezclado accidentalmente el polvo equivocado —algo con cafeína— en mis botellas de agua. Tengo una intolerancia a la cafeína, pero Kish lo sabía y me aseguró que eso no ocurrió. Una cosa que todavía no había tenido en cuenta era la altitud, porque aun si subíamos a veces, no estábamos muy alto durante mucho tiempo. Mis pulmones habían estado bien durante Leadville sólo seis semanas antes, y corrí la mayor parte de esos 160 kilómetros por encima de los tres mil metros. El origen de mi problema seguía siendo incierto, y eso me molestaba porque la carrera no estaba ni cerca de terminar. Podía ocurrir cualquier cosa y, efectivamente, poco después de salir del puesto de asistencia, volvieron mis problemas respiratorios.

A los cinco minutos, me detuve y le pedí a Dan, mi marcador para este tramo, que llamara a Kish y le dijera a ella y al equipo que se quedaran en el Pole Canyon por si necesitábamos dar la vuelta. Pero también quería darme todas las posibilidades de caminar entre las llamas. ¿Quizá fueron los panqueques? La última vez, me sentí mejor después de un par de horas, y si podía mantenerme erguido y en el camino, entonces esperaba que estos síntomas pasaran de nuevo.

Un progreso gradual sigue siendo un progreso, me dije. *Un paso es todo lo que se necesita para dar el siguiente.*

Con esto en mente, le dije a Dan que volviera a llamar a Jennifer para decirle que íbamos a seguir adelante y que le avisaríamos si había algún cambio. Continuamos subiendo en la noche hacia el punto más alto de toda la carrera, a 3,200 metros. El protocolo era el siguiente: dar unos pasos, doblar la espalda y apoyarme fuertemente en los bastones hasta que pudiera respirar profundamente para impulsarme hacia delante durante otros tres a cinco pasos, y repetir. No podía respirar en absoluto mientras me movía. Todo eran jadeos y resoplidos. Cada vez que me detenía para respirar, veía a Dan esperándome con una mirada de preocupación.

"Lo siento", jadeé. "Lo siento". Debí decir lo siento cerca de trescientas veces. No sé por qué seguía disculpándome. La mayoría de las veces respondió: "La cima no está muy lejos". Lo cual era bastante cómico, ¡porque yo sabía que no estábamos ni siquiera cerca! Intentaba darme cucharaditas de esperanza, pero la esperanza no me llevaría a la cima. *¡Buen intento, Dan!* pensé para mis adentros.

En la cuarta hora, a unos diez kilómetros del tramo de 26.5 kilómetros —es decir, íbamos al ritmo de un caracol, a unos diecinueve minutos por kilómetro— finalmente me detuve en seco. "Esto está... mal", dije, jadeando. Estaba orgulloso de mí mismo por haberlo intentado, pero seguía sin sentirme mejor. De hecho, mis pulmones habían empeorado mucho, y Dan estuvo de acuerdo en que debíamos salir del recorrido y buscar un médico. Llamó a Kish y le dio la noticia, y vi cómo se le caía la cara ante su respuesta.

"Oye, hombre", dijo después de colgar. Yo todavía estaba doblado por la cintura, mendigando oxígeno. "Odio decirte esto, pero tenemos que salir de aquí a pie".

Me explicó que sólo había dos opciones. La opción uno era descender diez kilómetros, de vuelta al Pole Canyon. La segunda opción era seguir subiendo más de quince kilómetros hasta el comienzo de un camino en el que mi equipo podría reunirse con nosotros. Nada de esto me sorprendió, ya que estábamos en un estrecho sendero. Llevaba toda la noche buscando diferentes rutas que pudieran ofrecer una posible salida, pero no había visto ninguna. La única que vi fue por la que estaba caminando, y sabía que no había forma de que un vehículo, un todoterreno o algo parecido pudiera alcanzarme aquí, en tierra de nadie. También sabía con certeza que no había ningún helicóptero que pudiera sacar mi lamentable culo de esa zona. La única forma de salir era por mis propios medios.

Volver a Pole Canyon no era una opción porque, a pesar de mi miserable estado, no tenía intención de abandonar la carrera. De alguna manera, seguía con ganas, así que, en lugar de perder kilometraje, opté por seguir subiendo. Esto ya no era una carrera. Esto se había convertido en una guerra; y yo estaba herido, pero mantenía la esperanza de que al final el médico me arreglaría y podría seguir luchando.

La noche se cerró a nuestro alrededor mientras recortábamos la distancia poco a poco. En algunos puntos, el sendero era sólo lo suficientemente ancho como para colocar mis pies uno delante de otro. Los precipicios surgían de las sombras sin previo aviso. La respiración seguía siendo una lucha, y no podía dejar de pensar en John Skop, el joven atleta de 1.88 metros y

102 kilos que murió de un edema pulmonar durante mi tercera Semana Infernal.

Adelantaba los pies, me inclinaba sobre los bastones, cerraba los ojos y allí estaba él, con fiebre y tiritando violentamente, sufriendo una neumonía y las últimas fases del edema pulmonar en la cubierta de la piscina. Su piel era casi translúcida, sus ojos estaban vacíos, su respiración era muy superficial, igual que la mía. Parecía frágil como la porcelana, pero no tenía intención de rendirse. Cuando se reincorporó al nado de oruga, estaba débil porque apenas podía respirar, y a los pocos minutos lo encontraron en el fondo de la piscina y no pudieron reanimarlo.

Skop había intentado convertirse en un SEAL a toda costa, y siempre lo respetaré por ello. Yo habría hecho lo mismo. Hay ciertas cosas en la vida que justifican una mentalidad de "incluso si muero". A veces, ese es un punto al que tienes que llegar, pero lo que hay al otro lado de esa montaña tiene que ser algo que desees más que nada en el mundo. Por muy dispuesto que estuviera, terminar Moab 240 no lo valía. Ya había conseguido lo suficiente como para que terminar la carrera no cambiara ni una maldita cosa respecto a cómo me sentía sobre mí mismo, y desde luego no necesitaba morir por ello.

Para entonces, sospechaba que tenía un edema pulmonar de altura (EPA), una condición peligrosa en la que los pulmones se llenan de sangre y plasma. Es una versión de lo que le ocurrió a Skop, y puede ocurrirle a cualquiera en la alta montaña, incluso a montañeros experimentados, a altitudes relativamente bajas. Yo estaba a casi tres mil metros, que no es tan alto, pero como ya había corrido más de trescientos kilómetros, era susceptible a todo.

Cuando faltaban menos de cinco kilómetros para llegar a la cima del monte y al siguiente puesto de asistencia en el kilómetro 324.1, un médico y dos miembros de mi equipo nos encontraron en el camino. Por desgracia no había nada que el médico pudiera hacer por mí. Mis opciones eran seguir caminando hasta el puesto de asistencia o detenerme en el comienzo del sendero, donde nos esperaba nuestro vehículo. Sabía que después del siguiente puesto de asistencia había un largo descenso, y a pesar de que me sentía como la mierda, me preguntaba si mi cuerpo podría recuperarse. Entonces caí en razón.

A menudo me confunden con un masoquista. Algunas personas creen que me empujo más allá del dolor y que asumo riesgos irrazonables por el deporte o el espectáculo, pero eso no es cierto. Me esfuerzo mucho más que la mayoría, pero no lo hago para lesionarme o impresionar a los demás, y seguro que no quiero morir. Lo hago porque el cuerpo y la mente nunca dejan de sorprenderme. No tenía por qué caminar 26.5 kilómetros en mi estado. Los últimos quince me parecieron casi imposibles porque pensé que había alcanzado mi límite físico, pero cuando busqué, encontré más. Siempre que he tenido un reto, siempre que me he visto obligado a buscar recursos adicionales para mantenerme a flote, siempre ha habido más. Por eso vivo sobre el límite: porque esos momentos oscuros son raros, crudos y hermosos. Sin embargo, esa noche me sentía más jodido que nunca, y sabía que cualquier tensión adicional en mi cuerpo podría ser mi punto de ruptura. Cuando llegamos al inicio del sendero, abandoné el recorrido para buscar tratamiento médico, lo que significaba, según las normas, que me daban automáticamente un DNF (Did Not Finish, o No Terminó).

Durante el trayecto hasta el hospital local, perdimos casi dos mil metros de altitud, y empecé a expulsar coágulos de flema marrón. En la sala de urgencias, la doctora me hizo una radiografía de tórax que confirmó que mis sacos de aire estaban llenos de líquido. Sí que tenía EPA. Me comprobó las constantes vitales, me sacó sangre, me administró un tratamiento de oxígeno con un nebulizador de pequeño volumen para abrir los pulmones y me analizó las flemas para ver qué tipo de infección había. Unas horas más tarde, hacia las seis de la mañana, el hospital me dio el alta con un inhalador que me ayudaría a mantener los pulmones abiertos.

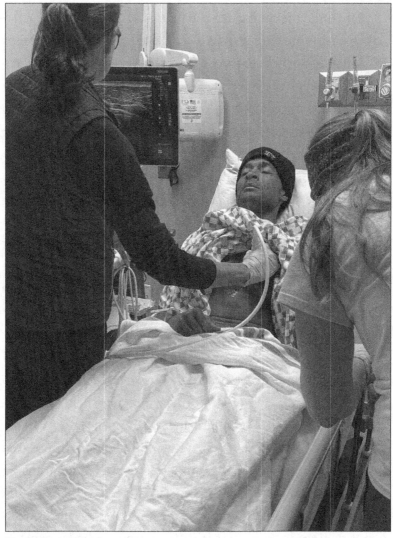

Diagnóstico de EPA.

Cuando Kish y yo volvimos al apartamento que habíamos alquilado, el resto de nuestro equipo estaba ocupado empacando, limpiando y preparándose para el viaje a casa. El ambiente estaba apagado. Esta carrera había sido dura para todos. Mi equipo había luchado contra múltiples contratiempos y soportado un montón de altibajos, y aunque yo estaba orgulloso de haber corrido 346 kilómetros con el cuerpo destrozado y consideraba esos últimos 26.5 kilómetros de marcha lenta algunos de los más duros que había hecho nunca, el hecho de recibir un DNF es una sensación de mierda, y todo el mundo lo sabía.

Al menos me sentía mejor. Por la tarde, había dejado de toser flemas, y mi temperatura corporal y mis niveles de energía habían vuelto a la normalidad, lo que me decía que mi tiroides volvía a funcionar. En el pasado, cuando tuve que soportar los DNF, no hubo una recuperación rápida. Estuve deprimido durante semanas. Esta situación era nueva, y me sacudió la mente.

Hay mucha gente que permanece deprimida durante demasiado tiempo. Puede que hayan estado muy enfermos, y están en recuperación, pero cuando se les pregunta cómo se sienten, actúan como si no estuvieran mejor. De hecho, exageran para dar lástima. Yo no soy uno de esos hijos de perra. En el momento en que sienta que puedo ir a por ello, voy a ir a por ello. En resumen: Estaba luchando con el hecho de que me sentía lo suficientemente bien como para competir y estaba en un condominio en lugar de estar en el circuito.

Una voz en mi cabeza me despertó de mi sueño irregular a las tres de la mañana. Repetía el mismo mantra salvaje una y otra vez. *¡Aún no has terminado, hijo de puta!* Me levanté, con los ojos desorbitados y medio dormido. No había nadie más en la habitación que Kish, y ella estaba tan dormida que parecía muerta. Volví a tumbarme y cerré los ojos, pero la voz volvió. *¡Aún no has terminado!*

Sabía lo que tenía que hacer, pero no tenía ni idea de cómo se lo tomaría Kish. Habíamos hecho las maletas. Dos miembros del equipo ya se habían marchado y los otros dos salían en vuelos en cuestión de horas, pero yo terminaría el trabajo solo si era necesario. Me giré y puse la mano en el hombro de Kish. Ella parpadeó dos veces.

"¿A qué hora se cierra la meta?" pregunté. Sus ojos se abrieron de par en par, como si estuviera viendo crecer un pene en medio de mi frente. Estaba así de desorientada, así que volví a preguntar: "¿A qué hora se cierra la meta?".

Kish sabía que lo que realmente quería saber era si me quedaba tiempo suficiente para correr los últimos sesenta y algo kilómetros. La carrera había empezado cuatro días antes, pero los corredores tenían 110 horas para completarla. Se incorporó y tomó su teléfono de la mesilla de noche. "Tenemos quince horas", dijo.

La forma en que lo dijo tenía algo de naturalidad que alimentaba la llama en mí. Puede que no entendiera por qué seguía aferrándome a esta carrera, pero ella estaba decidida. Estaba conmigo, y eso era lo único que importaba. Nos levantamos. Llamé a los dos miembros de mi equipo que aún estaban con nosotros y les pregunté si estaban dispuestos a posponer sus vuelos un día más.

En pocos minutos estábamos todos en la cocina arreglando nuestro equipo y comiendo algo rápido. El pequeño descanso me había sentado bien, y aunque Moab sólo estaba a 1,220 metros de altura y las cosas podían cambiar cuando volviéramos a la altitud, no estaría mucho tiempo en la zona alta. Sólo había dos kilómetros y medio de subida, y luego un largo descenso de vuelta al pueblo. Pero no confundas mi voluntad de terminar el trabajo con la emoción por volver a salir a correr otros sesenta kilómetros. Ya había corrido 346 kilómetros en los últimos cuatro días, y aunque me sentía lo suficientemente bien como para seguir adelante, mi cuerpo había empezado a recuperarse, lo que significaba que estaba rígido y muy hinchado. Sabía que esto iba a doler.

Antes de salir, Kish llamó a mi médico en casa para asegurarse de que no corría ningún riesgo innecesario. Tras un momento de silencio para considerar con quién estaba hablando y examinar mi grueso expediente médico en su mente, ella dio su visto bueno. "Si empiezas a sentir algún síntoma, por favor, detente inmediatamente, abandona el recorrido y vuelve a una altura inferior", dijo.

En el camino hacia la montaña, se me destaparon los oídos, lo que me recordó la altitud que estábamos ganando. No tenía ni idea de lo que pasaría a 3,200 metros, pero aunque no quería volver a correr, sospechaba que era capaz, lo que significaba que tenía que intentar terminar el trabajo. Completar el mapa es lo que me entusiasmaba, así que en eso me centré.

Kish se estacionó en el inicio del sendero cerca del kilómetro 322, donde yo había dejado el recorrido. No quería perder tiempo en la altura. Mi marcador de ritmo y yo tomamos nuestro equipo y nos dirigimos rápidamente hacia la montaña. Mi equipo se mantuvo en contacto durante esos tres primeros kilómetros para asegurarse de que estuviera en buen estado. Tenía las piernas engarrotadas como piedras y caminaba con paso inseguro, pero mi respiración estaba bien. Aun así, me sentía débil y sin confianza. Este recorrido había sacado lo mejor de mí desde el kilómetro 116, y una parte de mí pensaba que estaba loco o era estúpido por intentar terminarlo. Probablemente ambas cosas.

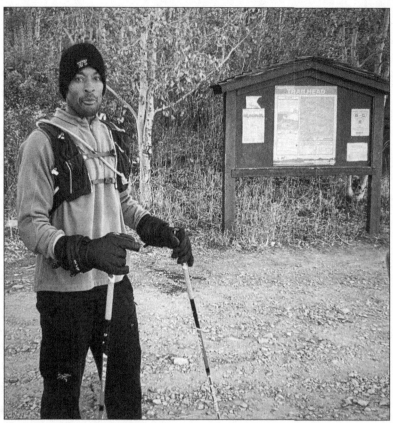

De vuelta en la escena del crimen, kilómetro 322.

Kish nos siguió por la carretera de grava que se dirigía a la cima de la montaña, y con "Going the Distance" sonando a través de las ventanillas abiertas, se puso a nuestro lado y sonrió. Ese himno era un viejo amigo. Habíamos compartido innumerables momentos difíciles, y nunca dejaba de ahogar mi parloteo interno y despertar a mi salvaje interior. Dejé que la música me impregnara y encontré mi determinación para marcar un rumbo que llevaba cuatro días pateándome el culo.

"He vuelto, cabrones", grité, acelerando el ritmo. "¡Creyeron que me tenían! ¡Creyeron que me habían vencido! ¡Fue sólo por un segundo; he vuelto!".

A partir de entonces, todo fue crecimiento. Los siguientes sesenta y cuatro kilómetros fueron los más fuertes de toda la carrera. Alcancé un nivel de conciencia que me permitió correr libre y desmontar y examinar los más de trescientos kilómetros anteriores al mismo tiempo. Con los pies todavía en el mismo terreno donde me había quedado corto, los ojos en las rocas y los árboles que me jugaban malas bromas, y la mente en los puntos en los que la había cagado, fui capaz de completar mi plan definitivo.

Y lo más importante que aprendí mientras descendía hacia las rocas rojas de Moab fue que 387 kilómetros es un campo completamente nuevo, y que mi fracaso se redujo a un fallo fundamental en mi estrategia. Había perfeccionado la distancia de 160 kilómetros. Sabía el equipo que necesitaba y cómo gestionar la distancia con la mente, pero eso resultó irrelevante en Moab. Las carreras de 160 kilómetros tienen puestos de socorro cada diez o quince kilómetros. En Moab, los puestos de asistencia solían estar separados por varias horas. Todas menos una de las docenas de carreras de 160 kilómetros que había corrido tenían recorridos bien marcados, así que no había necesidad de priorizar la navegación. Me presenté como si ésta fuera una carrera más, pero era un escenario totalmente diferente, y ese único error dio lugar a una cascada de pequeños errores que la distancia magnificó hasta convertirlos en una catástrofe.

El año que viene, Moab 240 sería en parte una carrera y en parte una misión militar. Imaginaría el peor escenario posible y trabajaría a partir de ahí para que, pasara lo que pasara, tuviera un plan para seguir siendo competitivo. Me di cuenta de que cuanto más lejana fuera la distancia, más debía tener todos los detalles marcados. No habría espacio para correr riesgos con el equipo o los medicamentos. Tenía que llevarlo todo conmigo.

No podía contar con cruzar grandes distancias entre los encuentros con mi equipo de forma puntual. Tenía que comprobar y hacerles revisiones sorpresa a mis marcadores de ritmo, actualizar mi teléfono y tener un medio de comunicación auxiliar a la mano. Normalmente, me gusta ser invisible y estar fuera de la red cuando hago carreras de sendero, pero el año siguiente haría una excepción porque eso es lo que exige el recorrido. Repasé decenas de pequeños ajustes en mi mente mientras volaba cuesta abajo, con los pulmones en plena forma, la zancada eficaz y potente.

Y me recordé a mí mismo que en todas y cada una de las evoluciones de la vida, nunca quieres ser la razón principal de una misión fallida. Nadie quiere despertarse después de la carrera deseando haber estado mejor preparado. Si algo te sorprende en cualquier cosa que intentes realizar hoy en día, con tanto conocimiento gratuito al alcance de nuestra mano, es porque no te preparaste lo suficientemente bien, y no hay excusa para ello. Las misiones pueden fracasar por docenas de razones, lo cual está bien. Asegúrate de que ha sido algo que escapa a tu control —un acto de Dios o de la Madre Naturaleza— lo que te ha impedido alcanzar tu objetivo. Entonces, elabora tu plan definitivo e inténtalo de nuevo.

Mientras corría desde un sendero para bicicletas hacia las calles de la ciudad de Moab, sabía que llegaría a la meta antes de la hora de cierre, pero como ya me habían dado un DNF, no tenía derecho a cruzar la línea de meta oficial. Para mí, eso tendría que esperar hasta el año siguiente. Encontramos una alternativa digna: un poste de teléfono cualquiera, uno de los varios que hay en una carretera muy transitada.

Mientras el tráfico pasaba a toda velocidad, troté por el arcén hasta que mi kilometraje total ascendió a 410 —incluyendo los

387 kilómetros oficiales y esos veinticuatro kilómetros no oficiales. No levanté los brazos ni celebré, y nadie pareció darse cuenta de que un hombre terminaba lo que había empezado, pero sentí una profunda satisfacción. No hubo fanfarria, pero sí gloria, y todo estaba en mi interior.

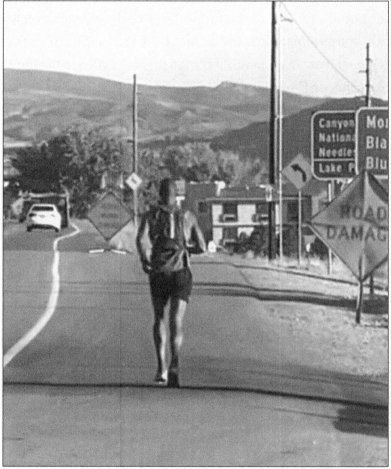

Mi línea de meta Moab 240, 2019. Pura gloria interna.

Desde fuera, mi Moab 240 fue un desastre. Me perdí, casi me congelo el culo y tuve múltiples colapsos médicos. Me salí de la ruta dos veces. Fue un caos, pero lo considero una de mis cinco mejores actuaciones porque nunca debí haber completado esa distancia en el tiempo permitido. Pero lo hice. Sí, el marcador seguía diciendo Moab 1, Goggins 0, pero me fui de Utah con un precioso regalo.

A diferencia de lo ocurrido en 2018, cuando tenía tantas dudas, sabía exactamente dónde estaría dentro de doce meses: de nuevo aquí. Requeriría un largo año de duro entrenamiento y el compromiso de estudiar mi plan como un libro de texto. Que así fuera. Esta maldita carrera no había visto lo último, ni lo mejor, de David Goggins.

EVOLUCIÓN NO. 6

Las mentes pequeñas y las personas débiles matan a los grandes sueños. Puede que tengas objetivos claros y que trabajes en ti mismo cada día, pero si tienes a tu alrededor a la gente equivocada, es muy probable que te estén absorbiendo la vida y asegurándose de que no vayas a ninguna parte.

Cuando selecciono a mi equipo, no busco corredores de élite que marquen el ritmo por mí. Busco individuos con mentalidad de trinchera. De los cuatro hombres que se unieron a Kish y a mí en Moab, sólo uno había hecho un ultra antes, y otros dos apenas corrían treinta kilómetros a la semana, pero no los elegí por su capacidad para correr; todos me entendían. Apreciaban mi mentalidad, sabían hasta dónde estaba dispuesto a llegar y tenían la voluntad de hacer lo que fuera necesario para que lo lograra. Mi éxito en esta carrera era su única prioridad. Cuando les dije que volvería a salir para terminar el trabajo, nadie se sorprendió. Habían estado conmigo todo el día, sabían que me encontraba mejor y, lo que es más importante, saben quién carajos soy. Esperaban que intentara terminar. Cuando llamé a sus puertas a las cuatro de la mañana, ya estaban casi preparados para el viaje, con una mirada que decía: "¿Por qué carajos tardaste tanto?".

En el lenguaje militar, la trinchera es una posición de combate. En la vida, es tu círculo de confianza. Son las personas de las que te rodeas. Conocen tu historia y son conscientes de tus objetivos futuros y de tus limitaciones pasadas. Pero como es una posición de combate, una trinchera puede convertirse fácilmente en tu tumba. Por tanto, es crucial que tengas cuidado con quién invitas a entrar. Tanto si estás en la guerra, como si compites en un juego o te esfuerzas en la vida, nunca querrás a alguien en tu trinchera que carezca de fe o que intente apartarte de todo tu potencial dándote permiso para que te des por vencido, para que alces la bandera blanca cuando la situación se ponga de la mierda.

Quieres al marido o a la esposa que, cuando pospones el despertador en una gélida mañana de invierno antes del amanecer, te sacuda para que no te saltes tu maldito entrenamiento. Que cuando estás a dieta y te quejas de lo aburrido que es comer los mismos alimentos insípidos cada día, te recuerda todos los progresos que has hecho, el cúmulo de trabajo duro que has realizado, y come felizmente los mismos alimentos insípidos junto a ti. Que cuando dices que estás cansado de tanto estudiar hasta tarde, se queda ese tiempo contigo para ayudarte a estudiar.

Quieres el tipo de equipo que, cuando estás sufriendo en el camino, se inspira al ser testigo de tu lucha. Saben que es una prueba de tu esfuerzo. A su vez, su negativa a renunciar a ti sólo puede inspirarte para aprovechar las reservas que habías olvidado que estaban ahí y dar más. Saben que el único momento para retirarse y alejarse es cuando se han agotado todas las opciones. Aunque eso signifique otra noche de insomnio o un cambio de horario de última hora. Cuando esos son los cabrones que están en tu trinchera, ¿cómo puedes no seguir luchando?

La mayoría de la gente no tiene un proceso de selección para su trinchera. Invitan a todos los viejos compinches y parientes cercanos automáticamente. Como si haber crecido con alguien fuera la mejor cualificación para ser miembro de la trinchera. Los viejos amigos son estupendos y una historia compartida se respeta, pero no todas las personas que llevan mucho tiempo en tu vida velan por tus intereses. Algunos se sienten amenazados por tu crecimiento, debido al impacto que tiene sobre ellos. Algunos buscan un amigo que les haga compañía en sus vidas de medio pelo.

Para poblar tu trinchera con las personas adecuadas, primero debes saber quién eres como individuo. Eso significa deshacerte de los viejos sistemas de creencias —conceptos rancios del mundo y de tu lugar en él— que ya no te sirven y los hábitos y el estilo de vida que has dejado atrás conforme has madurado. Cualquier idea o interés que te hayan inculcado otros, ya sea tu familia, tus compañeros o tu cultura, debe examinarse conscientemente para que puedas ver su falsedad y descubrir tu propia y única individualidad. Para la mayoría de la gente, éste es un proceso lento y orgánico que puede llevar años, si es que ocurre, pero si le pones intencionalidad, la individualización puede acelerarse. Una vez que descubras quién carajos eres, el mundo empezará a entregarte cajas sorpresa llenas de oportunidades que te servirán para tu misión.

Además de experiencia en comer y fumigar cucarachas, hice mucha búsqueda después de dejar la Fuerza Aérea a los veinticuatro años. Buscaba mi lugar en el mundo y me revestí de diferentes personas y subculturas. Exploré la posibilidad de convertirme en luchador. Me metí en el levantamiento de potencia y pensé en competir en ese deporte, pero no fueron opciones honestas. No ardía en deseos de luchar o levantar pesas en un escenario. Lo único que sabía era que ya no quería ser David Goggins. Quería ser el hijo de puta más duro de la historia. El problema era que no sabía ni cómo carajos se veía uno de esos.

Me aterraba admitirlo ante cualquiera, incluso ante mí mismo, porque en aquel momento estaba fuera de forma, tenía un trabajo mal pagado y vivía muy por encima de mis posibilidades. ¿Cómo demonios se pasa de eso a ser un duro hijo de puta? No tenía ni idea, y me preguntaba si estaba delirando. ¿Quién carajos me había dado derecho a tener un sueño tan ambicioso? Incluso yo pensaba que sonaba ridículo. Pero por muy absurdo que me pareciera, no dejé de lado ese sueño. Dejé que permaneciera en el fondo de mi cerebro. Entonces, un día, llegó una caja sorpresa en forma de documental de los SEAL de la Marina. Y ahí estaba. Por fin encontré un punto de partida que podría llevarme al territorio de los duros hijos de puta. Mi sueño ya no parecía un delirio. Se sentía posible.

Mi evolución había comenzado, pero a medida que mi futuro de SEAL de la Marina se materializaba durante los meses siguientes, aprendí que cuando cambias, no todo el mundo en tu vida estará a favor. Encontrarás una gran oposición, y será un maldito dolor de muelas. Sin importar dónde mirara, me encontraba con familiares, amigos y compañeros de trabajo que se resistían a mi evolución porque adoraban al culo gordo que rociaba veneno en Ecolab y sorbía batidos de chocolate. Con 136 kilogramos de peso, les hacía sentirse mucho mejor consigo mismos, que es otra forma de decir que me estaban frenando.

Años más tarde, me enteré de lo común que es ese tipo de cosas. La mayoría de los hombres que recluté para los SEAL me confesaron que sus esposas, novias o padres estaban totalmente en contra de algo que querían más que nada en el mundo. Eso puede ser extremadamente estresante. Cuando te esfuerzas por ser tú —especialmente cuando implica sobrepasar tus límites de dolor y sufrimiento o sacrificar la vida y las extremidades— no necesitas distraerte intentando hacer feliz a todo el mundo al mismo tiempo. Cuando tienes un conflicto de este tipo, tu diálogo interno se vuelve contraproducente, y cuando llegan esos momentos de verdad y la necesidad de renunciar se vuelve ruidosa, ese conflicto interno puede ser lo que te convenza de rendirte.

Cuando tomé por primera vez la decisión de intentar convertirme en un SEAL de la Marina, la única persona en mi trinchera era mi madre. Ella sabía lo que suponía y se sumó inmediatamente. No vi ningún miedo en sus ojos. Aunque estaba preocupada por mí, creía aún más en lo que estaba haciendo, y eso me permitió entrenar y luchar con la cabeza despejada y la máxima concentración. Años después, cuando corrí en Badwater, ella estaba en mi equipo. Caminé 160 de esos 217 kilómetros, y cuando los tábanos me atacaban y yo sufría en el calor, ella salió del vehículo de apoyo, sollozando. No porque yo estuviera sufriendo, sino porque estaba orgullosa de mí. Porque estaba superando todo como un maldito guerrero.

No todos los amigos y seres queridos reaccionan así cuando cambias y te comprometes con el crecimiento perpetuo. Algunos se sienten realmente ofendidos, y no necesitas ni quieres sus voces en tu cabeza. Lo cual es una bonita forma de decir que puede que tengas que cagarte en algunos hijos de perra a lo largo del camino. Con quién te juntas y hablas a diario es importante. Por eso, para las personas que se recuperan de las drogas y el alcohol, seguir saliendo con la gente con la que solían ir de fiesta no es una fórmula satisfactoria si quieren mantenerse sobrios. Cuando evolucionas, tu círculo de confianza debe evolucionar contigo. De lo contrario, puede que detengas inconscientemente tu propio crecimiento para evitar superar y perder el contacto con las personas que significan mucho para ti, pero que no pueden salir contigo.

Cuando no hay nadie a tu alrededor que comprenda o crea en tu misión, debes convertir tu trinchera en una posición de combate de una sola persona. Eso está bien. Siempre es mejor luchar solo hasta que puedas encontrar personas lo suficientemente fuertes como para librar la batalla contigo. No hay tiempo que perder intentando cargar un peso muerto mientras subes cuesta arriba una colina. Yo he pasado por eso muchas veces, y debes aguantar hasta que lleguen los refuerzos, aunque eso tome años. La soledad puede ser difícil y agotadora, pero prefiero que te quedes solo a que te arrastres fuera de tu trinchera y vuelvas a caminar por territorio conocido, a los brazos de las mismas personas que amaban al antiguo tú y que nunca se sintieron cómodas con tu transformación.

¿Significa que tienes que acabar con todas las relaciones o romper todos los lazos? No, no necesariamente. Pero quienes dudan deben ser mantenidos a raya, y todos los de tu círculo de confianza deben aceptarte por lo que eres y por lo que quieres llegar a ser. Esto puede requerir un periodo de adaptación, y es comprensible. Pero en un plazo razonable, los hombres y mujeres de tu trinchera deben, con sus palabras y acciones, darte permiso para ser tú.

En 2018, justo antes de recibir mi premio VFW, me di cuenta de lo mucho que no soportaba estar retirado. Pasé horas llamando a viejos amigos y a nuevos contactos en el Ejército, buscando una forma para volver a entrar. Consideré la posibilidad de enlistarme de nuevo en pararrescate, pero al recordar lo mucho que me gustaba la Escuela de Rangers y la Selección Delta, pensé que podría encajar mejor en el Ejército, así que ya se sabía que me enlistaría como soldado de cuarenta y cuatro años. Un reclutador no tardó en ponerse en contacto conmigo. Estaba convencido de que podría conseguirlo, pero eso significaba trasladarse a una base del Ejército en medio del quinto infierno para el entrenamiento.

A Kish no le hizo ninguna gracia. Había trabajado duro y pateado traseros en el mundo corporativo durante veinte años, y no esperaba vivir en una base del Ejército o sus alrededores en ese momento de su vida. Joder, seguro que no esperaba que rechazara docenas de lucrativas propuestas como conferencista para prepararme para una tercera etapa en el Ejército. Para entonces, ya ganaba más dinero por una o dos horas de charla en público que lo que ganaría en un año como soldado raso.

Me encontré caminando sobre la incertidumbre, preguntándome si la mujer que amaba querría quedarse conmigo. Al mismo tiempo, sabía que vivir mi vida conforme a las ideas de otra persona es una receta para la miseria. Al final, por varias razones, no volví a enlistarme. En su lugar, me dediqué al combate contra los incendios forestales. Mi misión no había cambiado. Estaba, y aún lo estoy, intentando convertirme en el hijo de puta más duro de la historia. Eso no es una cuestión ego. Es una forma de vida. Puede ser descabellado e incluso inalcanzable, pero sigo al servicio de esa visión.

Si avanzamos unos años, Kish ya está definitivamente capacitada para la trinchera. Ahora es ella la que bloquea por completo la temporada de incendios, y rechaza todas las peticiones de discursos que llegan para esos meses sin ni siquiera preguntarme, porque entiende exactamente quién soy y a qué me dedico. Sabe cuáles son mis prioridades y las apoya plenamente sin cuestionarlas. Admira que me sienta realizado haciendo cosas que la mayoría de la gente rehúye y que el atractivo del dinero y la fama no me aportan absolutamente nada, sino que me hacen sentir vacío. Quiere que encuentre lo mejor de mí.

Yo estoy programado de la misma manera. Cuando Kish me confió que quería correr un maratón por debajo de 3:25, la ayudé a entrenar y a elaborar una estrategia, y logró su objetivo con un tiempo de 3:21 en Filadelfia. Cuando mencionó la posibilidad de presentarse a la Facultad de Derecho, al día siguiente recibió en la puerta un paquete de libros para el LSAT (examen de ingreso a la facultad de derecho).

Nunca me digas que quieres correr una maratón, porque te apuntaré a una carrera, supervisaré tu entrenamiento diario y correré esa mierda contigo. Si me dices que quieres ser médico, seré el cabrón que te inscriba en la facultad de medicina mientras duermes, y te despertarás con una clase a primera hora de la mañana. La mayoría de la gente no puede soportar ese nivel de intensidad. Pero ese es el tipo de respaldo que quiero. El tipo que viene con una expectativa de esfuerzo y exige horas, semanas e incluso años de trabajo duro. Porque eso es exactamente lo que se necesita para cumplir las altas ambiciones y, lo que es más importante, para descubrir de qué eres realmente capaz.

> ¿Quién está en tu trinchera? ¡Etiquétalos y diles por qué! #MentalidadDeTrinchera (#FoxholeMentality) #NuncaTerminar (#NeverFinished).

CAPÍTULO SIETE

EL AJUSTE DE CUENTAS

En cuanto regresé a casa de Moab, salí a correr. Así de pronto estaba en marcha el entrenamiento para la carrera del próximo año, ¡y yo estaba hecho lumbre! Desde hace mucho correr se había vuelto como respirar para mí. No era un pasatiempo; era casi un maldito reflejo biológico inconsciente. Tenía que hacerlo. No lo disfrutaba necesariamente, pero me di cuenta en esta salida inicial a correr de trece kilómetros que este período de entrenamiento iba a ser muy diferente por alguna razón. Podía sentir el fuego. Día tras días, no podía esperar para perseguir encabronadamente mi objetivo, y entrenaba con insensato desenfreno.

Mi mente me seguía el paso como nunca. No se trataba meramente de cumplir con un requisito, esto era redención hecha y derecha. El buen estado físico que obtendría también me beneficiaría en el único otro evento importante en mi radar para el 2020, la temporada de incendios forestales en Montana.

Pero en abril del 2020, unas cuantas semanas antes de que tuviera que reportarme para el trabajo en Missoula, mi rodilla izquierda se inflamó como un globo de agua. Mis rodillas me habían dado problemas periódicamente desde el entrenamiento SEAL de la Marina, y no estaba muy preocupado al comienzo. Había estado entrenando duro y supuse que se debía a un sobre esfuerzo y no a una lesión. Ignoré la incomodidad y corrí durante días, aguantándome el dolor. Mi cuerpo había estado compensando enfermedades y lesiones por tanto tiempo que asumí que era sólo cuestión de una temporada hasta que mis cuádriceps estabilizaran mi articulación de la rodilla y el dolor se desvaneciera en el trasfondo. Pero más bien empeoró.

A regañadientes, cambié la mayoría de mis kilómetros corriendo en la calle por unas cuantas horas diarias en la elíptica. Sin embargo, combatir incendios exige una variante particular de aptitud física para el mundo real. A fin de prepararme para las infames caminatas con mochilas cargadas con equipo de 50 kilos que me esperaban en Montana, hacía senderismo por las rutas locales cargando 45 kilos en mi espalda un par de veces por semana. Era demasiado tarde para zafarme de combatir incendios. Le había dado mi palabra a la directiva y estaba determinado a sostenerla, pero para el final del mes, mi rodilla izquierda tenía el doble de su tamaño normal y me punzaba día y noche. Tres días antes de dirigirme al Norte, opté por realizarme una resonancia magnética para saber exactamente con qué carajos estaba lidiando.

La técnica que realizó mi resonancia me reconoció y, antes de salir, le pregunté si podía decirme cualquier cosa sobre mi estado. Los técnicos no tienen permitido discutir lo que ven con sus pacientes ni intentar analizar las imágenes, pero ella agitó la cabeza, y su expresión sugería que estaba jodido.

"Mira", dijo ella, "hay muchas cosas sucediéndote en esa rodilla".

"¿A qué te refieres con eso?".

"Quiero decir que por lo pronto no estarás corriendo ni yendo a esos triatlones que te gustan".

Quería decirle que había corrido dieciséis kilómetros antes de llegar a ese maldito consultorio de radiología pero me mordí la lengua porque sospechaba que ella tenía razón. Descargué los resultados en una habitación de motel en Idaho donde nos detuvimos para descansar por el largo viaje. El reporte oficial confirmaba múltiples desgarros en los meniscos medial y lateral, un esguince de ligamento cruzado posterior, ruptura general del cartílago y artritis, daños en la punta inferior de mi fémur, un quiste de Baker gigantesco detrás de la rodilla, y, encima de todo esto, un desgarro parcial del ligamento cruzado anterior. En términos llanos, mi rodilla estaba jodida de ocho formas diferentes.

```
               2020-05-01 23:16:40 (GMT -00:00)    Page 2/2

1. There is a complex tear in the posterior horn of the medial meniscus. Intrasubstance degeneration in the
anterior horn of the medial meniscus
2. There is a tear of the inferior articular surface of the anterior horn of the lateral meniscus. There is also
intrasubstance degeneration in the anterior and the posterior horns of the lateral meniscus.
3. There is an osteochondral defect in the medial femoral condyle. There is no free floating fragment
4. Partial tear of the anterior cruciate ligament
5. Sprain of the posterior cruciate ligament
6. Partial tearing of the medial and lateral retinaculum
7. Patella alta
8. Sprain of the quadriceps tendon. Tendinopathy of the patellar tendon
9. Tenosynovitis of the popliteus tendon
10. Suprapatellar joint effusion
11. Popliteal cyst
12. Lobulated cyst surrounding the posterior cruciate ligament
13. Soft tissue edema in the medial aspect of the knee
14. Moderate arthropathy of the knee
```

Resultados de la resonancia magnética en mi rodilla izquierda. Mayo de 2020.

Las noticias eran desmoralizantes. El sentimiento de un día de trabajo honesto es el mejor sentimiento que jamás tendré en mi vida y, por casi un año, había estado esperando con ansias regresar a las montañas para seguir luchando con un equipo de bomberos forestales. Ya habíamos apartado cinco meses y había declinado todos mis compromisos como orador para ese período, y ahora, mi temporada parecía arruinada. Esa noche, mientras estaba acostado pero aún despierto, Kish me recordó que todavía nos quedaban dos semanas antes del día uno del entrenamiento y que conocíamos a un innovador fisioterapeuta de treinta y cinco años radicado en Missoula, donde habíamos rentado un departamento tipo estudio para el verano.

La especialidad de Casey era trabajar con atletas de clase mundial y estaba a menudo de viaje con un famoso jugador profesional de tenis —de hecho, lo conocimos en un campeonato en Roma en el 2019— pero debido a la pandemia de coronavirus habían suspendido el tour; estaba de vuelta en casa revisando pacientes y fue capaz de hacerme un espacio en su agenda. Dos semanas obviamente no era suficiente tiempo para sanar mi rodilla, pero yo no necesitaba estar al 100 por ciento. Si él me ayudaba a mejorar aunque fuese sólo un 10 por ciento más, eso podría ser suficiente.

Dos días más tarde, entré cojeando al consultorio de Casey en donde 120 mililitros de líquido sinovial ensangrentado fueron extraídos de mi rodilla. Suficiente para llenar múltiples viales. Era como ver un juguete inflable empequeñecer hasta convertirse en una cáscara arrugada después de que todo el aire se le hubiera escapado, y era evidente que a la articulación le quedaba muy poca integridad estructural. Mi rango de movimiento era jodidamente anormal. La parte baja de mi pierna izquierda se movía como un maldito péndulo, casi hasta alcanzar los cuarenta y cinco grados de cada lado, mientras que la rótula flotaba como un disco en una mesa de hockey de aire.

Durante las siguientes dos semanas, pasé de cuatro a cinco horas diarias con Casey siguiendo un régimen de terapia de masajes, rehabilitación del rango de movimiento y un tratamiento llamado "punción seca", el cual es similar a la acupuntura. Me pico con más de doscientas de esas malditas cosas. Era un jodido alfiletero de tamaño humano. Drenamos la rodilla dos veces más para asegurarnos y, mientras era sometido a todo género de locos procedimientos que Casey se inventaba, lo único que podía hacer era tener esperanza.

Esperaba que algo pudiera funcionar. Esperaba que Casey pudiera descifrar el código esqueleto-muscular para sanar mi endeble rodilla. Que sus agujas tuvieran el poder de no sólo reducir la inflamación sino de reconectar ligamentos desgarrados y desgastados y hacer que el cartílago creciera de nuevo. Más que nada, esperaba que no nos pidieran cavar en la ladera de una pendiente empinada. Podía arreglármelas con el dolor y tenía suficiente estabilidad para caminar derecho sobre el terreno plano, pero el movimiento lateral de cualquier tipo, en especial sobre terreno disparejo, sería imposible. Por desgracia, Montana no es conocida por tener una abundancia de terreno plano y, como sabemos, la esperanza no es un punto de anclaje. En otras palabras, como sabrás, yo estaba al tanto de que estaba jodido. Pero sin importar esto, me presenté temprano a la primera mañana de entrenamiento.

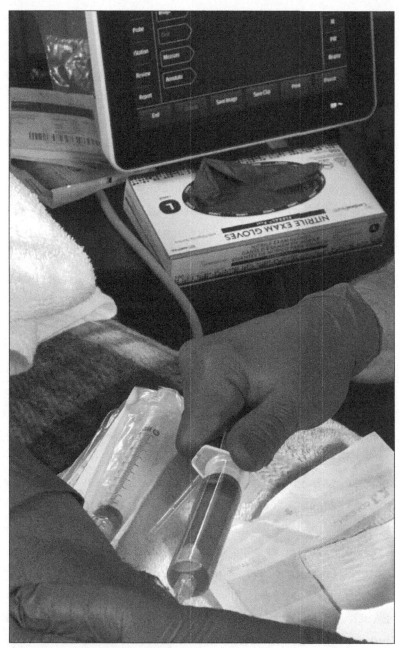

El primero de muchos drenados en mayo de 2020.

Mi temporada de incendios del 2020 terminó en una excavación de toda la noche. Nos adentramos con nuestras mochilas en las boscosas montañas al norte de Missoula, donde soporté el dolor por cinco horas mientras luchaba por encontrar un punto de apoyo estable para pararme. Usaba piedras y leños para soportar mi débil pierna izquierda mientras cavaba la tierra con mi Pulaski. Por la noche, a medida que nos acercábamos a la cima de una pendiente, me paré sobre un resbaloso tronco cubierto por hojarasca. Mi pierna izquierda se dobló en dos direcciones al mismo tiempo, mi rodilla tronó y, como uno de esos acorazados imperiales de la *Guerra de las Galaxias*, colapsé en un montículo retorcido. Por un solo y agonizante paso en falso, mi destino estaba sellado.

Más tarde esa noche, los ojos se me llenaron de lágrimas por el dolor cuando el doctor de la sala de urgencias reacomodó mi rótula dislocada. El ortopedista que realizó las resonancias magnéticas en mis dos rodillas al día siguiente me dijo que, en su opinión profesional, tenía las rodillas de un hombre de noventa años, lo cual sólo confirmaba exactamente como me sentía. Me insinuó que una cirugía de reemplazo de rodilla estaba en mi futuro próximo y me instruyó tomarme varios meses de descanso. Estaba en un mal estado, y tenía que aceptarlo, pero justo como la noche anterior, no permití que las noticias o el dolor se quedaran por mucho tiempo en mi mente. Las situaciones desafortunadas nunca duran, pero sabía que una mala actitud siempre permanece y puede volver cualquier contratiempo en una caída en picada.

La única cosa más contagiosa que una buena actitud es una mala actitud. Entre más tiempo habitas en lo negativo, más débil te sientes, y esa debilidad infecta a aquellos que te rodean. Sin embargo, lo contrario también es cierto. Sabía que si podía controlar mi actitud y redirigir mi atención, ganaría control sobre la situación entera. Estaba decepcionado, pero no estaba sorprendido de que mi rodilla se hubiera rendido. Ahora, dependía de mí aprender todo lo posible de este contratiempo, adaptarme y seguir adelante.

Es una ley natural no escrita del universo: serás puesto a prueba. Serás abofeteado en la puta cara. Un huracán tocará tierra sobre tu cabeza. Nadie puede evitar esto. Aun así, no se nos enseña formalmente cómo manejar las adversidades inesperadas. Tenemos educación sexual, simulacros de incendios, simulacros de tiradores activos y enseñanza sobre sobre los peligros del alcohol y las drogas, pero no hay lecciones para cuando se te acaba de caer el mundo encima. Nadie te enseña cómo pensar, actuar y moverte cuando la decepción, las malas noticias, los errores y el desastre inevitablemente atacan. Todos los consejos llegan como una inundación cuando ya estamos noqueados sobre la lona. Lo cual quiere decir que depende de ti cultivar tu propia estrategia y tener la disciplina para ponerla en práctica.

La mía es simple. No importa lo que la vida me lance, yo le digo "recibido". La mayoría de la gente cree que "recibido", simplemente significa, "orden aceptada". Sin embargo, en el Ejército, algunas personas le otorgan al término "recibido" un poco más de intención al definirlo como, "aceptado, orden dada, esperen resultados". Cuando se usa de esta forma, es mucho más que simplemente el reconocimiento. Es un acelerador. Se brinca al cerebro analítico y estimula la acción porque, en algunos casos, pensar es el enemigo.

No estoy sugiriéndote que debas seguir cada orden como un robot. Después de que has sido noqueado, es importante tomarte un tiempo para comprender qué pasó y hacer una estrategia para avanzar, pero también debes entrar en acción. Si te mantienes estancado, repasando exhaustivamente el naufragio, puede que averigües que has sido tragado por él. Todos amamos las historias de revancha porque nos enseñan que los obstáculos tienen el poder de propulsarnos hacia nuestros más grandes éxitos, pero tu destino depende de tu enfoque. Después de una lesión o un fracaso, tu mente quiere ya sea dar vueltas pensando demasiado o recaer en el entumecimiento y la complacencia, y requiere práctica provocarle un cortocircuito a ese proceso.

"Recibido" es el boleto de regreso a tu vida, sin importar lo que pase. Puede que seas despedido, menospreciado, reprobado, echado o terminado. Puede que seas un joven acosado y estresado, un veterano con sobrepeso y sin prospectos, o simplemente te han dado un par de muletas y te han dicho que te sientes en los márgenes por el tiempo que sea necesario hasta sanar. La respuesta siempre es "recibido, cabrones". Grítalo a todo pulmón. Diles que has oído todo lo que tienen por decir y que pueden esperar de regreso tu mejor esfuerzo. Y no te olvides de sonreír. Una sonrisa que les recuerde que eres más peligroso cuando estás arrinconado. Así es como tú respondes a un contratiempo. Es la manera más eficiente de lidiar con la adversidad y salir airoso.

Casey había escuchado lo que sucedió, y asumió que estaría desmoralizado, pero cuando entró a su consultorio después del almuerzo, yo ya estaba ahí, haciendo flexiones, con mi rodilla inmovilizada en una férula de aire, mis muletas reclinadas contra la pared trasera. Había tenido suficiente tiempo para digerir mi situación y tenía sólo una pregunta para él.

"¿Crees que estaré sano para la segunda semana de octubre?". Le cuestioné.

"¿Lo suficientemente sano para qué, exactamente?".

"Moab 240". Casey se veía perplejo, así que le expliqué un poco acerca de la carrera. Él pensó que era una broma y miró a Kish para confirmar sus sospechas.

"No está ni remotamente bromeando", le dijo Kish.

Casey podía ver en mis ojos lo en serio que iba, así que tomó mi expediente y leyó el resumen de ambas resonancias magnéticas en voz alta. Todo estaba allí. Pero al igual que con cada diagnóstico que he recibido en mi vida, había un desafío enterrado en malas noticias. Casey no veía eso, pero yo sí.

"No tengamos expectativas", dijo él. Yo sonreí y asentí.

"Recibido".

Tener un objetivo me permitió realizar estrategias y priorizar. No se trataba sólo de sanar. Cada vez que algo me retrasa, siempre establezco una meta, algo tangible a lo cual aspirar, que me mantenga orientado hacia el trabajo y me prevenga de ser consumido por la tristeza de lo que está pasando.

Pero es importante que tu objetivo no sea demasiado rápido de conseguir. Me gusta fijarme metas audaces durante épocas oscuras. Muy a menudo, muchos cabrones se convencen de que están retándose a sí mismos al intentar lograr algo que han conseguido incontables veces. Lo escucho cada vez que alguien acude a mí por consejos de entrenamiento, lo cual es muy seguido. Alerta de spoiler: rara vez sucede como lo esperaban. Recientemente, alguien me preguntó cómo sería la mejor forma de prepararse para un medio maratón.

"¿Por qué carajos estás corriendo un medio maratón?" le pregunté. "Ya estás entrenándote, así que ¿por qué no un maratón completo?". Tartamudeó tratando de inventarse una respuesta satisfactoria, pero yo ya sabía por qué. Estaba entrenándose para algo que él sabía que podía hacer. No quiero atacar a esta persona. Pero así es como opera la mayoría del mundo. Muy pocos individuos se salen de lo común e intentan estirar sus limitaciones. Eliminan lo espectacular por default. Le ponen un rígido límite máximo a su propio desempeño mucho antes del día del juego. El hecho de haber traído a la mesa Moab me mantendría soñando a lo grande durante la monotonía de la rehabilitación, y también me predispuso para la posibilidad de hacer algo especial.

No me lo garantizaba. Ni de chiste. Mi cuerpo tendría que responder a todo mi esfuerzo y compromiso. Tendría que probar que podía correr largas distancias de nuevo para poder llegar a la línea de salida, pero si todo eso se acomodaba, sería recompensado con una rara y única oportunidad. Esta es: reaparecer después de una lesión y ganar la redención en Moab. El hecho de que creyera que era capaz de eso, a pesar de mi condición, me daba fuerza y confianza. Fuerza con la que podía quedarme. Fuerza en la que podía apoyarme incluso si resultaba que mi rehabilitación no funcionaba y se volviera claro que no podría volver correr como antes. Ese era el peor escenario posible, y si ocurría, yo ya sabía lo que haría. Me pondría otra meta insensata y regresaría a trabajar.

Durante mis largas jornadas de rehabilitación, visualizaba lo que el futuro próximo podría traer, empezando con el peor escenario posible y avanzando desde ahí. Observar detenidamente el peor escenario es siempre mi punto de partida en cualquier proyecto porque se deshace del miedo al fracaso, me prepara para todos y cada uno de los posibles resultados, al igual que me mantiene sustancialmente positivo desde el primer paso.

Sin importar lo que nos pase en la vida, debemos intentar mantener las cosas sustancialmente positivas. Cuando has tenido un día de mierda, es tentador acabarlo temprano y tratar de olvidarlo, pero si te vas a la cama en número rojos, es probable que te despiertes de la misma forma, y muy seguido, ese tipo de negatividad crece como una bola de nieve. Cuando tu día entero ha estado jodido, asegúrate de que logres algo positivo antes de que apagues las luces para dormir. Probablemente tendrás que quedarte despierto un poco tarde para leer, estudiar, entrenar o limpiar la casa. Sin importar lo que te tome irte a la cama con saldo a favor, hazlo. Así es como te mantienes sustancialmente positivo en el día a día, y cuando eso se vuelve automático, será mucho más fácil ver aproximarse cualquier tipo de trampas emocionales, lo cual te permitirá generar estrategias para evadirlas.

En Montana, eso quería decir que tenía que mantener una mente abierta y permanecer arraigado a la realidad. Sabía que mi meta era jodidamente descabellada, y no esperaba necesariamente ser capaz de terminar Moab 240. ¿Quizás podría correr ochenta kilómetros? ¿Tal vez podría completar 160? En esta situación, el peor escenario posible era que ni siquiera comenzara la maldita cosa. Había una posibilidad incluso mayor de que el evento fuera cancelado como todo lo demás debido al coronavirus. Podía vivir con todo lo anterior porque siempre hay otras carreras, y sabía que resurgiría de esta experiencia con cinco meses de entrenamiento intenso y rehabilitación, lo cual únicamente podía ayudarme a seguir avanzando. Dos semanas después de haber comenzado, todavía no tenía idea de cuándo sería capaz de correr de nuevo; no obstante, permanecía concentrado y trabajando en mi irracional objetivo, lo cual me permitía convertir toda la incomodidad y frustración que estaba sintiendo en nutrientes que me prepararían para crecer.

Mientras tanto, las noticias eran imposibles de ignorar. La primera ola pandémica había arrasado a la nación, provocando cuarentenas, hospitales saturados y mascarillas obligatorias, y llevando a la población general, acostumbrados a llevar vidas cómodas y predecibles, a perder colectivamente la maldita cabeza frente a la tragedia y la adversidad. Muchas cosas en la vida están enmascaradas por las circunstancias. Mis débiles y deterioradas rodillas habían estado disimuladas por fuertes cuádriceps que podían compensar la falta de estabilidad en la articulación, pero ahora, mi vida entera había cambiado drásticamente.

El coronavirus expuso la falta de estabilidad de la sociedad. Nos demostró que la unidad nacional es frágil y que las estructuras sociales y los hábitos en los que hemos confiado pueden evaporarse en cualquier momento. En la primavera de 2020, la vida se había vuelto real y, súbitamente, todo el mundo estaba en casa y muchos nos sentíamos vulnerables. Las tasas de desempleo aumentaron, la gente estaba enferma y muriendo, otros no pudieron pagar su renta, las escuelas fueron cerradas y las cadenas de suministro se detuvieron en seco. Eso es una vulnerabilidad a nivel global. Todo estaba de cabeza, y era aterrador, frustrante e impredecible, y mucha gente no pasó la prueba. Esto les llegó sin estar preparados. Yo lo estaba.

Todos tenemos una cosa en común. Estamos aquí, atrapados en el juego de la vida, a menudo sujetos a caprichos y fuerzas más allá de nuestro control, pero nunca nos entrenamos para eso. Nos dedicamos a metas externas, que están arraigadas ya sea en el buen estado físico o la escuela o el trabajo, como si fueran sucesos aislados, de alguna manera desconectados de la totalidad de nuestras vidas. Cuando todo lo que hacemos es una oportunidad para mejorar en el juego de la vida. Mi vida y mi compromiso de hacer lo que sea necesario, incluso cuando no quiero, me prepararon para la pandemia; pero sólo porque he llegado a ver todo lo que hecho y vivido como un entrenamiento.

Soy un estudiante de la vida. Voy cargando un cuaderno. Mantengo registros. Estudio todas las subidas y bajadas en mis días como si la prueba final fuera mañana. Porque todos tenemos una prueba mañana. Ya sea que nos demos cuenta o no, cada interacción, cada tarea es un reflejo de tu mentalidad, valores y prospectos futuros. Es una oportunidad de ser la persona que siempre has querido ser.

No tienes que haber sobrevivido al trauma ni convertirte en una bestia del ejercicio para entrenar para la vida. Todos hemos sido retados física, emocional e intelectualmente, y todos hemos fallado. No seas tímido al momento de indagar en tus expedientes perdidos. No importa cuán irrelevantes esas experiencias te parezcan ahora, cuentan porque todos fueron ensayos de lo que sea que vendrá.

Esta consciencia de que todo lo que hacemos no es más que un mero entrenamiento para el siguiente episodio es como un filtro que expande tu percepción. Cuando te asignan algo en la escuela o el trabajo que no quieres hacer, o entras en un conflicto que no viste venir, o alguien cercano a ti se enferma o muere, o una relación vacila, tu verás estos retos como nuevos capítulos en el libro de texto de la vida, los cuales puedes estudiar para asegurarte de que la siguiente temporada de pérdidas no sea tanto una patada en las rodillas. No sólo por ti, sino más aún por la gente que te rodea. Todos sabemos que el entrenamiento es necesario para poder participar en deportes competitivos, entrar en las mejores escuelas y competir por los puestos más codiciados porque eso es lo que requiere estar preparado. Si la pandemia probó algo, es que todos podemos estar mejor preparados para manejar estos oscuros y súbitos volantazos de la vida.

Después de un mes de intensa rehabilitación, salí a correr

cinco kilómetros para evaluar qué tanto había mejorado. Mientras que mi ritmo era casi el de una caminata, estaba impresionado de lo distinta que se sentía mi zancada. Siempre había tenido un estilo de correr de pasos cortos, incapaz de correr a zancadas. Pero en estos primeros cinco kilómetros, mi cuerpo entero absorbía el impacto cuando mi pie tocaba el suelo, no sólo mis rodillas. Esa era una gran mejoría, una que podía seguir desarrollando, y eso fue exactamente lo que hice.

Como siempre, mi as bajo la manga para soportar todo este proceso había sido Kish, pero su tiempo en Montana había llegado a su fin, así que cambié la velocidad a modo monje total. Mi existencia entera giraba en torno a entrenar, visualizarme y recuperarme. Parte de ese tiempo lo pasé con Casey. Y, aunque es un hecho que se le ocurrieron locuras de las que nunca había escuchado antes —como darle al VersaClimber con tensiómetros alrededor de mis piernas y utilizar una máquina de estimulación muscular de alta velocidad durante mis entrenamientos de pierna y abdomen— por cada hora que pasaba con él, hacía por mi cuenta otras cinco o más.

La mayoría de la gente que intenta recuperarse de una lesión grave van con su terapeuta físico unas cuantas veces por semana por una hora a lo mucho, aun así hacen de su terapeuta su líder y se convencen de que es su responsabilidad sanarlos. No podemos depender de otros para que nos lleven a donde necesitamos ir. Necesitamos más responsabilidad personal y autoliderazgo. Cuando estaba sufriendo en la escuela, mi mamá me consiguió tutores un par de veces. La primera vez, no sirvió de mucho porque sólo abría mis libros de la escuela cuando esa tutora aparecía una vez a la semana. En vez de usarla como una guía para ayudarme a averiguar cómo aprender mejor por mi cuenta, mi tutora se convirtió en una instructora de tareas glorificada. La situación no duró mucho, y yo me atrasé más y más. La segunda vez que contratamos un tutor, tenía la vista puesta en graduarme y pasar las pruebas ASVAB, y funcionó. No porque mi segundo tutor fuera mejor, sino porque yo estaba comprometido con mi propio éxito y había trabajado por mi propia cuenta.

Casey me ayudó mucho, pero él no era mi líder. Era un asesor. Yo estaba a cargo de mi propia rehabilitación, y trabajé en eso por casi diez horas al día, siete días a la semana, porque estaba en una carrera contra el reloj. Necesitaba construir fuerza y rehabilitarme a tiempo, o Moab nunca sucedería. Me volví más estricto con mi dieta para perder cualquier exceso de peso y hacer menor la carga para mis rodillas. Incorporé entrenamientos de frecuencia cardíaca por primera vez en años. Volví a probar el cross training. Nadaba, remaba y pasaba horas en la Jacob´s Ladder y en la AssaultBike. Estaba abierto a cualquier ejercicio con un alto grado de dificultad y que pudiera mantener por largos períodos de tiempo sin involucrar mis rodillas. Dormía mejor de lo que había dormido nunca. Y con cada día que pasaba y cada entrenamiento, el perro estaba más y más hambriento. La operación Redención Moab estaba en marcha.

Por supuesto, cada vez que David Goggins siente que ya lo tiene todo resuelto, se le regresa instantáneamente su karma. Soporté ataques de inflamación intermitente y continué drenándome la rodilla. De hecho, cinco días antes de la carrera, drenamos de mi rodilla un quiste de Baker del tamaño de una pelota de béisbol porque estaba inhabilitando mi recién descubierto rango de movimiento. Claro, todavía tenía unos cuantos problemas, pero yo clasifiqué a mi rodilla como "suficientemente bien", y el 7 de octubre, estaba en la línea de salida. Ese fue un gigantesco logro. En lo que a mí respectaba, ya estaba en saldo a favor, y lo que fuera que ocurriera a partir de este punto sería ganancia. Lo cual me liberaba para correr como me diera mi jodida gana.

Estaba asombrado de lo bien que me sentía y seguía esperando a que se me poncharan las llantas. Alrededor del kilómetro 113, comencé a sentir un tendón arriba de mi tobillo izquierdo, y aunque me dolía encabronadamente, traté de no concentrarme en ello. Mi atención estaba dedicada a seguir mi plan de acción al pie de la letra. Cerca del kilómetro 209, me quedé sin agua durante el momento más caluroso del día. Hacían 32 grados de temperatura, me había acabado mis tres litros de agua más rápido que nunca y me deshidraté varios kilómetros antes del siguiente puesto de asistencia. Mi ritmo pasó de ligero a perezoso y lamerme los labios no me estaba ayudando mucho que digamos. Al tiempo que la deshidratación me preocupaba, tenía otros problemas mucho más grandes. Mi nueva zancada ponía mucha más presión en mi tobillo izquierdo. Soportó bien durante la primera parte de la carrera, pero tenía su límite, y el dolor ya no era más algo que pudiera ignorar o empujar al fondo de mi mente. Era jodidamente ruidoso.

Llamamos con antelación, y Kish logró tener lista agua, jugo de pepinillos y electrolitos para cuando llegamos al puesto de asistencia alrededor de las dos de la tarde. Yo iba cómodamente en segundo lugar, cerca de una hora detrás del líder. El único refugio era nuestro vehículo de apoyo, y yo me senté en el asiento del copiloto mientras me hidrataba. Kish colocaba bolsas de hielo debajo de mis brazos y en mi nuca, y yo puse una en mi entrepierna, todos los puntos clave del cuerpo que bajan la temperatura rápidamente. El resto del equipo nos dejó solos. Me enfrié tanto y tan rápido que bastante pronto estaba temblando sin control, y esta vez me rendí ante ello. Kish intuía mi preocupación.

"Algo está molestándote", dijo ella, "pero no puedo ayudarte si no me dices qué es". Asentí y me descalcé el pie izquierdo. Mi tendón tibial anterior, el cual se encuentra por encima de la articulación del tobillo, estaba tan inflamado que parecía una gruesa cuerda, y cualquier movimiento por más mínimo se sentía como si estuviera atravesando mi pie con una navaja al rojo vivo. El dolor era tan palpable que incluso Kish estaba apretando los dientes cuando tomó el teléfono para llamar a Casey.

Le había pedido a Casey que se uniera al equipo porque era evidente que la rutina de sangre y agallas en la cual había confiado por tanto tiempo no sería suficiente esta vez. Mi cuerpo de cuarenta y cinco años estaba rompiéndose, y tenía el presentimiento de que necesitaría de su experiencia en algún punto del camino. El problema era que él estaba descansando en la cabina para los equipos en Moab y no podría llegar a donde estábamos hasta dentro de una hora y media. Debí haberme asegurado de que él estuviera en cada puesto de asistencia, en particular para este punto de la carrera, pero eso no estaba en el plan de acción.

Llevaba despierto como treinta y seis horas seguidas para entonces, y lo único que pude hacer fue cerrar los ojos y tratar de dormir un poco mientras esperaba su llegada, pero entre el calor, mi dolor de tobillo, mi acelerado ritmo cardíaco y el estrés del reloj, no pude relajarme. No dejaba de imaginarme al líder de la carrera yendo a toda máquina como un conejo silvestre mientras que yo estaba atorado.

"Gracias por toda la rehabilitación, hermano. Ahora tengo una nueva zancada, y mi tobillo está jodido", dije con una sonrisa irónica. Casey había llegado y estaba inspeccionando mi pie y tobillo desde cada ángulo. La articulación estaba parcialmente dislocada, y mi tendón estaba encabronadamente inflamado, como si se estuviera preparando para salir de mi estirada piel. "Dime que puedes desjoderlo".

Bajó mi pie con cuidado y, con las manos en las caderas, asintió. Tenía esa mirada en sus ojos que me recordaba a los doctores que andaban por ahí en la Semana Infernal. Esos sujetos son de una especie diferente. Atestiguan mucho sufrimiento pero están programados para nunca mostrar compasión ni decirte que renuncies. Tu hueso se te puede estar saliendo de la piel, y ellos le soplarán, lo envolverán con cinta y te dirán: "Estás listo para seguir". El comportamiento de Casey era justo como el de ellos, lo cual me convenció de que él había encontrado algo para mantenerme andando, pero sería malvado, ¡y yo tendría que aguantar esa maldita cosa!

"Este tendón quiere romperse", dijo. Eso me asustó. A Kish también. "Está bien. Puedo prevenir la ruptura y estabilizarlo lo suficiente como para que puedas continuar corriendo, pero va a dolerte muy cabrón".

Durante la siguiente hora, raspó mi tendón hinchado con un romo instrumento metálico mientras que yo estaba recostado en su mesa de tratamiento plegable con los ojos tapados. La única manera en que puedo describir ese dolor es que era tan grande, que sólo podía reír o llorar. Y cabrón, escogí reír.

"Antes las únicas personas tan tontas como para pensar que correr 386 kilómetros era una buena idea, era la gente Blanca", dije mientras Casey tallaba mi tendón, tratando de remover el líquido lo suficiente como para regresar mi articulación a su lugar. "¡Y entonces apareció mi Negro culo!".

"Todos se dan cuenta de que yo estoy escogiendo hacer esto, ¿verdad? ¡Esta es mi jodida decisión! No sólo eso, estoy pagando por ello. ¡Yo pagué para que este cabrón volara a la jodida Utah a torturarme con un instrumento sin filo en medio de la nada!".

Entre más duro Casey raspaba mi tendón, más fuertes se volvían mis aullidos de risa. Estamos hablando de carcajadas sin control, de esas que te dejan sin aliento. Pronto, todo el equipo estaba riéndose.

Al principio, cuando me subí cojeando a la mesa de Casey, estaba muy enojado, y todo el equipo se veía jodidamente sombrío. Todos se habían emocionado cuando estuve corriendo con el líder por la mayor parte de los primeros 144 kilómetros. Me habían visto desempeñarme y me habían ayudado a hacer estrategias para aferrarme fuertemente el segundo lugar mientras que esperaba por la mitad del regreso para hacer mi jugada; todo sólo para atestiguar otro maldito contratiempo más. En mi caso, algo casi siempre se descompone. Eso no es ningún secreto, pero es jodidamente frustrante encontrarte en la misma posición una y otra vez.

El equipo se sentía mal, pero yo no necesitaba ni quería su compasión. No me serviría de nada. La compasión no tiene poder. El humor, por otro lado, levanta a todos. Es un gran elevador de la moral. Reírte de ti mismo y de lo absurda que es la vida y de tus propias tontas decisiones hace que las endorfinas y la adrenalina fluyan. Me ayudaba a soportar el dolor y distraía a mi equipo del hecho de que el resto de la carrera seguramente sería una gran caminata. Todos lo pensaban porque era evidente que mi tobillo estaba seriamente lesionado, y sabían por el tono de mi voz y mi risa que tampoco iba a renunciar.

Una persona que se rehúsa a renunciar tiene muchas herramientas a su disposición, y yo no usaba el humor meramente como un agente adormecedor ni como una herramienta estratégica de distracción. La usaba para aferrarme aún más. Entre más trabajaba Casey en mí y entre más fuerte se reía mi equipo, más claramente podía darme cuenta de que mi carrera no estaba ni cerca de terminar.

Sigan riéndose, cabrones, pensé. *Esperen a verme en la mitad de regreso de esta mierda.* Toda esa risa terminó por despertar al salvaje dormido dentro de mí.

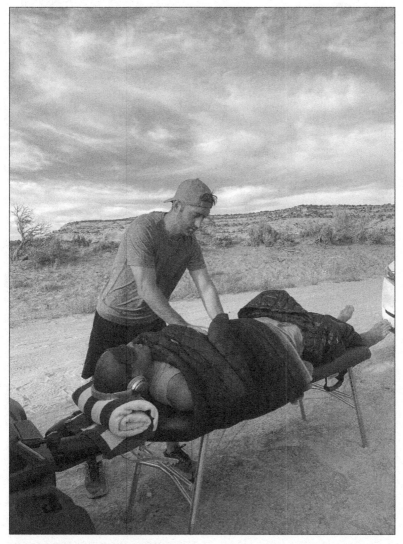

Concentrándome en el kilómetro 225.

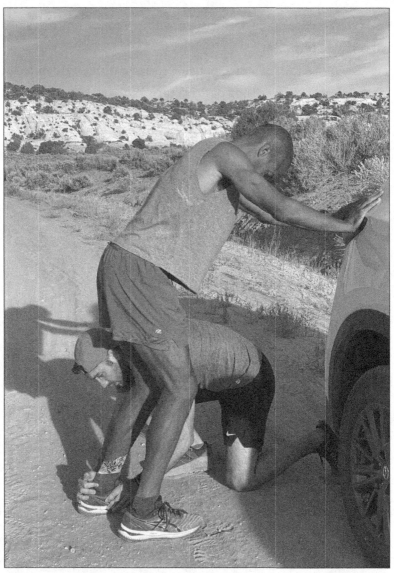

Ajustes finales a mi tobillo en el kilómetro 225.

Más de tres horas después de haber llegado al puesto de asistencia, mi tobillo estaba de vuelta en su articulación y envuelto en seis tipos de cinta de atletismo para prevenir que lo flexionara. Era casi un yeso, pero Casey me aseguró que, a pesar de cómo se sentía, podía soportar el uso rudo.

"Esta articulación necesita moverse", dijo. "Va a doler, pero para poder continuar, usar la articulación es la mejor opción". En otras palabras, feliz puta Navidad.

Después de haberme detenido por tres horas y media, y ahora cuatro horas completas detrás del líder, era momento de comprobar lo que podía hacer. Como por casualidad, la señorita Kish era la siguiente para ir marcando el paso. A medida que nos alejamos del puesto de asistencia, Jason, otro miembro de mi equipo, se acercó a Casey.

"¿Crees que su tobillo aguante?" le preguntó.

"Lo sabremos en el próximo puesto de asistencia", dijo Casey. Unos cuantos segundos después, reaparecí por el camino más abajo, a toda puta velocidad. Kish apenas podía mantener el ritmo. "O puedes voltear y comprobarlo por ti mismo".

Antes de la carrera, Kish escogió la misma sección que había disfrutado tanto en 2019 para su turno marcando el ritmo, y yo había estado esperando este momento durante un año. De los 386 kilómetros de la carrera, había visualizado esta sección de aquí mucho más que cualquier otra, y tan pronto como estábamos en el camino, aumenté el ritmo seis kilómetros y medio. Kish hizo una mueca, miró a su reloj inteligente y se quedó muy desconcertada.

"No creo que hayamos ido tan rápido el año pasado" dijo Kish.

"Oh, ¿lo notaste?" le pregunté, sonriendo para mí mismo. "¡Llama a Casey y dile que ya se armó!".

Aceleré en una subida, lo cual tomó a Kish por sorpresa. Al ser ella quien iba como marcadora de paso, su trabajo era mantenerse conmigo, así que corrió a toda velocidad para alcanzarme. De hecho, para su gran desagrado y por primera vez en la carrera, estaba corriendo en cada subida. Finalmente, llegamos hasta la base de otra pendiente, ella me tomó del brazo y me detuvo.

"¿No quieres caminar esta subida?" me preguntó, quedándose sin aliento.

"Está bien", le dije, riéndome para mis adentros, pero antes de que llegáramos a la cima, comencé a correr de nuevo. Kish es una muy buena corredora, pero no estaba esperando encontrarse con un entrenamiento tan arduo a estas alturas de la carrera. En particular después de todo lo que hablamos acerca de la ruptura de tendones. Podía verlo. Podía escuchar su respiración. Comenzó a desertar anunciar las colinas mucho antes de tiempo. A menos que yo pidiera antes ir en intervalos. Varias veces, le dije que correríamos por cinco minutos y caminaríamos tres, sólo para estirar esos cinco minutos en intervalos de veinte a veinticinco minutos. Disfrutaba observando cómo se ponía nerviosa ante lo desconocido.

¿Estaba torturando a la dulce Kish? Sí. Así es. Pero no me siento muy mal por ella. Tenía mis razones, y conozco lo que la mueve. Kish es extremadamente cálida, refinada y cortés, pero no dejes que el suave sabor te engañe. Mira de quién se enamoró. Esa señorita es un gánster, igual que yo. Hay mucho de perro bravo en esa cabrona, y ella no tolera ningún tipo de mediocridades.

Cuando recién comenzamos a estar juntos, ella no dejaba de mencionar cómo siempre hubo algo que faltaba en todas sus anteriores relaciones. Nadie nunca la empujaba lo suficiente. Nunca era retada, y ella adora que le reten. De hecho, se había burlado tanto y tantas veces de sus exparejas que durante Moab 2019, cuando me vio sufriendo en el terreno que ella había podido superar tan fácilmente, no pude evitar imaginarme lo que pasaba por su cabeza. No me avergüenza admitir que, en ese momento, tuve el síndrome de la subida de huevos. Mis testículos se me retrajeron hasta el pecho, y en el 2020, llegara o no a la línea de meta, era obligatorio que recuperara el respeto que había perdido en esas colinas para que mis huevos pudieran finalmente bajar y volver a su legítima posición.

Sabía que había hecho mi trabajo cuando ella finalmente dijo: "No recuerdo que esta sección fuera tan difícil". Una vez más, me reí a carcajadas.

Terminamos la sección de Kish noventa minutos más rápido que en 2019, y yo sólo estaba volviéndome más fuerte, pero ahora, era momento de aventurarme a mayores alturas y enfrentarme al terreno que amenazó mi vida el año anterior. A medida que la ruta aumentaba de altitud hacia una cresta que se erigía imponente como un dragón enroscado, no podía sacudirme el miedo. Temía cómo reaccionaría mi cuerpo después de llevar despierto y corriendo cuarenta horas. Tenía terror de que mis antiguos problemas en los pulmones regresaran para vengarse. Tenía miedo de que no lo lograría.

Siento miedo a menudo, pero he aprendido a darle la vuelta al miedo por medio de enfrentar directamente aquello que temo. Cuando recién comencé a encarar mis miedos, era muy jodidamente inseguro. Eso es normal, y las emociones de incomodidad que sentía eran la prueba de cuán potente este proceso puede ser. Mi ansiedad crecía y mi adrenalina se propagaba a medida que mi mente llegaba al borde de lo que evadía tan desesperadamente. Pero dentro de toda esa energía hay un factor de crecimiento mental y emocional que puede conducir al autoempoderamiento.

Del mismo modo que las células madre producen un factor de crecimiento que estimula la comunicación celular, el crecimiento muscular y la cicatrización de heridas en el cuerpo, el miedo es un tegumento repleto de factor de crecimiento para la mente. Cuando deliberada y consistentemente confrontas tu miedo a las alturas o a personas, lugares o situaciones específicas que te inquietan, esas semillas germinarán, y tu confianza crecerá exponencialmente. Puede que todavía detestes saltar de lugares altos y nadar más allá de las olas, pero tu disposición de seguir haciéndolo te ayudará a hacer las paces con eso. Puede que incluso te sientas inspirado a tratar de dominarlo. Así es como un chico que toda su vida le tuvo miedo al agua se convirtió en un SEAL de la Marina.

Algunas personas toman el camino opuesto y se esconden de sus miedos. Son como los pueblerinos aterrorizados por los rumores de un dragón al punto en que no pueden salir de su propiedad. Se acobardan, y el dragón, a quien nunca han visto por sí mismos, sólo gana más fuerza y tamaño en sus mentes porque cuando te escondes de lo que sea que te asusta, ese factor de crecimiento funciona en tu contra. Será tu miedo el que crecerá exponencialmente mientras que tus posibilidades se vuelven más y más limitadas.

Tenía sesenta y cuatro kilómetros de subida constante por delante. Eso es mucho tiempo para contemplar el colapso del año pasado, y escenas rápidas de mí doblegándome y suplicando por respirar pasaron por mi mente, pero cada paso en la joroba del dragón confirmaba mi compromiso con la misión. Hasta convertirme en el caballero que apareció en el pueblo una calmada tarde, afiló su espada, y mató a ese dragón hijo de perra.

En el 2020, el delgado aire no me molestaba. Mis pulmones estaban despejados, y corrí tan bien que a mis marcadores de ritmo les costaba trabajo controlarme, pero todo vino con un costo. Un violento sarpullido había brotado en mi trasero, mi pie izquierdo entero era una ampolla gigante y, después de haber durado casi noventa y siete malditos kilómetros, la cuidadosa envoltura de cintas que había apoyado a mi tobillo se estaba viniendo abajo, al igual que mi concentración. Sentía tanto dolor, que era complicado caminar, mucho menos correr e imposible pensar. Goggins el salvaje había abandonado la escena y era David quien alcanzó el límite en el kilómetro 323 y renqueó hasta el puesto de asistencia.

Ese sarpullido ardía tanto que caminé como cangrejo hasta el baño portátil sin decir una palabra. Kish me siguió con un cambio de ropa limpia y un tubo de crema para rozaduras Desitin de tamaño industrial. Cuando me bajó los calzones, se quedó sin aliento ante la horrible dimensión de lo que tendría que hacer. Mi trasero se había convertido en carne molida. Estaba supurando, y mi perineo estaba desgarrado, pero Kish le entró al trabajo y me esparció esa crema de zinc en todos los lugares necesarios hasta que sus manos estaban cubiertas de mi sangre. Eso es verdadero amor, cabrones. Cada vez que tocaba mi sarpullido, una onda eléctrica de agonía atravesaba como un rayo mi espina y me apretaba de golpe la quijada. De pilón, Casey punzó y vendó mis ampollas y envolvió mi tobillo. Eso tampoco se sentía muy bien, pero yo estaba demasiado jodido y cansado como para otro espectáculo de comedia. El proceso completo tomó una hora, lo cual era muchísimo, pero no me importó en el momento porque estaba demasiado dentro de la jaula del dolor como para considerar otra cosa que no fuera sobrevivir.

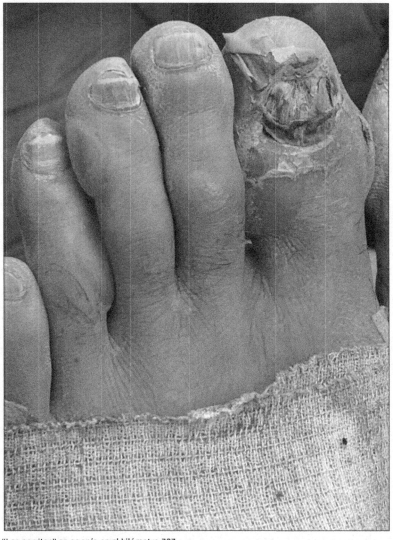

"Los perritos" en agonía en el kilómetro 323.

El dolor estaba bordeando proporciones bíblicas a medida que mi marcador de ritmo, Mike, y yo recomenzamos el trayecto arrastrando los pies a la velocidad de un zombi. Mi trasero se sentía como si estuviera siendo cortado y fileteado con navajas oxidadas a cada paso. Mis ampollas me quemaban, y parecía que era sólo cuestión de tiempo hasta que el tendón en mi tobillo reventara como una banda de goma. Diez kilómetros después de partir, nos encontramos con un inodoro de campo montado cerca de un lago. Mentí y le dije a Mike que tenía que ir al baño. En realidad, estaba desesperado por sentarme. Con cincuenta y tres kilómetros aún por delante, había alcanzado mi punto de quiebre y sólo quería que esta carrera terminara.

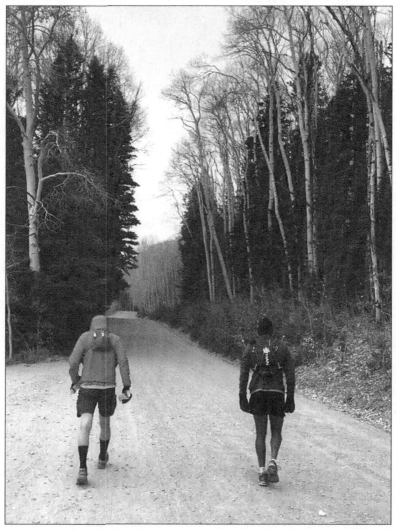

Mike y yo al partir del kilómetro 323.

El dolor nunca me había detenido en un ultramaratón antes. No obstante, ahí estaba, en un estado de fuga, escondiéndome y agachándome en el cagadero, temblando en mis tenis para correr. Fue entonces que Goggins reapareció y me encontró ahí. Goggins sabía que la única manera de lidiar con el dolor es corriendo directamente hacia el hijo de puta, así que acuchilló a David, lo echó por el retrete y tomó el maldito control.

A partir de ese punto, operé a un nivel que no pensaba que aún fuera posible para mí. Usé a Mike como combustible y corrí contra él como si fuera mi competidor. Lo pasé de largo en un descenso. El terreno largo, aburrido y cuesta abajo es su única debilidad como corredor, y es mi punto fuerte. Cualquier cosa larga y aburrida es mi punto fuerte y lo adelanté por varios minutos. Mike es un sujeto muy exitoso. Trabaja en finanzas en Nueva York, y es un ultramaratonista consumado. No está acostumbrado a que lo pasen de largo, mucho menos por alguien que ya lleva 320 kilómetros de carrera, y eso lo encabronó muchísimo.

Disminuí la velocidad para que pudiera alcanzarme y, cuando lo hizo, llamó a Kish para decirle que íbamos corriendo muy adelantados al itinerario, lo cual la sorprendió mucho porque ella estaba en la cabina para el equipo lavando ropa y no esperaba tener que regresar a la ruta por varias horas. Luego, Mike llamó a su esposa, quien es también una corredora de élite, y echaba humo contándole cómo lo había pasado de largo. Él quería que yo escuchara como se sentía y, cuando colgó, comenzó a ladrarme a mí también.

Se tomaba mi comportamiento como un "jódete", pero era mi respeto por Mike lo que me alentaba a tratar de superarlo. Sabía lo buen corredor y competidor que es, y quería darle donde le duele. Estaba provocando una competencia con un sujeto que ama una buena pelea porque sabía que así sacaría más de ambos, y eso es lo que necesitaba.

Justo como esperaba, se lo tomó como un reto personal. Le había infringido dolor y humillación, y eso lo malhumoró lo suficiente como para regresármela. Para este punto, Moab 240 había desaparecido, y se convirtió en una carrera de veintisiete kilómetros entre dos alfas que estaban dándolo todo. Pasó de correr y caminar a correr a toda velocidad, y eso nos perjudicó a ambos. Para este punto, yo había cubierto 354 kilómetros, y él había corrido 129, y todavía conseguimos correr kilómetros entre los cuatro y los cinco minutos; por lo que la rivalidad estaba a tope. En algún punto, decidimos ser amigos de nuevo, y él me miró, perplejo.

"Nunca había visto esto antes", me dijo. "Eres un fenómeno. ¿Puedes levantar pesas muy pesadas y correr así? Tu tobillo y rodilla están jodidos, llevas 321 kilómetros de esta carrera, ¿y me pasas de largo?".

Recibo mucho ese tipo de comentarios de amigos y extraños. Leen acerca de cómo me enfrento a desafíos increíbles y frecuentemente me desempeño a un alto nivel, o lo presencian por sí mismos, y piensan que nací para esto. Que tengo alguna cualidad innata que a ellos les falta. Incluso después de *No me puedes lastimar,* muchas personas siguen pensando de esa manera cuando, de hecho, la verdad es lo contrario. Llegué al mundo con defectos de nacimiento, muy pocos prospectos y criado en el infierno, pero encontré una manera. Mike conocía mi historia entera, pero había experimentado algo que nunca había visto antes. Me había visto desafiar a mi cuerpo roto y no sólo rehusarme a renunciar sino incluso predominar de una manera que iba en contra de la lógica.

"No soy un fenómeno", le dije. "Sólo soy un sujeto que cree

en sí mismo más que la mayoría. Estoy consciente de lo que todos somos capaces de hacer y de que, para llegar a ahí, tengo que aprovechar cada pizca de poder y energía que pueda. Poder que está dentro de todos y a todo nuestro alrededor. Uso tu debilidad como fuerza. Uso tu agravio como fuerza. Le doy fuego a mi espíritu competitivo con el tuyo para moverme aún más rápido. Porque si puedo pasar de largo a un cabrón duro como tú en este punto de la carrera, ¿qué carajos dice eso sobre mí?".

Mike había pasado de malhumorado a mareado para cuando llegamos al siguiente puesto de asistencia. Nuestra meta era llegar en siete horas. Llegamos en cinco. Estaba exhausto de ir compitiendo contra él, pero solamente quedaba una hora y media de luz de día y casi veintiocho kilómetros por correr, lo cual significaba que tenía que seguir moviéndome. Durante mi rehabilitación en Montana, Casey comenzó a correr conmigo, y me había impresionado tanto que le pedí que fuera mi marcador durante el trayecto final.

Salvo alguna catástrofe, tenía asegurado el segundo lugar, pero antes de comenzar cada sección nueva, ponía micro metas sobre la marcha. El terreno delante de nosotros estaba lleno de colinas ondulantes y estrechos caminos repletos de piedras y peñascos. Mi meta era mantener mi paso en un promedio de 7:45 minutos por kilómetro. Si hacía eso, terminaría con el quinto mejor tiempo en toda la historia de Moab.

Destrozamos esos intervalos. Incluso después de que se pusiera el sol y encendiéramos nuestras lámparas de cabeza, éramos un par de veloces berrendos. Saltábamos de una roca a la siguiente e íbamos casi volando por el estrecho sendero, atravesando escarpados barrancos con sombras proyectadas en las abstractas formaciones de roca roja de la zona. Logramos completar algunas veces un kilómetro en 3:53 minutos. La grava y el polvo que removíamos volaban como nubes de humo de nuestros talones. Las estrellas titilaban sobre nosotros, y la más brillante era mi mítica Estrella Polar la cual me condujo a otra manera de fluir y a una dimensión enteramente nueva.

Hasta ese momento, había considerado el 2007 como el punto máximo de mi habilidad atlética. Tenía treinta y tres años en ese entonces y me echaba carreras de 160 kilómetros como si fueran chocolates Kit Kat, pero no era aún la bestia mental en la que me había convertido a los cuarenta y cinco años. Mi yo de 2007 era un salvaje duro en su mejor momento atlético. Ese cabrón podía atravesar paredes de hormigón corriendo, pero era menos flexible y consciente, menos estratégico. No estoy seguro de que mi yo más joven habría siquiera considerado correr 386 kilómetros cinco días después de que le drenaran la rodilla.

La sección final de Moab 2020 ha sido la ruta por carretera en que mejor me he sentido, y lo más rápido que me he movido tan adentrado en una carrera, y cuando las primeras luces de ciudad centellearon debajo de nosotros, supe que esa redención por fin era mía. Crucé la línea de meta en un estado de euforia. No era el tipo de dicha con el que puede que estés familiarizado. Era la versión Goggins: fea y electrizante. Prácticamente hablaba en lenguas mientras me decía un montón de locuras a mí mismo, a mis demonios, a las montañas, al oscuro cielo nocturno y a mi Estrella Polar. "¡No me conoces, hijo!" aullaba. "¡No me conoces, hijo!".

El escaso público aplaudía, y mi equipo rio al verme ir al suelo y hacer veinticinco lagartijas porque aún podía. Había estado en segundo lugar la mayor parte de la carrera. Cuando partí del puesto de asistencia en el kilómetro 225, iba cuatro horas detrás del líder, pero corrí una de las segundas mitades más rápidas de Moab 240 en toda su historia y terminé en 62:21:29, sólo noventa minutos atrás del ganador. El salvaje estaba ahora en total florecimiento, y tenía una sed insaciable.

Manejando de vuelta a casa, Kish y yo discutimos nuestros planes de Acción de Gracias. Iríamos a casa de su familia en Florida para los días festivos, y le conté de cómo en el pasado, cuando viajaba como reclutador, solía inscribirme en cualquier ultramaratón que pudiera encontrar si estaba en el trayecto a donde me dirigía. Las llamaba escalas. Ella buscó en línea y encontró una escala en Maryland la semana previa al día de Acción de Gracias. Se llamaba JFK 50 Millas. Me inscribí al momento y acabé en 7:08:26, lo suficientemente bueno como para haber terminado en el lugar veinticinco de la carrera.

Casey estaba inspirado por su propio desempeño en Utah y nos encontró allá para competir en su primer ultra. Los últimos treinta y dos kilómetros le costaron muchísimo, por lo que, después de que mi carrera terminó, Kish y yo lo encontramos en el camino, y yo le marqué el ritmo todo el trayecto final. Y así es como mi escala de ochenta kilómetros se convirtió en una de cien.

No podía estar más contento por el resultado de ambas carreras. Aunque mis articulaciones estaban inflamadas por el impacto y tanto tiempo de pie, mis músculos se recuperaron más rápido que nunca. Me sentía como si estuviera alcanzando un punto máximo de capacidad atlética que no había visto venir.

Al día siguiente, volamos de Maryland a Florida. La tarde del miércoles, mi teléfono se iluminó. Era un viejo amigo hablándome efusivamente sobre un nuevo evento del cual había escuchado recientemente, el Across Florida 200. No era una carrera en sentido estricto. No había una salida masiva o un equipo de logística centralizado, sino que era 100 por ciento independiente.

Comenzaba en la costa del golfo y seguía por alrededor de 290 kilómetros con caminos y senderos de terracería y treinta y dos kilómetros en asfalto, a medida que serpenteaba hacia el noroeste, como una pitón fugitiva, a través del estado para terminar donde el océano Atlántico se encuentra con la costa. Los corredores tenían setenta y dos horas para completar la ruta, y nadie había logrado hacerlo hasta ahora. Un sujeto había logrado 193 kilómetros. Otro equipo logró como ochenta kilómetros antes de rendirse.

Kish había estado trabajando duro conmigo siendo mi equipo en carreras y había estado ansiando el fin de semana y el tiempo de relajación con su familia, así que traté de sacar el ultramaratón AF 200 de mi mente. Pero el prospecto de correr la carrera de Acción de Gracias más retorcida de todos los tiempos daba vueltas en mi cabeza como un satélite alienígena. Cada vez que cerraba los ojos, estaba ahí, brillando como una bola de disco, provocándome a intentarlo.

Siempre estoy buscando más combustible porque no encajo con esta era moderna, la cual tiene una manera de chuparme mi energía vital. Todos debemos recargarnos mentalmente de vez en cuando. A algunas personas les gusta golfear. Otros disfrutan de ver fútbol los domingos. Yo voy al quinto infierno y me doy una joda por varios días. Esta era una inesperada oportunidad de llenar mi tanque mental hasta el tope y, después del festín de acción de gracias, el perro aún tenía ganas de comerse las sobras, así que Kish y yo manejamos al norte y, la mañana del viernes, toqué la línea de la marea del golfo y comencé a correr hacia el Este.

Corrí por dos días y medio, pasé caravanas de cazadores montañeses y ebrios corredores de autos. Troté por cunetas de ruidosas carreteras y debajo del zumbido de líneas de alta tensión y ensangrentados ocasos. Corté camino por propiedad privada e hice brecha por húmedos y pantanosos bosques, hogar de casi todos los malditos animales salvajes que Florida puede ofrecer. Hablamos de víboras, osos, cocodrilos y veinte variedades distintas de insectos chupasangre. Juro que los vi a todos. ¡Esa mierda era un maldito safari campo traviesa en Florida!

Faltando cuarenta y ocho kilómetros, en la oscuridad de la noche, estaba corriendo en la orilla de una transitada carretera cuando un policía encendió las luces de su patrulla y me cortó el paso. No había visto a una sola persona de color desde que comenzó la carrera y, dado lo que había visto del norte de Florida, me preparé para lo peor, pero ese policía Blanco me saludó con un apretón de manos y una entusiasta sonrisa. Era un fan, había estado siguiendo mi progreso por Instagram, y había estado esperando encontrarse conmigo. Después de unas cuantas frases amistosas, sonó su sirena, partió en dos el mar de fugaces luces delanteras y traseras y me escoltó hasta atravesar la carretera, donde Kish se había estacionado y estaba esperando con comida caliente. Luego, llamó por radio a sus compañeros. Pronto, teníamos tres patrullas y cuatro policías rodeándonos, tomando fotografías y charlando de cualquier cosa. Todos fueron muy corteses y respetuosos.

Sin embargo, siendo el mundo lo que es, ni ocho kilómetros más adelante, en la misma carretera, una destartalada camioneta de carga se me emparejó. Volteé y le eché un vistazo al chico en el asiento del pasajero justo mientras me gritaba, "¡nigger!".

Moví la cabeza a medida que se alejaban, pero su ignorancia no me jodía. Ese era su problema. De hecho, la palabra con la que esperaban herirme se me resbaló de inmediato. Estaba a punto de correr ochocientos kilómetros de ultramaratones en menos de seis semanas. Este es un resultado monumental, y la razón por la que pude lograrlo es que estoy concentrado en ser la mejor versión de mí a cada momento. Cuando vives de esta manera, no hay tiempo que donar a racistas pueblerinos ni a nadie más cuya perspectiva esté definida por una mente estrecha. En este punto de mi vida, esa palabra supuestamente indecible y ofensiva, con su oscura y violenta historia, se ha reducido a una cadena de inofensivos símbolos: consonantes y vocales que no significan una maldita cosa.

A poco más de tres kilómetros de terminar, se cayó el cielo. Lluvia fresca y pura comenzó a caer a cántaros y enjuagó mi sudor, mugre y sangre en el camino arenoso.

"¡El dios de la lluvia es un cabrón!" aullé. "¡Ojalá estuviera lloviendo más fuerte!".

Seguí el camino que se desarrollaba a través de los árboles hasta volcarse en una playa de arena blanca bañada por el océano Atlántico. Oficialmente había atravesado Florida en menos de tres días y me había vuelto el primero en completar el AF 200.

Estaba en el mejor estado físico de mi vida a los cuarenta y cinco años, y no podía esperar para el 2021. Con mi Estrella Polar iluminando el camino, visualicé un año profesional de récords personales hechos polvo.

Con eso en mente, el siguiente febrero, agendé una cita con un ortopedista para discutir el dolor persistente que sentía en ambas rodillas. Había escuchado que ofrecía un nuevo tratamiento de células madre que podría ayudar, pero en vez de eso él me sugirió cirugía. Sería un simple trabajo artroscópico de limpieza, me dijo. Cortaría los bordes desgastados, quitaría el tejido flotante y me prometió una mejoría notable después de tres semanas de recuperación.

Acepté, pero, a medida que la fecha de la cirugía se aproximaba, me volví más aprehensivo al respecto. Ya me habían realizado cirugías patito antes, había estado corriendo bien a pesar del dolor, y no quería perder lo que tenía. No obstante, cada vez que consideraba el panorama completo, regresaba a lo que nos había dicho a Kish y a mí en su consultorio. El riesgo era lo suficientemente bajo como para que no hubiera un lado negativo. Todos estábamos de acuerdo en un simple objetivo: remover la fuente de mi dolor residual y así poder seguir partiéndome el lomo.

La mañana de mi cirugía, febrero 10, salí a correr por un largo tiempo. Con al menos dos semanas de reposo a continuación, necesitaba hacerlo una última vez. Luego me bañé, me rasuré y manejé al hospital. Mi cirujano se encontró conmigo cuando me recuperaba. La operación tomó más de lo esperado, pero no mencionó complicaciones ni alteró nuestro plan de recuperación y rehabilitación antes de darme de alta sin más que un par de muletas.

Durante varias de las noches siguientes, el dolor era tan intenso que me dio náuseas. Tuve que usar las paredes como muletas para llegar al baño desde la cama. Apenas si podía apoyarme en cualquiera de mis rodillas, y sabía que no se suponía que estuviera tan jodido después de un procedimiento tan simple. La mayoría de la gente puede caminar inmediatamente y están de vuelta en el ruedo en cuestión de dos semanas. Algo torcido y equivocado tenía que haber ocurrido en esa sala de operaciones, pero el doctor no me dijo ni mierda. Y presentía algo más también. Nunca volvería a correr.

EVOLUCIÓN NO. 7

Hasta donde puedo recordar, siempre he anhelado tener un lugar en la mesa. Incluso cuando era un adolescente rebelde, sabía que algún día querría sentarme en esa mesa mítica con los mejores en mi gremio. Supongo que puedes ubicar su origen en un profundo deseo de respetabilidad. Desesperadamente quería ser alguien porque me sentía como nadie. Por eso me atraían las Operaciones Especiales desde una edad tan temprana, y cuando me di cuenta de que estaba reprobando en la escuela, esa fue la razón por la que estuve tan motivado a cambiar. Sabía que nunca llegaría a la mesa a menos que me tomara a mí mismo y a mi vida más seriamente. Aun así, por más que quisiera estar entre los mejores, los tomadores de decisiones, los ungidos, pasé años esperando una invitación formal.

No sé cuántas veces me visualicé recibiendo ese boleto dorado estampado con relieve para la cena de mis sueños, donde aquellos que nos admiraban y querían estar cerca de nosotros nos servirían filete y langosta, pero esperaba tener que demostrar algo primero. Creía que si me insertaba en la organización o estructura adecuada y cumplía con el estándar consistentemente, alguien me notaría —un mentor o guía— y me daría la dirección de dónde todos los jugadores poderosos se reunían. No estaba esperando estar a la cabeza de la mesa. No estaba loco. Sólo quería un asiento.

Mientras tanto, me convertí en uno de los meseros que atienden a la élite. No después de mucho, algunos de mis pares, quienes en mi mente no estaban tan calificados como yo, estaban sentados en la mesa también. Yo me aguanté y los atendí, todavía esperando que algún día me tocarían el hombro y alguien sacaría una silla para mí. Deseaba tanto ser ungido y validado por mis superiores. Quería que me dijeran: "Finalmente has llegado, David Goggins. Ahora eres reconocido como uno de los mejores".

El problema es que la invitación formal rara vez llega y, para mí, nunca lo hizo, pero mientras esperaba, observé a mis supuestos superiores de cerca. Los observaba trabajar, estudiaba cómo se presentaban y me percaté de que la mayoría eran cabrones bastante ordinarios. Y yo no quería ser ordinario. Pues es la historia fuera de lo ordinario, el líder fuera de lo ordinario, el que inspira a otros a ir por más de sí mismos, a trabajar más arduamente y a ponerse a la altura de las circunstancias.

No es un secreto que la vasta mayoría de las personas prefieren que las dirijan porque es más fácil seguir a otro que abrirte tu propio camino. Sin embargo, somos mandados por jefes, maestros, entrenadores y poderosos funcionarios que se creen su rango y título y hacen un despliegue de discursos optimistas, jerga de dirección y estrategias que aprendieron en alguna universidad o seminario o de sus colegas en la mesa de alguna suite ejecutiva, pero que no nos inspiran. Tal vez se deba a que hablan demasiado y hacen muy poco. Tal vez se deba a que sus propias vidas están fuera de control. Sea cual sea el caso, con el tiempo, se vuelve obvio que estos hombres y mujeres que alguna vez admiramos desde lejos no tienen lo que se necesita para liderarse a sí mismos, ya no digamos a alguien más. Aun así, cuando nos rechazan o ignoran, permitimos que eso nos limite a nosotros mismos y también a nuestra capacidad de influir en la organización a la cual pertenecemos, así como a la gente a nuestro alrededor.

No tiene que ser así.

Demasiada gente confunde el liderazgo con lo que pasa en la cima, bajo los reflectores, alrededor de la mítica mesa, cuando algunos de los más poderosos líderes trabajan arduamente en las sombras. Saben que las oportunidades de hacer una diferencia en las vidas de sus vecinos, familia, colegas y amigos están siempre presentes. Ejercen una influencia masiva sin tener que decir mucho, si algo acaso, y el primer paso para ser uno de estos héroes anónimos es aprender a convertirse en líder de uno mismo.

Allá por 1996, cuando tenía veintiún años y formaba parte de la Fuerza Aérea en una Partida de Control Táctico Aéreo (TACP por sus siglas en inglés), me suscribía a la definición básica de liderazgo como casi todos los demás. Un líder era la persona a cargo. Aquel con el rango mayor, el salario jugoso y empleados complacientes de respaldo. Un líder tenía el poder de contratar y despedir, o de llevar al éxito o al fracaso a peones de nivel básico como yo. Nunca pensé que una persona que no tenía una autoridad particular sobre mí terminaría siendo una influencia tan decisiva en mi vida. No tenía idea de que pronto tendría un curso intensivo de liderazgo y de cómo puede transformar a cualquier persona en un poderoso ejemplo que resulta imposible de ignorar, e incluso de olvidar, para los demás.

Típicamente, el TACP es el puente entre la Fuerza Aérea y el Ejército, y yo estaba asignado en una base militar en el Fuerte Campbell, Kentucky, donde se ubica la renombrada Escuela de Asalto Aéreo. Este lugar es famoso por ofrecer los "diez días más duros en el Ejército de los Estados Unidos". Cerca de la mitad de cada generación deserta porque combina un arduo entrenamiento físico con rigor intelectual a medida que los candidatos completan una masacre de evoluciones físicas y aprenden cómo cargar helicópteros de eslinga con equipo pesado, como los Humvees y contenedores *blivets* de combustible. Todo debe estar instalado de una manera precisa para asegurar que la carga se libere durante la entrega en el lugar y tiempo correctos. Como un hombre de la Fuerza Aérea asignado al Fuerte Campbell por cuatro años, sabía dos cosas. Uno, estaba garantizado que se me entregarían órdenes de asistir a la Escuela de Asalto Aéreo, y dos, si no me graduaba con una insignia en mi uniforme, mandaría un claro mensaje de que me faltaba motivación y de que era un mediocre.

Ahora, ¿me preparé como si esas órdenes pudieran llegar en cualquier momento? No, no lo hice. Tenía todo lo que necesitaba para convertirme en Hombre de Honor en la punta de mis dedos, pero no adapté mis entrenamientos para la Escuela de Asalto Aéreo. Tenía acceso a la pista de obstáculos y a las dos rutas de marcha con peso y nunca fui ni para una sola carrera de entrenamiento. También fallé en investigar en libros o valerme de mis compañeros de trabajo que tenían información de primera mano de la prueba de carga eslinga. Había nuevas generaciones de Asalto Aéreo entrando cada mes. Pude haber estudiado y entrenado a tope, y luego haber hecho solicitud a la Escuela de

Asalto Aéreo cuando estuviera listo. En su lugar, esperé a que esas órdenes llegaran a mi regazo, y cuando lo hicieron, me presenté impreparado.

La diversión comenzó con una prueba física el día cero, cuando los candidatos deben correr 3.2 kilómetros en menos de dieciocho minutos antes de completar una pista de obstáculos cabrona hecha de escaladas de muros rompe-costillas, una subida de cuerda, y una prueba de equilibrio en una red de vigas que conducían a plataformas de hasta nueve metros. Había tanta gente que nadie realmente resaltaba, y una buena porción de ellos no pudo conseguir las marcas mínimas requeridas para ser admitido en la escuela, pero yo lo logré.

Antes del atardecer del día uno, me acerqué a los arcos que forman la entrada al campus de Asalto Aéreo al lado de un hombre que no había notado el día anterior. Aunque estaba oscuro, pude notar que era como de mi estatura y no mucho más viejo que yo. Ahora que oficialmente pertenecíamos a la generación de Asalto Aéreo, cada vez que cruzábamos bajo los arcos, debíamos realizar una serie de "cinco y diez". Esas son cinco dominadas y diez lagartijas elevadas. Nos cruzábamos debajo de esos arcos varias veces al día, y siempre pagábamos el mismo peaje.

También le dimos a la barra al mismo tiempo. Yo hice las cinco dominadas de rigor, pero para cuando estaba en el piso terminando mis lagartijas, ese sujeto seguía en la barra. Me paré y lo miré hacer muchas más de cinco dominadas. Satisfecho, cayó de pie, se lanzó al piso y completó muchísimas más de diez lagartijas. Sólo entonces se reportó a clases. Teníamos un duro día de entrenamiento físico por delante. Incluiría muchas más lagartijas y dominadas, y el resto de nosotros estaba contento con alcanzar el estándar, esperando que nos quedara suficiente energía para sobrevivir los próximos diez días; aun así, este sujeto estaba listo para cansarse desde la madrugada del día uno. Era la primera vez que veía a alguien hacer más de lo que se requería. Siempre había pensado que mi trabajo era alcanzar el estándar fijado por los altos mandos, pero a este hombre claramente no le importaba lo que se esperaba de él o cuál era el resultado.

"¿Quién carajos es ese tipo?" dije sin preguntarle a nadie en específico.

"Es el capitán Connolly", alguien respondió. Muy bien, así que era un capitán del Ejército, pero en la generación de Asalto Aéreo no tenía ninguna autoridad. Era uno de nosotros, sólo otro estudiante más tratando de ganarse su insignia. Al menos, eso fue lo que asumí.

Unos minutos más tarde, nos alineamos para una marcha de diez kilómetros cargados con mochilas de dieciséis kilos. Yo sólo llevaba un año y medio desde que había dejado de correr kilómetros en 3:45 minutos y de llegar cerca del primer lugar en cada maldita carrera del entrenamiento en pararrescate. En la fase previa al día uno, de hecho, había tenido delirios de que, una vez más, iría al frente de la manada en todas las carreras e incluso podría llegar a ganar unas cuantas, pero había estado midiéndome con la población general. Mi mente estaba puesta en una curva de campana donde opera el 99.999 por ciento de la población, y cuando llegara el momento de hacer las cosas, supuse que aparecería entre los mejores comparado con el resto de la generación. No importaba que ya no pesara ochenta kilos ni que hubiera subido dieciséis kilos por levantar pesas y comer chatarra. Aún me veía fuerte y en forma para la mayoría, yo incluido. Oh, pero me estaba suavizando de lo lindo.

Cuando los instructores gritaron, "fuera", no todos comenzaron con fuerza. Contábamos con noventa minutos para completar la pista, y por lo menos la mitad de la generación tenía la intención de caminar una buena parte. Yo planeaba correr/caminar toda la prueba, a sabiendas de que ganaría tiempo corriendo, lo cual me pondría al frente. Durante los primeros tres kilómetros, estaba entre los cinco a la cabeza del grupo, incluyendo al capitán Connolly. La mayoría estábamos bromeando y presumiendo. Estábamos corriendo bastante rápido, pero también estábamos jugando a insultarnos entre nosotros y, después de veinticinco minutos, se me acababa el combustible. El capitán, quien había estado en silencio todo el tiempo, apenas comenzaba a sudar. Mientras nosotros gastábamos energía valiosa diciendo tonterías, él estaba autocontenido y conectado, concentrado en patearnos el culo colectivamente.

Alrededor del kilómetro cinco, el camino se empinaba en colinas de piedra caliza, y todo el grupo pareció bajarle a la velocidad al mismo tiempo y comenzaron a caminar como si compartieran una misma mente. Jadeábamos por aire, y yo sabía que caminar las subidas y correr las partes planas y las bajadas sería la mejor manera de terminar con un tiempo decente y todavía tener algo en el tanque para las siguientes horas de entrenamiento físico. El capitán Connolly no bajó la velocidad. Nos pasó corriendo, silencioso como un fantasma. Algunos tipos graznaron algo acerca de que lo alcanzarían cuando inevitablemente tronara, pero yo estaba seguro de que no lo volveríamos a ver hasta la línea de meta. El capitán Connolly era una especie completamente diferente. Él estaba fuera de la curva de campana —un caso aparte. No era uno de nosotros.

Hay algo en ti que cambia cuando estás acercándote a lo que percibes como tu límite (en ese entonces, llegaba al límite en un 40 por ciento) y hay alguien más ahí afuera que hace a lo difícil parecer sencillo. Era evidente que su preparación estaba varios niveles por encima de la nuestra. El capitán Connolly no se presentó a simplemente pasar por el programa y graduarse para así agregar unas alas a su uniforme y pertenecer a la tácita fraternidad de supuestos malotes en el Fuerte Campbell. Él vino a explorar de qué estaba hecho y crecer. Eso requería de voluntad para fijar un nuevo estándar donde fuera posible y dejar claro su punto, no necesariamente a esta bola de cabrones, sino a sí mismo. Él respetaba a todos los instructores y a la escuela, pero no estaba ahí para que le dijeran qué hacer.

La marcha con peso terminó en los arcos y, a medida que nos acercábamos, todos podíamos ver la silueta del capitán Connolly mientras completaba dominada tras dominada tras dominada. Una vez más, se burlaba del estándar mientras que el resto estábamos felices con hacer nuestros cinco y diez. Comparado con nuestros pares, nuestro desempeño estaba muy por encima del promedio, pero después de ver al capitán Connolly presumir su capacidad, no parecía mucho. Pues sabía que mientras yo me había conformado con sólo presentarme, él se preparó para el momento, atacó la oportunidad y se lució.

La mayoría de la gente ama los estándares. Le dan al cerebro algo en qué concentrarse, lo cual nos ayuda a alcanzar una posición de logro. La estructura organizacional y los "bien hecho" de parte de nuestros jefes e instructores nos mantienen motivados para actuar y seguir avanzando en esa curva de campana. El capitán Connolly no necesitaba motivación externa. Él se entrenaba según su propio estándar y usaba la estructura existente para sus propios propósitos. La Escuela de Asalto Aéreo se convirtió en su octágono de entrenamiento personal, donde podía probarse a sí mismo a un nivel que ni siquiera los instructores habían imaginado.

Durante los siguientes nueve días, bajó la cabeza y silenciosamente se puso a trabajar haciendo añicos cada estándar de la Escuela de Asalto Aéreo. Él veía la barra a la que los instructores apuntaban y que el resto de nosotros intentaba alcanzar como una valla para saltar, y él la brincaba una y otra vez. Comprendía que el rango sólo significaba algo si perseguía otra certificación distinta, una insignia invisible que dice: "Yo soy el ejemplo. Síganme, cabrones, y yo les mostraré que hay más en esta vida que la llamada autoridad y condecoraciones o envolturas de caramelo en un uniforme. Les mostraré cómo se ve la verdadera ambición más allá de toda estructura externa en un lugar de crecimiento mental ilimitado".

Él no decía nada de eso. No decía nada en absoluto. No puedo recordarlo pronunciando ni una palabra en diez malditos días, pero, por medio de su desempeño y extrema dedicación, iba dejando migajas para cualquiera que estuviera lo suficientemente despierto y consciente como para seguirlo. Nos dio un vistazo de su caja de herramientas. Nos mostró cómo se ve un liderazgo potente, silencioso y ejemplar. Se presentaba en cada carrera del Grupo Dorado, el cual era encabezado por el instructor más veloz en esa escuela, y él se ofrecía voluntario a ser el primero en llevar la bandera.

Cuando llegó el momento de realizar la prueba de carga eslinga, pensé que esa podría ser su kriptonita. Estaba esperando que fuera sólo un cabrón con una gran habilidad física, un fenómeno de la naturaleza. Quería encontrarle un defecto porque eso me haría sentirme mejor conmigo mismo. Pero cuando los instructores pidieron un voluntario para ser el primero en realizar la prueba en que la mitad de la generación fracasaría, no levantó la mano ni dijo nada en voz alta. Simplemente dio un paso al frente para ser evaluado en helicópteros, ganchos de alcance, juegos de carga eslinga, correcto cordaje e inspección de equipo antes que nadie más. Fue un as en eso también.

Ganó cada una de las evoluciones finales, estuvo al frente de la generación en cada uno de los exámenes, y elevaba el nivel del grupo entero. Todos queríamos ser más como él. Queríamos competir con él. Lo usábamos como vara para medir, como alguien a quien podíamos emular, porque él nos daba permiso de ir más allá del estándar. Gracias a él, me ofrecí voluntario para llevar la bandera en una de las carreras del Grupo Dorado y, hasta el día de hoy, es una de las carreras más duras que he completado en mi vida. Es imposible generar la misma fuerza e impulso sin utilizar tus brazos, y esa bandera se siente como un paracaídas jalándote hacia atrás. Sin embargo, no estaba ni cerca de su condición física, y cuando llegó la marcha con peso de veinte kilómetros el día diez —nuestra prueba final en la Escuela de Asalto Aéreo— todo lo que pude hacer fue observarlo desaparecer en la distancia mientras rompía el récord de la Escuela con los veinte kilómetros más veloces de su historia.

Me había graduado mental y físicamente exhausto, pero no sentí casi nada cuando me dieron las alas que creí me ungirían como todo un hombre en el Fuerte Campbell. Aún estaba demasiado intrigado e irritado por el grado de esfuerzo del capitán Connelly, el cual se sentía casi confrontativo. No era muy divertido estar cerca de él, pero yo disfrutaba cada segundo. Me hizo sentir incómodo porque expuso mi falta de dedicación a dar mi mejor esfuerzo todos y cada uno de los días. Estar rodeado de gente de este tipo te obliga a intentar con más fuerzas y mejorar y, aunque esto es algo bueno, cuando eres inherentemente perezoso, lo que realmente quieres son algunos días libres. Los capitanes Conolly del mundo no te dan esa opinión. Cuando están en tu trinchera, no hay días libres.

Su acondicionamiento estaba claramente fuera de serie, y no estoy hablando únicamente del aspecto físico. Ser una bestia físicamente es una cosa, pero requiere de mucha más energía mantenerse lo suficientemente preparado mentalmente para llegar cada día a un lugar como la Escuela de Asalto Aéreo con una misión por conquistar. El hecho de que fuera capaz de hacer eso me revelaba que era imposible que fuese un suceso de una sola vez. Tenía que ser el resultado de incontables horas en el gimnasio, en la pista y en los libros. La mayor parte de su trabajo estaba oculta, pero es en ese trabajo no visto donde se han formado los líderes de sí mismos. Sospecho que la razón por la cual él era capaz de superar todos y cada uno de los estándares consistentemente se debía a que él estaba comprometido a un nivel que la mayoría de las personas no puede comprender, con el fin de mantenerse preparado para todas y cada una de las oportunidades.

Aquellos que no han aprendido a ser líderes de sí mismos se presentan a sus vidas como yo me presenté en la Escuela de Asalto Aéreo. No se preparan ni tienen un plan de ataque. Esperan, son lanzados a algo —una escuela, un trabajo, una prueba física— y luego improvisan las malditas cosas. Piensa en cuánta información hay en internet. Cualquier opción que gustes para desarrollar tus habilidades, desde el campo de entrenamiento básico del Ejército a la escuela de negocios de Harvard; desde una certificación como técnico de emergencias médicas a una carrera en ingeniería, está todo descrito en línea con detalle milimétrico. Puedes estudiar los prerrequisitos y comenzar con las materias del curso antes de ser siquiera admitido. Puedes prepararte como si ya estuvieras ahí para que, cuando el momento llegue y de hecho tengas la oportunidad, estés preparado para romperla. Eso es lo que hace un líder de sí mismo, no importa cuán ocupada esté su vida. No lo hace porque esté obsesionado con ser el mejor, sino porque está luchando por ser la mejor versión de sí.

Este tipo de líderes rara vez descansa. En el calor de la batalla, se convierten en delfines que duermen con un lado de su cerebro en alerta y un ojo siempre abierto para de este modo poder eludir, nadar más rápido o luchar contra sus depredadores y estar lo suficientemente despiertos como para flotar de vuelta a la superficie y respirar. Para poder mantener el despliegue de tal cantidad de energía, los líderes de sí mismos vuelven una y otra vez a los ideales que dan cohesión a sus vidas. Viven por algo más grande que ellos mismos, debido a esto, sus vidas se expanden y brillan con una energía que otros pueden sentir. Esto puede también comenzar una reacción en cadena que rete y despierte a las personas al poder no explotado atorado en su interior. El poder que están desperdiciando con cada día que pasa.

Poner el ejemplo por medio de la acción en lugar de las palabras siempre será la forma más potente de liderazgo, y está disponible para todos. No necesitas ser un gran orador público ni tener un título especializado. Esas cosas están bien y tienen su lugar, pero la mejor manera de liderar un grupo es simplemente vivir el ejemplo y mostrarle a tu equipo o compañeros, por medio de la dedicación, esfuerzo, desempeño y resultados, lo que es realmente posible.

Ahí es donde me encuentro ahora. Gracias en parte al ejemplo puesto por el capitán Connolly y a que estuve lo suficientemente despierto como para reconocer que él era un espécimen único y lo suficientemente humilde como para aprender de él. Sin embargo, como ya sabes, la transformación no comenzó de inmediato. Tristemente, una vez que la Escuela de Asalto Aéreo terminó y el capitán Connolly salió de mi vida, la llama se redujo, y regresé a mis antiguos modos. Aunque nunca dejé de pensar en esa experiencia de diez días, no tenía en mí el autoliderazgo todavía. Debí tomar la lección de esos diez días y aplicarla a los siguientes cincuenta años de mi vida. Debí haberme imaginado al capitán Connolly mirándome cada día. Créeme, si piensas que te están observando, vives de otra manera. Eres más detallado y ordenado. Así no fueron las cosas para mí. Pasarían otros tres años más de deterioro antes de que exhumara los archivos Connolly de mis registros personales y los estudiara para volverme un líder de mí mismo.

Dos años en los Equipos SEAL fue todo lo que se necesitó para darme cuenta de que nadie iba a aparecerse a guiarme o entrenarme para tener mi lugar en la mesa, pero, para entonces, quería salir de la curva de campana. Quería hacer mis propias oportunidades y comer solo en mi propia mesa. Quería convertirme en un caso aparte.

Más adelante mejoré el tiempo que hizo el capitán Connolly en su marcha con peso de veinte kilómetros, la cual había quedado tatuada en mi cerebro durante seis años, haciendo una marcha con peso de veintinueve kilómetros en la selección Delta. Lo hice en una zona mucho más complicada, con más peso y, por los primeros veinte kilómetros, me imaginaba que él seguía ahí por delante de mí, soltando migajas, retándome a exceder el estándar que él fijó hace años. Fue el primero en mostrarme cómo hacer más con menos y que no sólo era posible ir más a fondo, sino que es obligatorio si estás esforzándote por ser tu mejor yo. Cuando vencí su tiempo, me di cuenta de que ya no estaba persiguiendo más al capitán Connolly. A partir de entonces, cada escuela, curso, carrera o récord en el cual me volcaba se convirtió en el campo de entrenamiento para mi propio desarrollo personal.

Cuando vives así, usualmente estás mucho más allá de la influencia de padres, maestros, entrenadores u otros mentores tradicionales y sus filosofías. Para poder mantenerte humilde, necesitarás asegurarte de que estás viviendo según tu propio código. Muchas grandes organizaciones tienen una misión o declaración de principios inspiradora. Las unidades militares de élite están construidas alrededor de un ethos o credo que define cómo se supone que hombres y mujeres deben comportarse. Cada vez que llegaba a una nueva escuela o me empeñaba en unirme a una nueva unidad de Operaciones Especiales, estudiaba y memorizaba el ethos o el credo, y esas palabras nunca fallaron en inspirarme ni a muchos de mis pares, pero es la naturaleza humana volvernos complacientes. No importa lo poderosos que sean los ideales de la organización, incluso a personas bien intencionadas que aman lo que hacen —en especial a aquellos con experiencia— les faltará la resistencia mental para vivir el credo en el día a día. Y si la mayoría de la gente dentro de una organización no sigue verdaderamente ni se adhiere a los principios fundamentales, ¿entonces cuál es realmente su valor? Así pues, hice un juramento conmigo mismo:

Vivo con una mentalidad de día uno, semana uno. Esta mentalidad está arraigada en la autodisciplina, responsabilidad personal y humildad. Mientras que casi todos se detienen cuando están cansados, yo me detengo cuando he terminado. En un mundo donde la mediocridad es a menudo el estándar, mi misión de vida es volverme inusual entre inusuales.

Todos nos debemos a nosotros mismos defender algo. Los principios nos dan una base —tierra firme en la que podemos confiar y construir mientras seguimos redefiniendo lo que es posible en nuestras vidas. Seguro, algunos nos verán como aguafiestas por nuestra dedicación y nivel de esfuerzo. Otros te llamarán obsesionado o pensarán que te has vuelto loco. Cuando lo hagan, sonríeles y di, "no estoy loco. Sólo no soy tú".

No confíes en el ethos de otro grupo o en la declaración de principios de otra compañía para que sea tu guía. No deambules sin rumbo tratando de encontrar sentido o de encajar. Explota tus principios fundamentales, e inventa tu propio juramento a ti mismo. Asegúrate de que sea inspiracional y de que te desafíe a esforzarte y a alcanzar, y vive según tu juramento todos los días.

Cuando todo se ponga turbio y jodido y te sientas solo e incomprendido, revisita tu juramento a ti mismo. Te pondrá los pies en la tierra. De vez en cuando, necesitarás editar tu juramento dado el ajuste de prioridades que pueda surgir con los cambios de la vida, pero no lo diluyas. Asegúrate de que se mantenga siempre lo suficientemente fuerte como para servir de brújula diaria mientras navegas la vida y todos sus desafíos. Viviendo según este juramento —tu juramento— nunca necesitarás a nadie más para que te guíe. Porque no importa lo que pase, nunca estarás perdido.

¿En quién te convertirás y qué quieres representar? ¿Estás listo para ser el estándar? Si quieres, comparte tu juramento a ti mismo.

#JuramentoATiMismo (#OathToSelf) #AutoLiderazgo (#SelfLeadership) #NuncaTermina (#NeverFinished).

CAPÍTULO OCHO

JUGAR HASTA EL SILBATAZO

Seis días después de la operación, mis rodillas no habían mejorado y apenas podía moverme. Tenía una cita con mi cirujano, quien echó un vistazo a mis rodillas hinchadas y decidió drenarlas. En lugar de líquido sinovial, sacó sangre desoxigenada de color violeta oscuro: setenta y cinco mililitros de la rodilla derecha y treinta mililitros de la izquierda. Diez días después, la inflamación había vuelto a aparecer y tuvo que drenar ambas rodillas de nuevo. Por la mirada del médico, me di cuenta de que el dolor que sentía y la persistente hinchazón no eran lo que él esperaba. Algo estaba realmente jodido. Mientras me aplicaba la tercera ronda de inyecciones de plasma rico en plaquetas, con la esperanza de que eso pudiera poner en marcha mi proceso de curación, me ofreció la primera pista de lo que había ocurrido realmente en aquel quirófano.

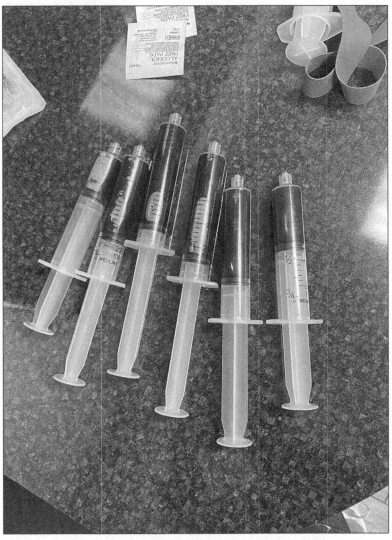

La sangre desoxigenada que se drenó de mis rodillas tras la operación era alarmante.

Había acudido para un simple trabajo de limpieza del menisco, la almohadilla de cartílago que actúa como amortiguador entre la tibia y el fémur (la espinilla y el hueso del muslo), pero cuando intentó recortar el cartílago, su instrumento falló. Mi menisco y el cartílago articular pegado a los extremos de mis huesos eran demasiado gruesos y duros. Dijo que esto se debía a la Ley de Wolff, un fenómeno descubierto por un cirujano alemán del siglo XIX que encontró que cuando se aplica una carga mayor a los huesos con el paso del tiempo, éstos se vuelven más densos y mucho más fuertes. Esto parece algo bueno, pero en la rodilla puede provocar un deterioro o irregularidades en el cartílago, lo cual causa artritis. En mi caso, la capa de acolchado del menisco entre los huesos no era gruesa y lisa como un tapete de goma, sino que estaba nudosa y retorcida y áspera como una corteza. Y el cartílago articular era igual de duro. En lugar de cortarse fácilmente, era casi a prueba de balas. Mi maldito tejido conjuntivo rompió literalmente las costosas tijeras médicas del cirujano.

"Incluso tu cartílago aprendió a mantenerse duro", bromeó.

No me reí mucho porque eran detalles que debería haber oído en rehabilitación y no más de dos semanas después. Eso me molestó. Sin embargo, no pude evitar sentir también un perverso sentimiento de orgullo. Hubo muchas veces en mi vida en las que me sentía lesionado o enfermo durante una evolución física intensa, pero me negaba a rendirme, lo que obligaba a mi cuerpo a convertirse en un gran compensador. A lo largo de los años me he adaptado a varias afecciones médicas —algunas las había heredado, otras las había adquirido— para completar docenas de extenuantes hazañas de resistencia de varios días. Ante el desconcierto de mi doctor, vi la consecuencia médica de esa compensación forzada. Había sometido a mis huesos a una pesada carga durante tanto tiempo que se habían vuelto densos como la piedra, y habían transformado mi cartílago en un cemento casi imposible de atravesar. Pero, tras varios intentos fallidos, el médico consiguió cortarlo.

Aunque reconoció la compensación de mi cuerpo como lo que era, una adaptación fisiológica que me permitía seguir trabajando a un alto nivel, aun así, utilizó una técnica de cirugía muy tradicional. Mis rodillas estaban innegablemente jodidas antes de la operación, pero aún podía funcionar con ellas. Sólo unas horas antes de ser ingresado a quirófano, había corrido dieciséis kilómetros. Ahora, dos semanas después, iba cojeando hasta una bicicleta estática del gimnasio esperando por lo menos hacer suficiente ejercicio para sudar un poquito, y duré veintidós minutos antes de que el dolor me sobrecogiera. Pasé de Moab 240 a correr por todo el estado de Florida, y luego a estar veintidós minutos en una bicicleta estática.

Volví de nuevo a la consulta del médico un mes después de la operación, y cuando le conté lo angustiado que estaba y la poca movilidad que tenía, le restó importancia, y en el siguiente suspiro me informó despreocupadamente que durante la operación me había taladrado uno de los huesos. En ningún momento durante el período previo a la operación lo había mencionado ni siquiera como una posibilidad remota, y a pesar de haberme visto en rehabilitación dos veces desde entonces, nunca había mencionado que me había hecho dos pequeños agujeros en el fémur izquierdo. Lo cual era extraño, porque no es un procedimiento que un médico pueda olvidar fácilmente.

Me dijo que, tras quitarme la mayor parte del cartílago de la rodilla izquierda, quería pinchar mi médula ósea para que se filtrara, se encharcara y creara un coágulo que, con el tiempo, se cree que imita el acolchado que proporciona un menisco intacto. También mencionó que, en algún momento de la operación, había limpiado el quirófano de cualquier persona que no fuera parte vital del proceso. Esta revelación no me enorgulleció. Me encabronó. Me he sometido a muchas cirugías importantes en mi vida, y nunca había recibido detalles importantes e inesperados por partes. Los cirujanos están formados para explicar la operación lo antes posible, pero este tipo no estaba siguiendo esas reglas.

A partir del día siguiente a la operación, hubo varias veces en las que Kish quiso comunicarse y pedirle al cirujano que explicara mi nivel de dolor e inmovilidad porque estaban muy por encima de las expectativas que él había establecido. Yo sentía lo mismo, pero hice todo lo posible por controlar mis emociones y evitar pulsar el botón de pánico. Sin embargo, de camino a casa, después de saber sobre los agujeros que me había taladrado, mi ansiedad se disparó.

Esa noche, Kish y yo investigamos un poco, y lo que leímos en internet fue inquietante. Por lo que deduje, parecía que me había hecho algún tipo de cirugía de microfractura y no había dicho ni una palabra al respecto. Tras varias noches sin dormir, envié un mensaje de texto al médico alrededor de las cinco de la mañana y le dije que necesitaba algunas respuestas, sin rodeos. Para mi sorpresa, me contestó enseguida y siguió reiterando que las rodillas sólo iban a mejorar ahora que las habían limpiado. Le cuestioné sobre el procedimiento de microfractura. Dijo que una operación de microfractura tiene un mínimo de cinco orificios, que él "sólo" había perforado dos y que "deberían" estar rellenos a estas alturas. Dijo que muy pronto volvería a correr como siempre y que nada me frenaría. Tenía la corazonada de que ese médico era un jodido mentiroso, pero ese intercambio de mensajes lo confirmó.

Ya no podía confiar en él. Por muy puros que fueran sus motivos, había tomado decisiones cuestionables y unilaterales, había hecho mal su trabajo, me había dejado en los putos huesos y luego me había dado detalles inquietantes poco a poco. No existía excusa para nada de eso.

El 17 de marzo, me subí a una cinta de correr por primera

vez desde la operación. Estaba en fisioterapia y el personal aún no lo sabía, pero ya había decidido que era mi último día. Mi rodilla derecha se sentía un poco mejor. La izquierda seguía rota y colapsada en el lado medial. Los terapeutas que habían estado monitoreando mi progreso estaban afiliados a mi cirujano y, a pesar de mi dolor, querían que corriera durante cinco minutos. Corrí durante cuarenta y dos.

No porque me sintiera bien. Cada paso me dolía muchísimo, pero seguí corriendo porque sabía que sería mi última carrera en el futuro inmediato, quizá para siempre, y teniendo en cuenta lo importante que había sido correr en mi vida durante tanto tiempo, cinco minutos no me parecían suficientes para despedirme. Ocho kilómetros de agonía tenían más significado y, cuando terminó, bajé la potencia de la cinta de correr, pisé con cautela el suelo y salí cojeando por la puerta.

Mientras conducía a casa, me sentí en conflicto entre mi compromiso de seguir siendo lo suficientemente paciente para que la gran máquina compensadora hiciera su trabajo, una vez más, y mi miedo a que esta vez todo hubiera terminado de verdad. A pesar de algunas de las voces que me rodeaban ya habían aceptado mi fin, no quería creerlo. No podía. Porque desde que decidí dejar de ser un culo gordo, toda mi vida ha girado en torno a mi ser físico. Aunque la mentalidad siempre ha sido lo número uno para mí, logré mi mentalidad a través del entrenamiento físico y de retos físicos monumentales que proporcionaron un rendimiento inmediato de la inversión. Ésa no es la única forma de volverse mentalmente duro, pero sí que ocurre más rápido cuando corres miles de kilómetros, nadas largas distancias en agua fría o haces miles de flexiones. Cuando inviertes esa cantidad voluminosa de dolor y sufrimiento en ti mismo, se produce la dureza mental.

En otras palabras, mi vida y mi sentido del yo, desde que tenía veinticuatro años hasta el día de la operación, se construyeron entrenando y compitiendo duramente para ser mentalmente fuerte. Y me los arrebataron en noventa minutos. No por un accidente o una lesión extraña, sino por un médico que no cumplió su juramento hipocrático: primero, no hacer daño. Sé que no fue a propósito, pero se produjo un daño importante.

No pude sudar el estrés, así que me resultó difícil procesar toda la emoción y la frustración. Hubo momentos en los que incluso yo quería rendirme ante la autocompasión. Estaba cansado de Goggins, cansado de luchar siempre, y aunque aborrezco las excusas y a los que ponen excusas, cuando me miraba en el espejo cada mañana y cada noche, me decía la pura verdad. *Se acabó. Ya no puedes hacerlo.* Y allí encontré cierto consuelo.

Me sentía como un mariscal de campo en la línea de golpeo leyendo a la defensa y marcando nada más que a defensores con ojos inyectados en sangre, listos para impactarlo. Los linieros defensivos, los apoyadores y los esquineros defensivos superarían en número a mis bloqueadores y los abrumarían con facilidad; correrían por el borde, se precipitarían hacia el interior y el bolsillo de protección se vendría abajo. A menos que evitara el desastre antes de que ocurriera. Tuve que hacer un audible, es decir, gritar una nueva jugada en la línea de golpeo lo suficientemente fuerte como para que todo mi equipo la oyera, pero al hojear el libro de jugadas en mi mente, no pude encontrar ninguna solución viable.

No es que fuera un territorio nuevo para mí. Llevaba toda la vida enfrentándome a grandes dificultades y gritando audibles, pero ésta era la mayor de todas. Cuando todo tu ser está arraigado en un modo de vida concreto y te lo arrebatan, ¿cuál es la jugada adecuada?

Por muy inquieto y frustrado que estuviera, sabía que la paciencia era la única estrategia por ahora. A veces, lo mejor que puede hacer el mariscal de campo es lanzar un pase incompleto, evitar perder más terreno, detener el reloj y reagruparse. Aunque creía que mi rodilla estaba lo mejor que podía estar, aún quería darle tiempo para ver si el dolor se aliviaba o mi estabilidad mejoraba en lo absoluto, así que no era el momento de juguetear. Por muy devastador que fuera pasar de correr más de trescientos kilómetros a no poder bajar un tramo de escaleras sin que mi rodilla izquierda se colapsara, tuve que evitar la tentación de evaluar mi situación diaria y semanalmente. En lugar de ello, hice una panorámica hacia atrás e intenté verlo todo con un lente de gran angular.

La temporada de bomberos del verano ya no era factible, y no volvería a correr pronto, lo que significaba que no tenía que buscar una solución inmediata. El año 2021 fue una pérdida total. Todo giraba en torno al próximo verano y a la siguiente temporada. Eso me tranquilizó porque significaba que quedaba mucho tiempo en el reloj. No tenía que anotar, ni siquiera mover el balón de inmediato. Sólo tenía que observar y esperar. Decidí esperar noventa días completos (desde el día de la operación) para dar tiempo a mi cuerpo y, con suerte —ahí estaba esa palabra de nuevo—, compensar el mal juicio y los errores del cirujano. Sin embargo, cuando pasaron esos noventa días, nada había cambiado. Aquella ofensiva total seguía viniendo por mí, y el tiempo de esperar se había acabado. Tenía que armar una jugada.

Durante los tres días siguientes, Kish y yo nos sentamos en la mesa de la cocina y buscamos en internet. Hojeamos estudios revisados por expertos, revistas médicas, sitios web de hospitales y biografías de médicos, y descubrimos que la cirugía de microfractura solía ser el último recurso para los problemas de menisco y, cuando no funcionaba, la sustitución articular era el siguiente paso lógico. La sustitución articular es un tipo de amputación. Se cortan los bordes de los huesos de la espinilla y el muslo para acomodar la rodilla artificial. No estaba ni cerca de estar preparado para llegar a eso.

Entonces, el cuarto día, exactamente a la misma hora, Kish y yo encontramos un artículo en el que se presentaba el trabajo de un cirujano de talla mundial del Hospital de Cirugía Especial de Nueva York. El Dr. Andreas Gomoll era uno de los pocos cirujanos de Estados Unidos capaces de realizar trasplantes de menisco y cartílago para curar rodillas tan deterioradas que casi cualquier otro ortopedista las consideraría candidatas para una sustitución articular. Este era el audible que había estado esperando.

Según lo que leímos, el trasplante de menisco funcionaba mucho mejor que la cirugía de microfractura. No sólo reducía el dolor y restablecía la funcionalidad y la calidad de vida, sino que incluso podría permitirme volver a practicar al nivel al que estaba acostumbrado. Eso me importaba porque aún tenía asuntos pendientes.

Llevaba arrastrando el mismo alto objetivo desde 2014. Prometía todas las exigencias físicas y psicológicas de las Operaciones Especiales y estaba alimentado por el mismo espíritu valeroso, pero siempre que me acercaba a él, la oportunidad se me escapaba de las manos. Quería convertirme en un bombero paracaidista.

Los bomberos paracaidistas se lanzan en los bosques para apagar los incendios antes de que se conviertan en furiosos infiernos y sean noticia en todo el mundo. Mi afán por convertirme en bombero paracaidista es la razón por la que me metí a la lucha contra los incendios forestales. Tras años de frustración, por fin tuve la oportunidad de unirme a un equipo de bomberos paracaidistas en Montana en 2020, pero mis rodillas no estaban dispuestas a cooperar y, tras mi fallida operación en 2021, sólo podía asumir que el paracaidismo seguiría estando fuera de mi alcance.

El 7 de junio me reuní con el Dr. Gomoll en Nueva York. Evaluó las resonancias magnéticas y tomó algunas radiografías de mi pierna izquierda arqueada, y mi desalineación lo impactó. La degeneración de mi rodilla era más grave de lo que él había previsto. "No tengo ni idea de cómo has podido correr un kilómetro con esas rodillas", dijo. "Y mucho menos cincuenta, cien, doscientos kilómetros".

El Dr. Gomoll sabía lo lejos que había viajado para venir a verle, pero por mucho que deseara poder ayudar, no era un candidato viable para un trasplante de menisco porque mi rodilla estaba demasiado deteriorada. Me ofreció una férula de descarga que podría aliviarme algo el dolor, pero sabía que no era una gran solución porque nadie lleva una férula voluminosa veinticuatro horas al día, y una férula por sí sola no me devolvería la vitalidad.

No había mucho más que decir. Permaneció en silencio y absorbió mi evidente decepción. No se trataba simplemente de que me doliera o no pudiera hacer ejercicio. También tenía que tragarme el hecho de que los trabajos de malote que siempre había admirado y por los que me había esforzado ya no eran para mí. Se dio la vuelta para marcharse, pero cuando estaba a medio camino de la puerta, se detuvo en seco y miró hacia atrás.

"Oye, prueba la férula de descarga durante un par de meses", dijo, "y si te ayuda, puede que haya otra opción que podamos discutir".

"Te agradecería que lo discutiéramos ahora mismo", dije. En ese momento estaba desesperado por cualquier atisbo de posibilidad. Aprensivo, asintió, se sentó de nuevo frente a mí y me explicó un procedimiento poco común que ya no se enseña mucho, conocido como osteotomía tibial alta (HTO, por sus siglas en inglés). Se trata de una operación que realinea la articulación de la rodilla para aliviar la presión y el dolor, pero para conseguirlo, tendría que serruchar mi tibia, abrir una cuña de cinco milímetros para crear un hueco en el hueso y luego atornillar una placa metálica cónica para cubrir el hueco, que con el tiempo se rellenaría con nuevo tejido óseo.

"De ninguna manera se trata de una solución garantizada", dijo, "y por eso dudo en mencionarlo". Continuó explicando que el resultado tenía mucho que ver con el paciente y con su determinación durante la rehabilitación, pero conocía mis antecedentes y no le preocupaba. Estaba dudoso porque sabía que ambos podríamos hacer todo bien y, aun así, mi cuerpo podía reaccionar mal a la intervención. Algunas rodillas no tienen remedio, y hasta que no estuviera en el quirófano, no podría decir con seguridad si la mía era una de ellas. "A veces, la cirugía no llega a resolver el problema, y lo último que queremos es empeorar las cosas".

"Desde luego", dije. "Pero digamos que la operación es un éxito, ¿qué significaría eso para mí?".

"Dependiendo del tiempo que tardes en recuperarte, al final tendrías muy pocas restricciones físicas, o ninguna".

"Me apunto", dije.

Parecía sorprendido. Evidentemente, la mayoría de la gente no salta ante la oportunidad de que le serruchen la espinilla.

"Sigo pensando que deberías probar primero la férula".

"¿Dices que si esto funciona, podría hacer cualquier cosa?" pregunté.

"Casi. Todo menos saltar de los aviones, supongo". Hice una pausa para digerir su afirmación. Al principio, lo sentí como otro cuchillo en las tripas, pero no era definitivo. Él suponía que saltar de los aviones estaría fuera de los límites, pero no me conocía.

"De acuerdo", dije, sonriendo. "Nada de saltar de los aviones. Pero Dr. Gomoll, usted es uno de los mejores doctores del mejor hospital ortopédico de Estados Unidos y, en su opinión profesional, ¿no ve ninguna otra opción para mí?". Se sonrojó ligeramente ante mi valoración de sus habilidades. Tenía una humildad que aprecié.

"Si estás comprometido en recuperar lo que has perdido", dijo, "entonces creo que ésta es la mejor opción para ti, sí".

Algunos mirarían esas probabilidades y considerarían que recurrir a una cirugía poco común y dolorosa sin un resultado garantizado es un riesgo enorme. Supongo que se reduce a lo que puedes y no puedes soportar a lo largo de tu vida. Mucha gente puede vivir con muchas tonterías mediocres. No sólo pueden vivir con ello, sino que están realmente satisfechos con su mediocridad. Pues bien, feliz Navidad para ellos, pero a mí eso no me sirve. Yo también quería descansar, pero todavía no. Si había una maldita mínima posibilidad de que esto me llevara a donde tenía que ir, entonces ni siquiera había una decisión por tomar.

"De acuerdo entonces, doctor", dije. "Rómpame la pierna".

Me operaron el 30 de junio y pasé dos noches en el hospital y otra semana en una habitación de hotel de Nueva York. ¿Cómo me sentí? ¡Como si alguien me hubiera serruchado la puta pierna! Cuando intentaba ponerme de pie, el nivel de dolor era de diez sobre diez. La sangre se precipitaba hacia el lugar en el que estaba atornillada la placa, dejándome doblado de dolor y mareado. Me movía con muletas y tenía que ducharme sentado en una silla. Me ponía hielo y recurría a la estimulación eléctrica de los músculos y los huesos varias veces al día, y hacía algunos ejercicios básicos de fisioterapia mientras estaba tumbado en la cama.

Mi vuelo de vuelta a casa fue nada menos que insoportable. La agonía me recorría en oleadas. Empecé a sudar y estuve al borde del delirio al pensar en mi último encuentro en el consultorio del Dr. Gomoll antes de salir de la ciudad.

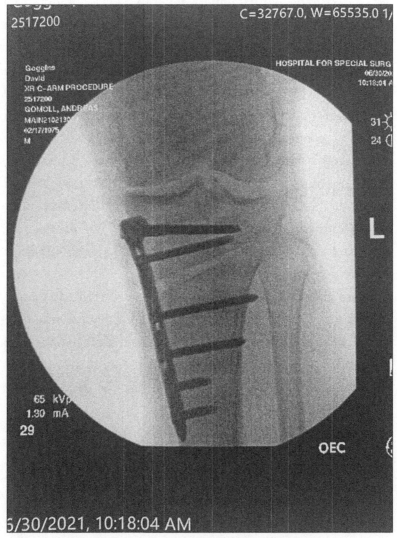

Nada, salvo romperme la pierna, iba a arreglar mis problemas de alineación.

"La realineación fue un éxito", dijo, sonriendo y señalando mi última radiografía. Ya no tenía hueso sobre hueso.

Hasta ese momento, había dudado en prometer demasiado. Yo también había controlado mis expectativas. En los últimos días antes de la operación, había leído innumerables artículos, tablones de anuncios y foros sobre la recuperación de la OTA, y, por decirlo de alguna manera, no eran nada alentadores. La mayoría de la gente tardaba de tres a seis meses en caminar con normalidad. Un artículo cantaba las alabanzas de un corredor que desafió las expectativas de los médicos al completar un maratón dieciocho meses después de su intervención de HTO. Para mí, él se convirtió en el estándar de oro. Aunque correr un maratón no es una hazaña fácil bajo ninguna circunstancia, no era nada comparado con lo que tendría que hacer para convertirme en bombero paracaidista. Si es que aún era posible. A mi edad, cada temporada de incendios que se pierde es una oportunidad crucial desperdiciada, y yo había tenido que dejar de participar en las dos últimas. Las probabilidades en mi contra eran astronómicas.

Pero ahora que el Dr. Gomoll parecía convencido de que estaba en una trayectoria diferente, no pude evitar evocar escenas de entrenamiento de bombero paracaidista. La imagen era borrosa y en blanco y negro, pero la banda sonora me resultaba familiar. Era el zumbido bronco de "Going the Distance", y se reproducía en bucle.

"¿Cuánto falta para que pueda empezar a entrenar?" pregunté.

"Aunque tu rodilla no es un problema, el lugar de la operación sí lo es. Eso tardará en curarse. Pero dentro de unas semanas, probablemente podrás dar una pequeña vuelta en una bicicleta estática".

"Una pequeña vuelta", fue lo que dijo. Me pasé el resto del vuelo visualizándolo. Me vi bamboleándome hacia una bicicleta estática con aquellas malditas muletas. Vi cómo giraban las ruedas y se acumulaban charcos de sudor bajo el eje central, mientras daba vueltas durante horas.

El 15 de julio, poco más de dos semanas después de mi operación, esa visión se hizo realidad. Apenas podía pasar la pierna por encima del asiento y no canalizaba mucha fuerza hacia los pedales. Cada vez que la pierna quedaba suelta, latía, como si la placa viniera con su propio palpitante corazón. Cada pedaleo era otro *jódete*. Era tan doloroso que no podía dejar de preguntarme por qué carajos me sometía a ello. Duré treinta minutos. No parece mucho, pero fue un primer paso monumental. La pregunta ahora era: *¿puedo aumentar la intensidad?*

Casi nada en la vida es constante. Las condiciones y las circunstancias están en perpetuo cambio, como los vientos y la marea, y por eso mi mentalidad nunca es fija. Amago y me ajusto, buscando siempre mi nuevo 100 por ciento. La edad, la salud y las responsabilidades que llevamos encima pueden ser limitantes. Eso no significa que debamos ceder a esas limitaciones o utilizarlas como excusas para dejar de lado nuestros sueños, pero podemos reconocerlas, siempre que nos comprometamos a descubrir lo que todavía podemos hacer teniendo en cuenta esos límites —ya sean temporales o indefinidos— y a maximizarlo.

Cuando la mayoría de la gente se somete a una operación importante, se relaja en el tiempo de recuperación que el médico establece. Aceptan sus vacaciones de seis a ocho semanas de la rutina o sus seis a doce meses de ausencia. Antes de que me dieran el alta en el HCE de Nueva York, quería saber con exactitud cuándo podría volver al gimnasio y con qué intensidad podría hacerlo. Sentía que era mi última oportunidad, y lo que estaba en juego era demasiado importante para confiar en un fisioterapeuta profesional. Conozco mi cuerpo mejor que nadie y no quería a ningún pesimista en la trinchera. El destino de mi recuperación y mi futuro dependían de mí, y eso me hacía pensar de forma proactiva.

Cada día, miles de personas se despiertan a una vida definida por nuevas limitaciones difíciles de aceptar. Quizá les hayan diagnosticado una enfermedad terminal o hayan sufrido una lesión medular. Puede que hayan perdido una extremidad o que sufran trastorno de estrés postraumático. En la mayoría de los casos, las circunstancias cambiantes no son tan graves.

A veces, son las buenas noticias las que cambian la ecuación. Tal vez seas un padre primerizo o hayas conseguido un trabajo lucrativo que exige jornadas laborales de diez o doce horas. Puede que te hayas casado recientemente, lo que significa que tienes que tener en cuenta algo más que tus propios objetivos. Independientemente de las variables, tu nuevo 100 por ciento está ahí fuera esperando que lo encuentres.

La cuestión es que la mayoría de la gente no quiere hacerlo. Porque cuando intentas encontrar algo nuevo, significa que no eres quien solías ser, y eso puede ser lo suficientemente deprimente como para abandonar la búsqueda. Algunas personas utilizan sus nuevas circunstancias para rebajar su nivel de esfuerzo en lugar de ajustar su enfoque y seguir dándolo todo para conseguir sus objetivos. Tienes que trabajar con lo que tienes. No habría carreras normales ni con peso para mí, pero eso no significaba que estuviera fuera de acción.

Independientemente de lo que estés enfrentando, tu objetivo debe ser maximizar los recursos y las capacidades que tienes. Si has sufrido una lesión extraña o has recibido un diagnóstico que lo cambia todo, ¿cuál es tu nuevo nivel de esfuerzo máximo? Mucha gente se toma su tiempo y espera a ver qué pasa después, pero uno o dos años más tarde, descubren que siguen esperando. Con cada giro desafortunado de la vida, por muy pesado que sea, tienes que comprometerte a resistir con esfuerzo esa presión. No importa tu edad, tus habilidades, tus discapacidades o tus responsabilidades, todos debemos mantener el compromiso de encontrar nuestros nuevos estándares. Porque eso no sólo mantiene tu mente comprometida y tus demonios a raya, sino que realmente puedes lograr cosas que el viejo tú nunca habría podido concebir.

Nunca he sido un corredor más rápido de lo que era a los diecinueve años. Por aquel entonces, podía correr dos kilómetros y medio en 8:10, pero ese chico se habría reído si le hubieras pedido que corriera ochenta kilómetros de una vez, y mucho menos 387. Por supuesto, a los cuarenta y seis años y con una placa metálica en la tibia, Moab 2020 me parecía un recuerdo de otra vida. Antes de la operación, el Dr. Gomoll me explicó que era poco probable que volviera a correr otra carrera de 160 kilómetros y que la autorización médica para correr en absoluto estaba por decidirse. Eso no me desanimó. Simplemente tendría que encontrar otra forma de entrenar duro.

Irónicamente, el 1 de junio, antes de saber siquiera quién era el Dr. Gomoll, me inscribí en la Natchez Trace 444, una carrera ciclista de larga distancia que se celebra a principios de octubre. No creía que estuviera lo bastante sano para competir en ella. Pero sabía que correr no era una opción, así que tenía sentido fijarme objetivos ciclistas imponentes. Cuando el Dr. Gomoll sugirió casualmente la bicicleta estática, el ciclismo se convirtió en mi punto de anclaje. Me aferré a ella con toda mi fuerza y empecé a ascender.

No fue fácil. Cada mañana, cuando agarraba las muletas, me sentía como si tuviera veinticuatro años y 135 kilogramos de nuevo, intentando correr sólo un kilómetro y medio. Tenía la pierna jodidamente hinchada. Cada pedaleada era una tortura. La resistencia seguía siendo muy baja, pero la angustia me hacía sudar. Quise rendirme cien veces, pero me negué a ceder. Como aquel culo gordo de hace tiempo, me preocupaba que si paraba no volvería a empezar.

Durante una semana, todas las sesiones en la bicicleta empezaron igual, pero en lugar de reducirlas, aumenté mi rendimiento. Cabe recordar que todavía llevaba muletas. Estuve cuatro semanas sin soportar peso y seis con muletas, pero montaba sesenta minutos cada mañana y otros veinte minutos por la tarde como parte de mi programa de rehabilitación. Los músculos de mis piernas ya se estaban fortaleciendo y mi frecuencia cardíaca en reposo empezaba a descender. Todo esto representaba un progreso, pero esos incipientes entrenamientos y mis dos horas de estiramientos y ampliación de mi rango de movimiento muscular no eran suficientes para convencerme de que estaría listo para recorrer más de seiscientos kilómetros en la primera semana de octubre. Para detener el avance de los pensamientos negativos, ocupé mi mente.

La forma física y la mental siempre han estado entrelazadas para mí, y aunque me había perdido dos temporadas de incendios consecutivas, decidí utilizar mi tiempo de rehabilitación para adquirir más conocimientos y habilidades en caso de que mi cuerpo se recuperara lo suficiente como para que, aunque no pudiera hacer paracaidismo, al menos pudiera luchar contra los incendios. Un conjunto de habilidades que resulta atractivo para muchos departamentos de bomberos es la certificación de TEM (técnico en emergencias médicas) avanzado, pero debido a mi agenda de viajes, nunca había podido tomar el curso. Era el momento perfecto, y encontré un curso acelerado no muy lejos de mi casa que estaba a punto de empezar. Después de inscribirme, saqué mi viejo libro de texto de EMT del armario, pasé a la página uno y refresqué mis conocimientos básicos. Por lo que a mí respecta, la clase ya estaba en marcha.

Como siempre, mi calendario repleto de actividades me favoreció. Cada actividad se alimentaba de la siguiente en una sinergia de superación personal. Tenía horas para estudiar el cuerpo humano y aprender a salvar vidas, y no había pasado tanto tiempo en una bicicleta de ningún tipo desde que me entrenaba para la RAAM en 2009.

Durante mis paseos matutinos, pensaba en aquellos largos y tranquilos días sobre la bicicleta. Aunque correr es lo que me caracteriza, en realidad soy mejor ciclista. Sin embargo, antes de poder considerar seriamente la posibilidad de competir en octubre, tenía que dejar la bicicleta estática. A mediados de agosto, cuatro semanas después de mi primera sesión de treinta minutos, llamé al Dr. Gomoll y le pregunté si me autorizaba a hacer algunos kilómetros en carretera.

"¿Cuánto tiempo pretendes pedalear?", me preguntó.

"Setecientos quince kilómetros", dije. Estaba muy consciente del dolor que aún sentía y de que era mi primer día sin muletas, pero lo consideré una señal de progreso en nuestra relación médico-paciente que no se riera a carcajadas.

Me sorprende que yo no me haya reído. Entrenar para una carrera ciclista de 715 kilómetros en una bicicleta estática es una locura de la que uno se puede reír. Ningún ciclista serio lo haría jamás. Los triatletas y los ciclistas profesionales que se ven obligados a entrenar en interiores durante el invierno enganchan sus bicicletas de carretera a un entrenador. Lo único que hice fue aumentar mis sesiones de ciclismo de dos a tres sesiones al día.

Durante las siguientes semanas, me sentí extremadamente solo. Todas mis sesiones de fisioterapia, estudio y paseos en bicicleta eran misiones en solitario. Era monótono y agotador, y lo peor era saber que sería exactamente lo mismo mañana y el día siguiente y el siguiente. La mayoría de las mañanas me resultaba difícil encontrar la energía para persistir, pero lo hacía, y cada vez que montaba en la bicicleta, sentía una oleada de victoria que sólo consigo cuando supero mi propio deseo de reducir el ritmo o abandonar por completo. Dura poco, pero cuanto más lo haces, más poderosa es la sensación.

Diez días antes de la carrera, la parte inferior de mi pierna izquierda seguía hinchada. Contenía tanto líquido que parecía y se sentía como ese material viscoelástico *memory foam*. Cuando la apretaba, la marca de mi mano tardó varios minutos en desaparecer. Sin embargo, desenterré mi vieja bicicleta de carreras del almacén y la desempolvé. Era una Griffen y, a finales de la década del 2000, era de primera. En 2021, era una reliquia, y ya ni siquiera las fabricaban.

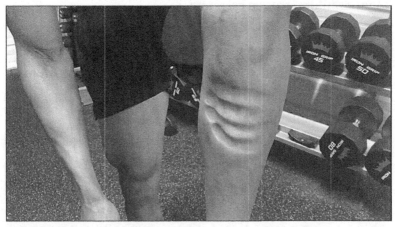

El edema tardó varios meses en desaparecer.

La conecté a mi nuevo entrenador de bicicleta y monté durante 2:18 horas. En total, completé ocho sesiones en el entrenador. Mi recorrido más largo fue de 4:31 horas. Pero todavía no había montado mi bicicleta en la pista cuando subimos al avión con destino a Nashville, sólo trece semanas después de mi operación.

El instinto de supervivencia puede hacer que seas tan cuidadoso que te vuelvas imprudente. La parte inferior de mi pierna seguía estando parcialmente hueca, y había pasado por demasiadas cosas como para exponerla a los distraídos e impacientes conductores de la ciudad. No podía arriesgarme a chocar. La Natchez Trace Parkway, en cambio, es una carretera rural abierta, con muy poco tráfico y sin señales de alto ni giros, y tendría un vehículo de apoyo. Sería todo lo seguro que puede ser el ciclismo de carretera. A menos, claro está, que se tomara en cuenta que pasaríamos toda la noche en la bicicleta y la privación de sueño.

Sin embargo, como dudaba de exponerme a una lesión, cuando llegó la mañana de la carrera, yo todavía no había montado la bici en el exterior en años, no estaba acostumbrado a mi sillín nuevecito de competición y Kish nunca me había dado una botella de agua o comida mientras estaba en movimiento. Así que, en los pocos minutos que teníamos para trabajar antes del comienzo de la carrera, Kish y yo practicamos el crucial intercambio en un aparcamiento cubierto.

La salida fue gradual, como contrarreloj. Cada ciclista iba por su cuenta. Fui uno de los últimos en salir, y los primeros kilómetros fueron un poco incómodos mientras volvía a aprender cómo y cuándo cambiar de velocidad, pero pronto me acomodé en la Natchez Trace Parkway, una carretera panorámica impregnada de historia americana que se desplegaba como un listón suave y ondulado desde Nashville, Tennessee, hasta Natchez, Mississippi. Pasaba junto a arroyos y pantanos, trazaba los senderos originales utilizados por comerciantes, exploradores y nativos americanos, y bordeaba antiguos sitios ceremoniales indígenas y puestos comerciales. Viejos robles musgosos se arqueaban y se inclinaban sobre los dos carriles desde ambos lados, pero no me fijé en ninguna de esas mierdas. Estaba ocupado concentrándome en esa línea blanca mientras le daba todo el día, sin descanso, y para cuando crucé la frontera del estado de Mississippi, iba en cuarto lugar.

Recorrí más de trescientos kilómetros en poco menos de 12:30 horas sin mucho más que una pausa para orinar, pero a medida que se ponía el sol, me resultaba más difícil ignorar el dolor punzante de mi pierna. Estaba causado por la colocación de aquella placa metálica, que pellizcaba la unión de los isquiotibiales. Lo sentía cada vez que mi pierna se doblaba, y cuando vas en bicicleta durante cientos de kilómetros, la cantidad de veces que se dobla tu pierna es ridícula. Cuando por fin se hizo intolerable, me detuve en un desvío donde Kish podía ponerse a mi lado.

"Esto es una mala idea", murmuré. "Esto es una puta tontería". Subí al coche, arrastrando la pierna, molesto por haberme puesto en otra situación agónica. Hacía sólo diez días que había decidido oficialmente seguir adelante con la carrera y no me había entrenado adecuadamente para ello. Había tomado clases de spinning durante unos meses y había dado ocho monótonos paseos en un entrenador de bicicleta mientras veía la ESPN. Y aun así, había conseguido recorrer trescientos kilómetros. Dicho así, parecía un gran logro. Más que suficiente para empezar a convencerme de que tenía que hacer las maletas. Cerré los ojos y sintonicé con esa voz en mi cabeza. La que se conforma con lo suficiente y nada más.

¡Trescientos malditos kilómetros, perra! ¿Quién hace eso? ¿Quién

recorre trescientos kilómetros trece semanas después de una operación importante en la pierna? ¡Eres un jodido cabrón, Goggins!

Todo eso era cierto, excepto que, en una carrera de 715 kilómetros, nadie te da una insignia al mérito de "el más cabrón" por terminar menos de la mitad. Una pregunta mejor sería: ¿Quién recorre 715 kilómetros trece semanas después de una cirugía?

Parece una fantasía, lo sé. Eso es lo que pensé cuando abrí la puerta del coche y me subí de nuevo a mi viejo caballo de batalla Griffen. No pensé que duraría mucho más, y por eso mi elección probablemente no tenga ningún sentido para la mayoría de la gente. Considerarán que es una estupidez arriesgarse a sufrir una lesión agravada tratando de terminar lo imposible. Pero el Dr. Gomoll me había asegurado de que no corría el riesgo de hacerme ningún daño en la rodilla y que la placa era segura. Además, sé de lo que somos capaces todos cuando estamos dispuestos a pensar de forma irracional y a esforzarnos más allá del punto en el que casi todo el mundo rogaría que nos detuviéramos.

El dolor no se iba. Todo se reducía a cuánto estaba dispuesto a soportar. Pensé en ello cuando, a pocos kilómetros de la carretera, en la oscuridad de la noche, mi Estrella Polar apartó dos nubes y Goggins resurgió de las cenizas por primera vez en casi un año.

¿Quién recorre 715 kilómetros trece semanas después de una operación? ¡Yo, cabrones!

Me conduje a mí mismo en medio de un trance. La mitad del tiempo, ni siquiera me di cuenta de que Kish seguía detrás de mí. Me limité a seguir la línea blanca y a pasar por delante de todas las atracciones históricas de la carretera y a adentrarme en el mundo fantasma de los esclavos fugitivos y los traficantes de esclavos, los guerreros nativos americanos, los soldados de la Guerra Civil y los malditos Lewis y Clark, y en mi mente lo borré todo. Estaba escribiendo una nueva historia del Natchez Trace. Se trataba del tipo más jodidamente cabrón que jamás haya pasado sobre dos ruedas por esa mierda.

Cuando faltaban unos 137 kilómetros, empezó a llover. Había estado con ruedas de fibra de carbono todo el día y me detuve para cambiarlas por unas de aluminio. Seguía en cuarto lugar y, para entonces, sabía que podía controlar el dolor y que llegaría a Natchez. Volví a salir a un ritmo cómodo y enseguida noté que me sentía mucho mejor con las nuevas ruedas. Siempre he preferido las ruedas de aluminio y ahora recordaba por qué. Eran más pesadas y me daban un rendimiento inmediato. Podía sentir la potencia que ponía en cada impulso y me alimentaba de ello. No tenía ni idea de lo apartado que estaba de los líderes hasta que pasé volando por una curva y entré en una recta donde vi a los dos siguientes ciclistas por delante, a unos cientos de metros de distancia el uno del otro.

Los pasé a ambos con facilidad y aceleré hasta llegar a la meta. Fui el ciclista más rápido de la prueba en esos últimos 137 kilómetros y crucé la línea de meta a orillas del río Mississippi en segundo lugar, tras recorrer 715 kilómetros en veinticinco horas y pico. El ganador se había entrenado durante doce meses y terminó a poco más de tres horas por delante de mí. Mi primer entrenamiento había sido once semanas antes del día de la carrera. Sólo llevaba siete semanas sin muletas y todavía no podía caminar sin cojear.

No había tiempo para celebrarlo. Me había tomado unos días libres de mis estudios para poder participar en la carrera, y en cuanto puse la bici en la maleta de viaje, me metí de lleno al libro de texto. Aquel esfuerzo masivo sobre la bicicleta ya se veía en el retrovisor, porque yo no podía quedarme atrás. Estudié en el aeropuerto y en el vuelo de vuelta a casa, y en ocho semanas me gradué en el curso avanzado de TEM como el mejor estudiante.

En diciembre, mi atención se centró en el examen nacional. Me quedé despierto hasta las dos de la mañana durante diez noches seguidas haciendo un examen práctico tras otro. Respondí a más de cuatro mil preguntas, y cada vez que me equivocaba en algo, rebuscaba en los libros para entender el motivo. No me gustaba hacerlo, porque no me resulta fácil aprender, así que ése es el esfuerzo que debo hacer para tener éxito en el aula.

La mayoría de las personas que se atrasan en la escuela, el trabajo o el deporte no están dispuestas a hacer lo necesario para ponerse al día y maximizar su potencial. No se esfuerzan más que sus compañeros y competidores, y se limitan a cumplir las normas establecidas por sus profesores y entrenadores. Trabajan apenas lo suficiente como para aprobar y luego se pavonean directamente hacia la mediocridad, y se convencen de que lo hicieron lo mejor posible con lo que tenían. Pero yo tengo la vara muy alta cuando se trata de definir el esfuerzo y el éxito, sobre todo en el campo de la medicina, donde las conjeturas no valen. Cada respuesta incorrecta en mis pruebas prácticas representaba la vida de alguien arruinada o perdida. Esto no era un juego ni un deporte para mí. Esto era el mundo real, y yo no buscaba aprobar y obtener la certificación para poder salir y desempeñar mi trabajo adecuadamente. Por eso, incluso después de aprobar los exámenes, me fui a casa esa noche y estudié las pocas preguntas en las que creía que me había equivocado hasta que me las supe todas de memoria.

En enero de 2022, seguí a mi Estrella Polar hasta la parte superior de la Columbia Británica, al sur de la frontera de Yukon, para explorar la oportunidad que tanto había codiciado. Me reuní con algunos miembros veteranos de los bomberos paracaidistas de North Peace en el Fuerte St. John. Hacía treinta y cuatro grados bajo cero, los vientos aullaban y el cielo parecía encabronado mientras me enseñaban el lugar. Me enteré de que la mayoría de los incendios de los que se ocupan son causados por rayos que caen en lo más profundo de la hostil naturaleza, a kilómetros de la carretera más cercana, donde pocos topógrafos, si es que alguno, han estado alguna vez. Antes de marcharme, me animaron a presentar una solicitud. Si me aceptaban y superaba su ardua formación de seis semanas, que empezaría en abril, la carga de trabajo prometía ser intensa.

Cuando mi vuelo despegó a la mañana siguiente, el cielo estaba lo suficientemente despejado como para revelar la inmensidad del paisaje. Había capas de montañas, picos de granito y cientos de kilómetros de bosque boreal rodando hacia Alaska. Me imaginé cayendo en él, y lo aterrador y emocionante que sería, pero la verdad era que no había saltado de un avión en años, todavía no había corrido ni una pizca en diez meses, y el Dr. Gomoll dijo que lo único que supuestamente no podía hacer con mi pierna reparada quirúrgicamente era aterrizar en paracaídas.

Puedes cambiar de piel durante décadas, adaptarte y evolucionar más que la mayoría, pero no importa lo que seas o lo que hayas hecho antes, no puedes forzar algo para que encaje. Esta vez, incluso yo tuve que admitir que las probabilidades eran insuperables. A menudo me preguntan cómo me sentiría si mi cuerpo se rebelara y ya no pudiera correr, montar en bicicleta o competir en algún deporte. Es una respuesta fácil porque ya sé lo que haría. Me llevaría unos meses superar mi frustración y recalibrarme, pero luego me dedicaría a ser genial en otra cosa.

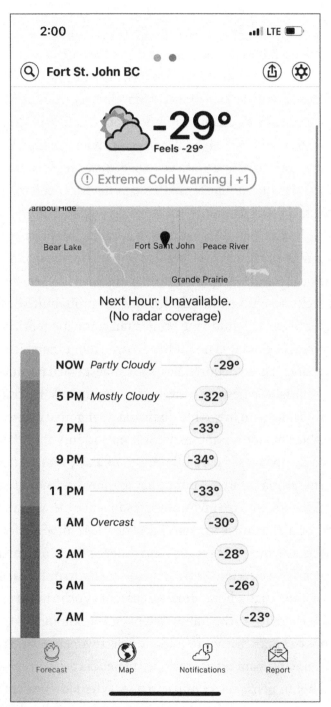

2:00 ⏹ .ıll LTE 🔋

🔍 **Fort St. John BC** ⬆️ ⚙️

-29°
Feels -29°

⚠ Extreme Cold Warning | +1

Caribou Hide

Bear Lake   Fort Saint John   Peace River

Grande Prairie

Next Hour: Unavailable.
(No radar coverage)

NOW	*Partly Cloudy*	-29°
5 PM	*Mostly Cloudy*	-32°
7 PM		-33°
9 PM		-34°
11 PM		-33°
1 AM	*Overcast*	-30°
3 AM		-28°
5 AM		-26°
7 AM		-23°

Forecast   Map   Notifications   Report

Una cálida bienvenida al Fuerte St. John.

Cuando mi vuelo despegó a la mañana siguiente, el cielo estaba lo suficientemente despejado como para revelar la inmensidad del paisaje. Había capas de montañas, picos de granito y cientos de kilómetros de bosque boreal rodando hacia Alaska. Me imaginé cayendo en él, y lo aterrador y emocionante que sería, pero la verdad era que no había saltado de un avión en años, todavía no había corrido ni una pizca en diez meses, y el Dr. Gomoll dijo que lo único que supuestamente no podía hacer con mi pierna reparada quirúrgicamente era aterrizar en paracaídas.

Puedes cambiar de piel durante décadas, adaptarte y evolucionar más que la mayoría, pero no importa lo que seas o lo que hayas hecho antes, no puedes forzar algo para que encaje. Esta vez, incluso yo tuve que admitir que las probabilidades eran insuperables. A menudo me preguntan cómo me sentiría si mi cuerpo se rebelara y ya no pudiera correr, montar en bicicleta o competir en algún deporte. Es una respuesta fácil porque ya sé lo que haría. Me llevaría unos meses superar mi frustración y recalibrarme, pero luego me dedicaría a ser genial en otra cosa.

Habían pasado seis meses desde la operación, y ahora faltaban menos de dos meses para mi desafío 4x4x48, y necesitaba ver cómo me sentía al correr. Aunque llevaba años haciendo el 4x4x48 por mi cuenta, en 2020 invité a las personas que me seguían en las redes sociales a unirse a mí en el desafío y los animé a esforzarse un poco más mientras recaudaban dinero para la organización benéfica de su elección. Se trata de correr cuatro millas (seis kilómetros) cada cuatro horas durante cuarenta y ocho horas para un total de cuarenta y ocho millas (setenta y siete kilómetros). En los últimos tres años, hemos recaudado colectivamente varios millones de dólares para organizaciones benéficas de todo el mundo. Es un honor pensar en el impacto que ha tenido este desafío en tan poco tiempo. Innumerables vidas han cambiado o se han visto influidas por los fondos recaudados y por la experiencia de darlo todo durante un fin de semana sin dormir. Ese es el tipo de cosas que pueden ocurrir cuando un grupo de individuos bien intencionados que quieren ser mejores se unen a entrenar para la vida.

Aunque se gestó como una prueba de atletismo, desde el principio he dejado claro que, si no es posible correr, los participantes pueden caminar, nadar o hacer ejercicio en el gimnasio durante unos cuarenta minutos cada cuatro horas. En 2021, tras mis primeras operaciones de rodilla, tampoco podía correr. Así que ideé un entrenamiento de circuito de alta intensidad que hacía que correr seis kilómetros fuera como un tratamiento de spa.

Mi objetivo era correr en 2022, sólo para ver qué era posible. En la segunda semana de enero, me subí a la caminadora por primera vez en diez meses para hacer un entrenamiento de correr y andar. Corrí durante tres minutos y caminé durante dos y duré cinco ciclos. Me dolía mucho la espinilla izquierda, pero seguí corriendo todos los días y aumenté el kilometraje a partir de ahí. Durante las siguientes semanas, pasé de la caminadora a los senderos y, finalmente, a las calles, mientras me llegaban por correo electrónico actualizaciones periódicas del Fuerte St. John.

Cada una de ellas me parecía una burla. Cada vez que leía sobre el estado físico requerido y las tareas que les esperaban a los nuevos reclutas, sentía un ataque de envidia. Pero cuando buscaba en Google aspectos del entrenamiento, sabía que mi pierna no estaba a la altura.

Mientras tanto, acepté un trabajo como médico de urgencias en un hospital en el lado feo de una gran ciudad. Estábamos muy ocupados y atendíamos a pacientes de todo tipo. Hice lo posible por hacerme indispensable durante mis turnos de doce horas, y la atención que prestábamos era de primera categoría. Pinché venas para poner sueros, limpié a pacientes con úlceras en la piel y heces sanguinolentas que goteaban por sus piernas, y ayudé a tratar a otros que sufrieron paros cardíacos. Cuando el flujo de pacientes disminuía, fregaba las zonas de tratamiento y limpiaba los puestos de trabajo. Nunca me veías sentado a no ser que fuera mi hora de comer. Y antes y después del trabajo, y en mis días libres, entrenaba y seguía con mi fisioterapia.

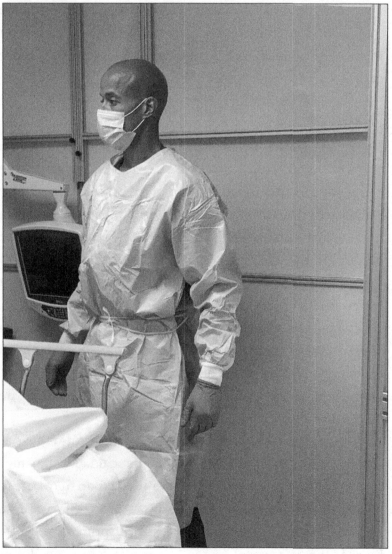

Haciendo rondas en la sala de urgencias.

Conseguí completar el 4x4x48, y en lugar de guiar a todo el mundo a través de Instagram Live, lo sacamos a la calle y dirigimos varias carreras en grupo presencialmente. El primer evento fue en Chico, California; el siguiente fue Sacramento, y desde allí nos desplazamos hacia el Sur. Se reunieron personas de todas las edades y procedencias, y como perros salvajes, corrimos en manada por senderos estrechos y por calles de los suburbios y de la ciudad. Para la penúltima etapa, prácticamente tomamos control de la famosa ciclovía de Hermosa Beach. A medida que avanzaba el fin de semana, sólo me volvía más rápido.

Por mucho que apreciara la asistencia y el entusiasmo en toda la costa, soy una persona introvertida, y ser el centro de atención no es algo natural para mí. Después de mil selfies y chocar los cinco en Hermosa, nos dirigimos a Costa Mesa, y me metí en mi propio mundo para recargarme durante el trayecto. También realicé una rápida exploración de mi cuerpo. Aunque todavía sentía algo de ardor en la pierna izquierda, había corrido setenta kilómetros en menos de cuarenta y una horas, estaba gratamente sorprendido de cómo estaba aguantando, y sabía que todavía tenía más para dar. Estaba estableciendo un nuevo estándar de oro para la recuperación de la HTO. Me pregunté qué diría el Dr. Gomoll al respecto.

El segmento final fue mi carrera más rápida de todas. Me desafiaron varias personas que podían o no haber corrido todos los tramos. Eso fue lo bueno del fin de semana. Algunas personas salieron a sentir la energía y corrieron sólo una vez en cuarenta y ocho horas. Yo corrí los doce tramos, y ese último fue mi más rápido del fin de semana. Durante el último kilómetro, ni siquiera estaba en el soleado sur de California. Estaba muy al norte, donde no hay más que montañas y bosques iluminados por los rayos, los cuales han forjado una unidad de bomberos paracaidistas capaz de afrontar retos que harían que algunas de las personas más duras que he conocido se cuestionaran su propia dureza.

Me estaba engañando a mí mismo, por supuesto. Los bomberos paracaidistas de Canadá no utilizan paracaídas Ram-air, que permiten aterrizajes suaves como almohadas. Prefieren aterrizar con fuerza y rodar. Probablemente el Dr. Gomoll tenía razón: si yo aterrizara como ellos, mi pierna se partiría en dos trozos como mínimo. Pero todo estadístico te advertirá que siempre que trates con probabilidades, habrá valores atípicos.

¡Siempre!

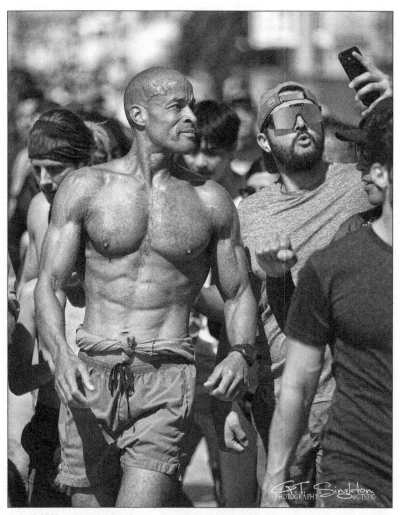

4x4x48 2022 en Hermosa Beach, una carrera entrañable con ochocientas personas.
Foto de: Jerry Singleton (@gts310)

EVOLUCIÓN NO. 8

La mayoría de la gente vive toda su vida sin contemplar nunca lo que significa ser grande. Para ellos, la grandeza se parece a Steph Curry, Rafael Nadal, Toni Morrison, Georgia O'Keeffe, Wolfgang Amadeus Mozart o Amelia Earhart. Ponen a todos los grandes en un pedestal, pero se consideran a sí mismos como simples mortales. Y es precisamente por eso que la grandeza se les escapa. La convierten en algo intocable, imposible de alcanzar para casi todo el mundo, y ni siquiera se les pasa por la cabeza aspirar a ella.

No importa lo que yo esté haciendo o el sector en el que esté participando, siempre aspiraré a la grandeza porque sé que todos somos simples mortales y que la grandeza es posible para cualquiera si estamos dispuestos a buscarla en su propia alma. En el idioma de Goggins, la grandeza es un estado en el que te desprendes de todos tus defectos e imperfecciones, sacas hasta la última pizca de fuerza y energía, y la pones en uso para sobresalir en lo que te propongas. Aunque algún hijo de perra te diga que es imposible. Es un sentimiento que persiguen las pocas almas dispuestas a extenderse más allá de la razón y pagar el precio.

A finales de la década de los 50, el capitán Joseph Kittinger era un piloto de la Fuerza Aérea al que se le encargó la aviación experimental y el paracaidismo en Nuevo México. No era un nombre conocido. De hecho, casi nadie sabía nada de él hasta el 16 de agosto de 1960, cuando se puso un traje de presión rojo, atado con cinta plateada, y subió a una góndola abierta atada a un globo de helio con forma de cebolla. Voló con ese equipo a casi treinta kilómetros de altura hasta llegar a la delgada línea atmosférica donde todo pasa de azul a negro. Había viajado a un lugar donde el horizonte no existía. Estaba por encima y más allá de todas las limitaciones conocidas hasta entonces. Suspendido a 31,333 metros, se desabrochó el arnés y tomó un paso hacia el vacío. Su caída duró casi cinco minutos. Su velocidad máxima fue de casi 988 kilómetros por hora. Cayó en picado a más de veinticuatro mil metros verticales antes de que se abriera su paracaídas primario. No era un evento patrocinado por Red Bull. No era un programa de televisión. Kittinger no lo hizo por el espectáculo, él era un explorador. Buscaba un nuevo dominio para el mundo —su vuelo y su salto ayudaron a hacer posible el vuelo espacial tripulado— y también para él mismo.

Yo no salto a la tierra desde el espacio exterior, pero conozco esa línea atmosférica entre el azul y el negro. Es el destello de grandeza que recorre el alma humana. Todos lo tenemos. La mayoría de nosotros nunca lo veremos, porque para llegar hasta él es necesario estar dispuesto a extenderse hasta el límite sin ninguna garantía de éxito.

Aunque en realidad, el éxito no es más que otro indicador en el viaje. Aterrizar el salto y alejarse encendiendo un cigarrillo como si fuera un día típico de trabajo hizo que Kittinger pareciera genial, pero no lo hizo grande. Su voluntad de hacerlo en primer lugar, sabiendo que las posibilidades de fracaso eran altas y todo lo que le costó, fue lo que lo hizo grande. No fue una maniobra para ganar fama o publicidad. Fue simplemente un intento de ver lo que era humanamente posible.

Al igual que las palabras pueden redefinirse, nunca dudes de que podemos redefinirnos a nosotros mismos. A veces puede parecer imposible porque vivimos en un mundo lleno de límites arbitrarios y líneas sociales que son tan gruesas como los muros de una fortaleza. Lo que es peor, permitimos que esos muros nos restrinjan de demasiadas maneras. El lavado de cerebro comienza a temprana edad, y desde casa. La gente con la que crecemos y los entornos en los que nos criamos definen quiénes somos y de qué pensamos que trata la vida. Cuando eres joven, sólo puedes saber lo que ves, y si todo a lo que estás expuesto es gente perezosa, contenta con la mediocridad o que te convencen de tu propia inutilidad, la grandeza seguirá siendo una fantasía.

Si vives en un gueto o en una ciudad industrial o agrícola en vías de extinción, donde los edificios están tapiados, la adicción se vuelve desenfrenada y las escuelas son un desastre, eso influirá en las posibilidades que otros imaginan para ti y que tú imaginas para ti mismo. Pero incluso las personas privilegiadas pueden sentirse encadenadas por sus circunstancias. La gran mayoría de los padres no saben cómo es la grandeza, por lo que están mal capacitados y tienen miedo de alentar los grandes sueños. Quieren que sus hijos tengan seguridad y no quieren que experimenten el fracaso. Así es como los horizontes limitados se transmiten de generación en generación.

¿Debería sorprendernos que casi todo el mundo tenga la habilidad de tergiversar su historia para que vaya en su contra? Lo oigo todo el tiempo. Los privilegiados dicen: "Tengo demasiado, así que no puedo desarrollar las habilidades que tú tienes". El chico que viene de tener nada dirá: "No tengo lo suficiente. Por lo tanto, no puedo desarrollar las habilidades que tú tienes". No importa dónde esté alguien en la vida, nunca deja de confesar por qué no puede llegar a donde necesita ir. En el momento en que abren la boca, veo lo limitados que son sus horizontes, y sus lamentables historias vienen acompañadas de la expectativa de que les entregue un paquete de "grandeza garantizada" en la puerta de su casa. Pero no es así como funciona.

La identidad es una trampa que te mantendrá cegado si se lo permites. A veces, la identidad es lo que nos impone la sociedad. Otras veces, es una categoría que reivindicamos. Puede ser fortalecedor asociarse a una cultura, un grupo, un trabajo o un estilo de vida específicos, pero también puede ser limitante. Si te apegas demasiado a los tuyos, serás susceptible a la mentalidad de rebaño, y puede que nunca aprendas quién eres realmente o lo que puedes lograr. Conozco a personas que estaban tan obsesionadas por conseguir un trabajo en específico que, una vez entrados en ese papel, cortaron sus propias alas. Nunca avanzaron ni intentaron probar nada nuevo, y eso les impidió evolucionar y desarrollar nuevas habilidades.

A veces nos engañan los demás, que nos clasifican en función de lo que perciben como nuestra identidad. Cuando me reuní con los reclutadores de la Marina, varios trataron de alejarme del entrenamiento SEAL hacia una oportunidad diferente porque no encajaba en el molde. Tenía sobrepeso, mi puntuación en el ASVAB era baja, sumado a mi color de piel. Recuerda que sólo era el trigésimo sexto SEAL Negro de la Marina. Los reclutadores no intentaban perjudicarme, y no creo que fueran racistas. Pensaban sinceramente que me estaban ayudando al presentarme opciones más realistas.

Sin embargo, normalmente nos engañamos a nosotros mismos. Los que luchamos con nuestra autoestima, como yo cuando era niño, a menudo construimos identidades en torno a las cosas que más nos atormentan. No porque queramos, sino porque, inconscientemente, estamos convencidos de que es así como nos ven los demás. No puedes permitir que lo que los demás piensen o no de ti o de los problemas a los que te enfrentas detenga tu progreso.

Mi entorno y mi historia me hicieron demasiado ansioso y estresado. El color de mi piel se convirtió en mi estigma. Se me prejuzgaba y era vulnerable en casi todo momento, y mi trabajo consistía en desafiar todo eso. Por muy problemático, desesperante o acogedor que sea tu entorno, es tu trabajo, tu obligación, tu deber y tu responsabilidad contigo mismo encontrar la línea que conecta el azul y el negro —ese destello— que hay en tu alma y buscar la grandeza. Nadie puede mostrarte ese destello. Debes trabajar y descubrirlo por ti mismo.

No hay requisitos previos para llegar a ser grande. Podrías ser criado por una manada de lobos. Podrías ser un vagabundo y un analfabeto a los treinta años y graduarte de Harvard a los cuarenta. Podrías ser uno de los cabrones más consumados del país y aun así tener más hambre y trabajar más duro que todos los que conoces mientras intentas conquistar un nuevo campo. Y todo comienza con el compromiso de mirar más allá del mundo que conoces. Más allá de tu calle, ciudad, estado o nacionalidad. Más allá de la cultura y la identidad. Sólo entonces puede comenzar la verdadera autoexploración.

Después viene el trabajo real. Luchar contra esos demonios cada mañana y durante todo el día es enloquecedor. Porque todo lo que quieren es derribarte. No te animan ni te hacen sentir bien contigo mismo ni con tus extensas posibilidades mientras luchas a través de todo el moho tóxico y la corteza que es el odio a uno mismo, la duda y la soledad. Quieren limitarte. Quieren que te rindas y te repliegues a lo que conoces. Quieren que renuncies antes de llegar a la flexibilidad, donde el sacrificio, el trabajo duro y el aislamiento que se han sentido tan pesados durante tanto tiempo se convierten en tu refugio. Donde después de luchar por años para visualizar la grandeza, ésta no supone ningún esfuerzo. Es entonces cuando el impulso se acumulará como una corriente ascendente, y te enviará disparado y en espiral hacia los límites exteriores de tu mundo conocido.

> Es el momento de subir de nivel y buscar esa línea que divide el azul del negro. La línea que separa lo bueno de lo grande. Está dentro de cada uno de nosotros. #LaGrandezaEsAlcanzable (#GreatnessIsAttainable) #NuncaTerminar (#NeverFinished).

CAPÍTULO NUEVE

EXPRIMIENDO EL ALMA

Mis ojos se abrieron seis minutos antes de que mi alarma sonara. A veces, las 0530 son aún más temprano de lo que parecen. En mis días de SEAL, me despertaba antes de que saliera el sol para robarme las almas de esos cabrones y no desperdiciaba ningún jodido tiempo en ir tras ello. Pero esa mañana de abril, tenía que usar toda mi voluntad para moverme un centímetro a la vez. Mi lado izquierdo estaba amoratado de mi cadera a mis rodillas. Mis músculos intercostales estaban tan inflamados que incluso respirar dolía. Mi cuello se había entiesado tanto que apenas podía mover la cabeza.

Llevábamos dos semanas en el entrenamiento básico para bomberos paracaidistas y estábamos muy adentrados en la preparación sobre tierra, y era temporada de Aterrizaje con Vuelta en Paracaídas (AVP) en el Fuerte St. John. Por la mayor parte del día, mi viejo y roto culo estaría rebotando en el piso congelado una y otra vez.

Apagué la vibrante alarma de mi teléfono sobre la mesa de noche y me levanté del colchón. No me había sentido así de cansado ni inflamado desde que tenía veinticuatro años. En ese entonces, hacía lo que fuera necesario para perder peso y entrar al entrenamiento SEAL porque sabía que eso lo cambiaría todo. Sería capaz de dejar atrás Indiana, ganar autoestima y confianza e infundir significado a mi vida. Pero ahora, la apuesta por esto no era literalmente nada. Ni siquiera les había contado a muchas personas dónde estaba ni qué estaba haciendo. Tenía cero motivaciones externas y todo el dolor.

Cada mañana, me preguntaba lo mismo. *¿Por qué carajos me hago pasar por todo eso?* No me hacía falta confianza ni estaba en búsqueda de significado, y tampoco necesitaba una remuneración. Dicho simplemente: es sólo quien soy, carajo.

Prácticamente podía escuchar mis huesos tronarse a medida que me levantaba lentamente, me movía hacia la ventana y corría la cortina. Otros treinta centímetros de nieve habían caído durante la noche, y todavía estaba nevando fuerte. Esperábamos que hiciera frío al norte de la Columbia Británica, pero esto era algo más. Era la primavera más fría que nadie pudiera recordar. Cuando no estaba lloviendo, estaba nevando y los cambiantes vientos del norte encontraban la manera de llegar hasta los huesos.

Hubo un tiempo en que todo lo que necesité para activar al salvaje en mí fue una fuerte lluvia cayendo sobre el techo de mi cama a las 0100. Me tomaba al mal clima como una provocación. Este se deshacía de la niebla traslúcida del sueño y encendía un detonador. Entre más fuerte lloviera o nevara, más tiempo corría porque sabía que nadie nunca haría algo tan jodido si no tuviera que hacerlo. Algunas de mis salidas a correr favoritas de toda mi vida fueron aquellos recorridos de treinta y dos kilómetros que me echaba alrededor del lago Míchigan durante los infames inviernos de Chicago, pero eso fue hace algún tiempo.

Giré para mirar a Kish, tan cómoda y profundamente dormida. Técnicamente, no estaba obligado a reportarme a la base hasta las 0800, y esa cama estaba llamándome y tentándome de vuelta en sus brazos, así que me volteé a la ventana de nuevo y vi la nieve caer. Se veía como si el jodido infierno se hubiera congelado, y ese era mi pie. Me puse una camiseta térmica, unos shorts normales y un gorro, me enfundé un par de guantes con calefacción, y salí a correr catorce kilómetros.

No quería hacerlo. El dolor en mi pierna izquierda era brutal a primera hora de la mañana, pero no tenía margen de maniobra. No estaba más en mi propio horario. Por los últimos siete años, había podido entrenar cuando quisiera. Podía agendar todo alrededor de mis salidas a correr y entrenamientos en el gimnasio para optimizar mi aptitud física y desempeño. Ahora, era un peón de nuevo, y no podía darme el lujo de presentarme a la base jodido y tieso.

Aquellas salidas a correr por la mañana no eran negociables para este novato de cuarenta y siete años porque casi todos los demás en mi generación de principiantes estaban a mitad de sus veintes. La mayoría provenía de las zonas rurales de Canadá y crecieron jugando al hockey sobre hielo seis meses al año. Habían optado por salir de la generación blanda, y un puñado estaban empecinados en competir contra mí con todo lo que tenían. Respetaba eso, pero si vienes por la corona en la cabeza del viejo, habrá contraofensiva.

Lo cual es una manera larga de decir que no importaba que

mi cuerpo no pudiera recuperarse como los de ellos. O que yo tuviera que comer platillos con menos grasa, estirarme en las mañanas y en las noches y priorizar la recuperación. No importaba si yo tenía que dormir menos porque sólo hay determinado número de horas en un jodido día. Si eso es lo que se requería, entonces era un guerrero dispuesto.

Los guerreros dispuestos no buscan excusas. Aunque es parte de la naturaleza humana tratar de convencerte a ti mismo de no hacer aquello que es difícil o inconveniente, sabemos que eso no es negociable. Hay muchas personas ahí afuera que están dispuestas a inscribirse al Ejército o a la policía, a aplicar por un puesto de trabajo, a inscribirse a la universidad o a graduarse de la escuela porque esperan una ganancia tangible y oportuna de su inversión. Los guerreros dispuestos no lo hacen por el dinero o los beneficios. Eso es un extra. Aunque no hubiera tenido dinero, habría encontrado una manera de pagarle a la Marina de Estados Unidos para ser un SEAL. Nadie me reclutó para ir al Fuerte St. John, y perdí dinero aceptando el trabajo. Pero los guerreros dispuestos buscamos nuestras propias misiones y pagamos todos y cada uno de los costos que conllevan. Quería hacer este puto trabajo, punto.

El tiempo estaba gélido y me sentía muy jodidamente inflamado, pero yo no les importaba un carajo a mis moretones ni al terrible clima y, te aseguro, el sentimiento era mutuo. No estaba conforme con sólo presentarme esperando la graduación. Cuando estás del lado más viejo en el espectro de la edad, a menudo recibes más crédito del que mereces por simplemente presentarte a hacer algo físicamente desafiante. Nadie espera mucho de ti, y la tentación aquí es desempeñarte al nivel de esas expectativas tan bajas. Presentarse es un importante primer paso, pero si ya planeas presentarte, podrías de una vez sorprenderlos.

Toda la nieve seguía sin ser barrida. La nevada me golpeaba mientras corría por las calles aledañas hasta que alcancé la autopista, donde iba sobre huellas frescas a medio derretir, dejadas por las llantas de camionetas de carga y semirremolques. El Fuerte St. John está poblado de madrugadores quienes trabajan en los ranchos locales, en la industria del petróleo y gas, o en las interminables extensiones de bosques de abetos y pino norteño, y les encanta ir hechos la maldita raya sobre esa autopista congelada.

Mis pies se me entumieron bastante rápido y la nevada se intensificó a casi condiciones de tormenta. La nieve y el hielo chocaban con mi rostro mientras yo entrecerraba los ojos y corría hacia el tráfico. A menudo, tuve que hacerme a un lado de en medio del camino hacia la seguridad de nieve más profunda a los costados, y cada vez que podía alcanzar a echar un vistazo a un conductor, encontraba inspiración en sus ojos abiertos de asombro y expresiones de sorpresa al ver cómo me materializaba de entre la tormenta, como una criatura de otro mundo, con un halo de vapor brotando de mí. Todos parecían hacerse la misma pregunta: "¿Está loco, o es el cabrón más motivado que he visto en mi vida?".

Cada pisada en esa autopista y cada calle por la que corría me pertenecían. Nadie más en la ciudad estaba en la calle. La mayoría de los otros novatos estaban todavía profundamente dormidos. Pero hecho mierda a los cuarenta y siete años después de todo lo que he logrado, todavía recibía las mismas miradas de "¿qué carajos?" que me daban cuando estaba a mediados y finales de mis veintes. Y eso me encendía como una antorcha.

Mis lesiones no importaban más. El dolor que me aguardaba en el entrenamiento para principiantes en unas pocas horas me daba completamente igual. Mi cuerpo estaba calentándose y mi mente endureciéndose en jodido hierro reforzado una vez más. Fueron necesarios cerca de catorce kilómetros, pero el salvaje estaba listo para lo que sea que los poderes fácticos tenían planeado.

Los dos corredores más veloces de la generación cuando se trataba de distancias cortas eran un tipo que yo llamaba Prefontaine (PF) y otro apodado Hard Charger (HC). Ambos estaban en sus tempranos veintes y, en el día uno del entrenamiento, cuando atravesamos una serie de pruebas de aptitud física, me vencieron en el sprint de dos kilómetros y medio. Nadie sabía en ese momento que apenas nueve meses atrás salí de cirugía con una placa en mi pierna. O que mi tiempo de 8:25 estaba sólo quince segundos arriba de mi mejor marca personal, fijada cuando era un joven en la Fuerza Aérea. Estaba entusiasmado con mi desempeño. Ellos eran grandes atletas. Saber que tenía la edad de sus padres y aún era capaz de aguantar su ritmo era un recordatorio de que todavía era tan duro como el pico de un pájaro carpintero.

Gran parte del entrenamiento físico involucraba una distancia y tiempo desconocidos porque cuando estás combatiendo un incendio, nunca sabes cuándo terminarán el esfuerzo, el trabajo o el sufrimiento, y los instructores querían ver cómo respondían nuestras mentes y cuerpos al elemento de lo desconocido. Esa mierda estaba hecha a la medida para mí. Entre más durara la carrera, entre más pesada fuese la carga, más intensa la sesión en el gimnasio o más grande la joda, más mejoraba. Aquellos jovencitos puede que hayan sido más rápidos en la pista corta, pero casi siempre los superaba en resistencia.

En una salida a correr con peso, HC y yo nos separamos del grupo. Apresuré el paso, y él se mantuvo pisándome los talones. Estábamos corriendo a tope, y después de unos cuantos kilómetros de correr a toda velocidad, su respiración se volvió pesada y rasposa. Sonaba como un bulldog en celo, pero se rehusaba a que lo dejara atrás y se negaba a detenerse. Ya se había detenido una vez antes, al final de una larga carrera que habíamos hecho juntos después del trabajo. Esta vez, llegó hasta la meta, respirando como si se le estuvieran saliendo los pulmones, y terminamos lado a lado, ambos exhaustos. Volteando a verlo, asentí y le dije: "De eso estoy hablando, cabrón".

Estaba orgulloso de él, pero también estaba orgulloso de mí. Tenía una cantidad de tiempo mínima para ponerme en forma y calificar para uno de los trabajos más difíciles del mundo. Había sido todo un viaje, siendo la agonía una sombra siempre presente. No obstante, trece semanas después de mi cirugía, rodé mi bicicleta 715 kilómetros. A los ocho meses, corrí setenta y siete kilómetros en cuarenta y cinco horas, y a los nueve meses, estaba retando a veinteañeros en todo, desde carreras de velocidad, hasta correr con peso, hacer dominadas o arrastrar mierdas pesadas por un camino jodidamente largo. Pero no estaba tratando de robar sus almas. Este joven grupo me inspiraba. Quería empujarlos como ellos me estaban empujando porque ellos eran la próxima generación de cabrones duros, y aunque sí me gustó ganar mi buena porción de carreras y entrenamientos, me agradaba aún más cuando ellos me vencían.

Cuando llegué al trabajo después de correr catorce kilómetros, eché un vistazo a mis compañeros, y era evidente que estaban todos sufriendo. Yo era el médico más experimentado en la base, y algunos acudían a mí por ayuda con calambres en las espinillas y síntomas de estrés por fractura. Uno había tenido una conmoción cerebral, y todos teníamos el cuello inflamado porque cuando estás cayendo de metro a metro y medio de altura con un casco puesto, los músculos de tu cuello se esfuerzan.

La moral era baja. Todos estábamos arrastrándonos, y nuestro espíritu de equipo no podía encontrarse por ningún sitio cuando nos ordenaron ponernos en fila y comenzar a hacer lagartijas. Ser un bombero paracaidista requiere de mucha fuerza en el centro y tren superior del cuerpo. El salto y el aterrizaje son demandantes físicamente; además, tendríamos que cargar con el peso de al menos veintisiete kilos de manguera a nuestras espaldas, así como sierras, bombas y demás variado equipamiento contra incendios —el cual no es nada ligero. Muy seguido, estaríamos arrastrando bombas de agua y moviendo troncos sin ningún vehículo de apoyo. Depende de nosotros tomar cualquier equipo dejado por aire para nosotros y moverlo a donde se necesite. Para ayudar a prepararnos para esto, los instructores desencadenaron una constante masacre de lagartijas a lo largo del entrenamiento, junto con otros entrenamientos y calistenia para construir fuerza. No había manera de saber cuándo ni cuántas tendríamos que hacer cada día. Sólo sabíamos que vendrían a lo largo de toda la jornada.

Esa mañana, nuestra forma y cadencia eran un maldito desorden. Algunos hacíamos las lagartijas con facilidad. Otros sufrían y estaban claramente desmoralizados. Después de que terminamos, reuní al grupo y les dije que cuando llegara el momento de la siguiente serie, íbamos a hacerlo un poco distinto y a trabajar juntos.

Poco tiempo después, cuando uno de los instructores pidió lagartijas, todos esperaron a que yo tocara el suelo primero.

"¡Listos!" grité, una vez que asumí la posición.

"¡Listos!" aullaron todos y se lanzaron al suelo. Luego comenzamos a mi ritmo.

"¡Abajo!" yo rugía.

"Uno", replicaban ellos.

"¡Abajo!".

"¡Dos!".

"¡Abajo!".

"¡Tres!".

Gritar en cadencias militares cumple varios propósitos. Te ayuda a respirar, libera una descarga de adrenalina y refuerza la moral. Para quienes no están familiarizados, puede verse y sonar como un ra-ra-ra innecesario, pero si eres parte de un equipo exhausto físicamente y desafiado mentalmente, ese tipo de camaradería convierte algo monótono y brutal en un ritual de pasaje lleno de empoderamiento. Ya ni siquiera estás haciendo lagartijas. Estás volviéndote uno con el equipo, integrándote con una energía común, y eso les ayuda a todos a mantenerse enfocados en terminar cada día, cada módulo de entrenamiento. ¡Todos les agarramos cariño a esas lagartijas!

Se sentía bien estar en la cima de la clase cuando se trataba de entrenamiento físico, pero mis luchas no comenzaban ni terminaban a primera hora de la mañana. Antes de comenzar el aterrizaje en paracaídas cada día, teníamos que vestirnos con nuestros trajes Kevlar resistentes al fuego en menos de tres minutos y, dado que mi cuerpo estaba todavía recuperándose de la cirugía y todo lo que hacíamos era en exteriores y por debajo de temperaturas gélidas, se me complicaba arreglármelas.

Me costaba trabajo agacharme de rodillas, y mi viejo amigo Raynaud estaba de vuelta para una puta venganza porque no podía usar los guantes con calefacción durante el entrenamiento. Mis dedos perdían toda su destreza en cuestión de minutos. No podía sentirlos ni a todos los pequeños cierres, correas y broches. Así que me tomaba más tiempo que al resto —y mucho más que los tres minutos designados— meterme en el traje, asegurar mi paracaídas de repuesto en mi pecho, y ceñir mi morral entre mis piernas. A los jóvenes les divertía verme batallar para vestirme. Por primera vez, les parecía alguien de mi edad, y se pitorreaban de mí. Pero llegado el momento del entrenamiento físico, se callaban la boca porque sabían que los podía hacer sufrir.

Como es usual, el AVP era cruel con todos nosotros. El inclemente frío endurecía el piso y tensaba nuestros cuerpos al tiempo que los fragilizaba, lo cual amplificaba la miseria, ya fuera que estuviésemos brincando de una saliente de treinta centímetros, una plataforma de noventa, o trepando a una plataforma distinta, balanceándonos en un trapecio y dejándonos caer. Todo se trataba de desarrollar memoria muscular para que pudiéramos encarnar lo que los instructores llamaban la "correcta actitud de aterrizaje".

Cuando la mayoría de la gente salta de algo alto, tienen el reflejo de abrir los brazos y las piernas y mirar hacia abajo mientras caen. Se nos enseñó a mantener nuestros cuerpos en una formación apretada, con los pies y las rodillas juntos. Pegar las piernas te permite distribuir y absorber el impacto. No estábamos tratando de caer de pie. Estaríamos moviéndonos demasiado rápido para eso. Practicábamos caer al suelo y rodar hacia un lado. Como cada salto conlleva distintos elementos y condiciones, teníamos que estar cómodos con rodar hacia la derecha e izquierda, adelante y atrás, y alternábamos nuestras repeticiones.

Nada de esto me resultaba completamente nuevo porque yo era uno de los pocos novatos con experiencia previa en salto. Había saltado desde una variedad de altitudes y aeronaves con un rango decente de equipamiento, pero no había saltado en una línea estática desde mis días como un SEAL de la Marina, y sí me tomó tiempo recuperar la técnica. Todos teníamos un lado que nos costaba más y, debido a que yo estaba tan preocupado por proteger mi pierna izquierda de un impacto directo, mi cadera y costillas soportaban una golpiza cada vez que giraba a la izquierda. Yo absorbía el dolor creciente porque las palabras del Dr. Gomoll estaban todavía clavadas en el tablón para anuncios de mi cerebro. Si mi pierna quería romperse, tendría que esperar por un gran salto. No importaba cuán amoratado o inflamado me pusiera, no iba a exponer a esa tibia en un salto desde una plataforma de metal o el arco de un trapecio desvencijado. Eso probablemente explicaba mi falta general de fluidez. Después de cada aterrizaje en paracaídas, los instructores criticaban nuestra forma, y la palabra que más escuchaba era "torpe".

Después de varios días lanzándome a la tierra como una bolsa de mierda, nos promovieron a la torre del shock, una plataforma de seis metros donde nos sentábamos tras una puerta de avión falsa, unidos a una cuerda bungee fijo, y practicábamos nuestras salidas. El ejercicio incluía una caída de tres metros detenida por un retroceso repentino que te entregaba un ligero latigazo cervical. En uno de mis primeros intentos, me formé detrás de una pequeña pero atlética mujer joven a quien llamo PB por pitbull, pues era bastante amigable con un tremendo espíritu de lucha arraigado en su interior. Pero cuando el instructor le dio una palmada en la espalda señalando que era su turno de realizar ese salto de fe, ella se congeló.

PB es tan religiosa como es posible ser. Yo cuidaba mi vocabulario a su alrededor porque las vulgaridades la hacían sentir incómoda. El Goggins del Boat Crew Two hubiera continuado maldiciendo como el marinero que era y la hubiera obligado a aguantarse. Y, cuando el miedo la paralizara a la mitad de una evolución, él se hubiera reído sin tapujos. Sin embargo, aunque mi salvaje interior estaba vivo y bien, ya no era más ese tipo.

En el entrenamiento SEAL me encantaba cuando las personas se congelaban y renunciaban. Me sentía superior de alguna manera, pero eso era inmadurez motivada por el ego y un liderazgo pobre. En estos días, considero que es parte de mi trabajo hacer que todos mejoren, no importa el proyecto o la situación. Durante mi entrevista con los bomberos paracaidistas de North Peace, me pidieron describir mi mejor cualidad.

"Si me contratan", dije, "todos en mi generación se graduarán. Esa es mi mejor cualidad". No era una promesa vacía. Era un juramento.

"¿Quieres un momento?" le preguntó el instructor.

"Sí, sí quiero", dijo PB.

Uno de los elementos que me hicieron querer trabajar con este equipo de bomberos paracaidistas fue su aceptación y respeto por cada individuo. Aunque había estándares por ser alcanzados y superados y nos empujaban a la excelencia, entendían que cada persona tiene su propio proceso que atender. Sin embargo, sé por experiencia que más tiempo para pensar no ayudaría a PB en esta situación.

Verla se sentía como si estuviera viéndome a mí mismo en la zona de oleaje al comienzo de mi segunda Semana Infernal, con el aspecto de un venado congelado por las luces de un semirremolque a punto de embestirlo. Podía darme cuenta por el vacío en sus ojos que ya no estaba divirtiéndose más y que este salto la petrificaba, pero algunos miedos deben ser conquistados inmediatamente. La única cosa posible que podía ayudar a PB en ese momento era dejar de pensar, ver al miedo a los ojos y saltar de todas formas. Cuando se echó para atrás y sugirió que yo tomara su lugar, negué con la cabeza.

"No hagas esa mierda. Mantén tu culo en esa jodida puerta y vuelve a empezar". Mis groserías rompieron el hechizo, y nos miramos fijamente. "Si te congelas ahora, pasará de nuevo, pero allá arriba, cuando sea de verdad. Entonces, cuando llegues a la puerta, por más miedo que te dé, grita para que la adrenalina empiece a fluir. Concéntrate en el horizonte, y cuando la palmada en la espalda llegue, lanza tu culo fuera de aquí".

Ella asintió, determinada, se colocó en posición, respiró profundamente, y gritó: "¡¿Tengo autorización?!".

"Prepárate", contestó el instructor, y al momento en que le dio una palmada entre los omóplatos, PB se convirtió en una bala de cañón.

Mi estilo de liderazgo en el Fuerte St. John era camaleónico. Para algunos de mis compañeros, yo era su médico. Para otros, repartía amor rudo en el calor de un momento difícil. Yo competía con los mejores atletas para hacerlos aún mejores, y recibía llamadas por la noche de aquellos que no pensaban que llegarían a la graduación. Pero no estoy seguro de que muchos de ellos entendieran que yo también estaba en peligro de quedar fuera debido a cierta habilidad que literalmente no podía dominar.

A diferencia de los paracaidistas del Ejército, que casi siempre saltan al terreno con pocos obstáculos naturales, si acaso alguno, los bomberos paracaidistas tienen que aterrizar en estrechas zonas de descenso (ZD). En la preparación sobre tierra, se nos enseñó a buscar alternativas cuando se han cometido errores o los vientos han cambiado y la ZD primaria queda fuera de alcance. Hay veces en que simplemente no puedes llegar a la ZD y, con bosque por todas partes, es inevitable que en un momento u otro, aterrizaremos en árboles, y nadie vendrá a salvar nuestros culos colgantes. Por este motivo precisamente hacemos entrenamiento para descender.

Todos cargábamos cuarenta y cinco metros de una cincha

de nylon envuelta en uno de los bolsillos del pantalón. Esa era nuestra línea de emergencia para descender. Nos enseñaron a atarla por encima de nosotros en la banda superior del dosel a través de una serie de nudos medios, y luego usar la cincha para bajar en rappel hasta tierra firme. En teoría. Suena más sencillo de lo que resulta hacerlo porque cuando estás colgando de un paracaídas y usando un casco, los ángulos te dificultan ver detrás de ti la banda con la que estás trabajando. Y sólo porque estés atrapado en un árbol eso no significa que vayas a quedarte ahí. Es mejor bajarse al jodido piso lo más rápido posible. Por tal razón este era un ejercicio cronometrado. Debíamos realizarlo en menos de noventa segundos el día de la prueba tanto del lado derecho como del izquierdo, o podríamos olvidarnos totalmente de saltar.

No estuve ni cerca de hacerlo a tiempo en mis intentos iniciales porque no podía sentir la cincha. Debimos haber realizado una docena de repeticiones diarias por semanas, pero el clima se mantuvo frío, y mis manos se negaban a cooperar. La cagaba tanto que era casi incómodo de ver para los instructores y para cualquiera de mis compañeros que estuviera prestando suficiente atención. A pesar de mi edad, todos tenían las más altas expectativas sobre mí. Se suponía que yo era capaz de hacer cualquier puta cosa, y todavía era treinta segundos demasiado lento con el día de la prueba acechando cerca.

Una vez más, mi lucha estaba en exhibición para que todos la vieran, pero nunca bajé la cabeza. Todos nos tropezábamos con algo al menos una vez casi cada maldito día de ese entrenamiento, y todos tenemos cosas en la vida en las cuales trabajar. Así es como debe ser. Cuando bajas la cabeza, estás mandando un mensaje directo a tu cerebro de que tú no crees tener lo necesario para mejorar. Eso hace que se vuelva mucho más difícil concentrarse y tener éxito. Cuando estás trabajando hacia una meta que es importante para ti y las cosas no salen como esperabas, nunca dejes que nadie vea que eso te derriba. No les des el gusto a esos cabrones. Cuando bajas la cabeza, no puedes ver a dónde carajos necesitas ir o qué es necesario hacer. Y si necesitas ayuda, pídela. Nunca te avergüences de ello. Sí, estaba helando. Sí, me costaba muchísimo, pero no me autocompadecí. Mantuve mi cabeza en su sitio y me puse a trabajar.

Practiqué cada noche durante horas. Al principio, armé un simulador de líneas de control de paracaídas con ganchos para ropa en mi clóset y, antes de cada intento, ponía mis manos a marinar en el congelador, pero nunca se enfriaban lo suficiente, así que moví la operación afuera, donde podía hundir mis manos en la nieve hasta no sentir ni una mierda. Entonces, me paraba en la base de un árbol y me amarraba por arriba de mí. Kish salía a tomarme el tiempo, bajo tres capas de suéteres, dos parkas y múltiples gorros para el frío.

Esto no se trataba de acostumbrar mis manos al frío brutal. Eso nunca pasaría debido al síndrome Raynaud. Pero al estar practicando estas repeticiones durante horas, mi mente y cuerpo se sincronizaron. Sabía exactamente dónde estaba la cincha y qué hacer con ella, pudiera sentirla o no. Reduje tres segundos mi tiempo en una noche. Luego, otros cinco la siguiente. Mis mejoras no eran inmediatas ni substanciales. Pero eran constantes, así que seguí haciéndolo.

No era fácil mantenerse comprometido y con una perspectiva positiva hacia el trabajo y el entrenamiento por cerca de dieciocho horas cada día durante seis semanas. Hay una razón por la que ser bombero paracaidista es cosa de gente joven. Yo llegué en gran forma física, pero estaba usando mi cuerpo de una manera en que no lo había hecho desde hace años, y el tormento era constante. También estaba agotado mentalmente. Este no era el entrenamiento más desafiante en el que había estado, pero era una intensa lucha porque había envejecido mucho y ya no era más quien solía ser.

Muchas personas permiten que darse cuenta de algo como esto limite su futuro. Pierden su destreza y reducen el tamaño de sus ambiciones y expectativas para protegerse. Se retiran y dejan de empujarse a sí mismos hacia ambientes incómodos y situaciones desafiantes. Mucho tiene que ver con la perspectiva de la edad que nos heredan. Hay un pase de antorcha para todo en la vida. Cuando se trata de la edad, parecemos compartir la misma percepción errónea sobre cómo deberíamos sentirnos o dónde deberíamos de estar basados en un número cuando, a veces, el problema no es cronológico. A menudo no es el Padre Tiempo quien te está jodiendo sino su hermano, el Padre Cansancio.

Dicen que no puedes vencer al Padre Tiempo, y eso puede que sea verdad, pero es jodidamente cierto que puedes hacer que su hermano sienta tu resistencia, y si estás dispuesto a superar los pesados vientos de la fatiga minuto a minuto, hora por hora, día tras día, puedes al menos encontrarte con el Padre Tiempo cara a cara para negociar con él. Cuando me sentía demasiado cansado o adolorido como para pararme de la cama, mantenía mi vista en el horizonte y me recordaba que el entrenamiento para bomberos paracaidistas es temporal. Algunas mañanas, en realidad se sentía bien estar tan jodido porque esa era una señal de que todavía estaba dispuesto a volcarme totalmente en algo para buscar esa delgada línea entre lo azul y lo negro y realizar un acto que le hable a mi espíritu.

Cierto, no era el mismo David Goggins. Era una versión mucho mejor. Solía pensar que necesitabas ser el mejor en todo para ser grande y ser un líder fuerte. Ese no es el caso. El cabrón valiente es aquel que se enfrenta a malas perspectivas e incluso así continúa intentando. Cuando aquellos jóvenes atletas me vieron corriendo en la nieve antes del trabajo, eso les jodía. Y cuando se esparció la noticia de que este supuesto salvaje de cuarenta y siete años más grande que la vida estaba metiendo sus disfuncionales manos en la nieve para colocarlas en la línea de descenso por horas, persiguiendo una adaptación fisiológica, les mostraba cómo se ve rehusarse a ser rechazado, lo que significa nunca terminar. Les recordaba que esta oportunidad era especial y que ellos probablemente tenían muchísimo más para dar también.

Conseguí descender a tiempo el día de la prueba. No por mucho, pero lo logré. Me vestí en menos de tres minutos también y, aunque no aterricé y rodé como un gimnasta o una bailarina, probé mi consistencia y capacidad a los instructores y a Tom Reinboldt, fundador de los bomberos paracaidistas de North Peace, y me gradué de la preparación sobre tierra.

"Puedo ver que no se te da naturalmente", me dijo Tom más adelante. Como yo, él había sobrevivido una infancia difícil y siendo un hombre joven estuvo a la deriva hasta que encontró a los bomberos paracaidistas. A los veintisiete, después de un susto en su salud, lanzó su propia unidad y construyó una cultura centrada en el respeto y la excelencia. Nada de eso era sencillo ni se le daba naturalmente tampoco, y esta es exactamente la razón por la cual yo quería estar ahí. "Es bueno que no se te dé naturalmente", dijo Tom. "Puedo ver tu voluntad, y respeto eso".

Unos cuantos días más tarde, a principios de mayo, nos juntaron para un simulacro. Nos vestimos con nuestro equipo de protección, el cual incluía los trajes Kevlar así como un casco con una rejilla para protegernos la cara, y caminamos a la pista aérea. Nuestro primer salto estaba programado para la mañana siguiente, dependiendo del clima, y nuestros instructores querían que nos apretáramos todos en el Twin Otter, la más pequeña de las dos aeronaves en la unidad. El punto de un simulacro es familiarizarse con la aeronave y dónde y cuándo sujetarse a la línea estática.

Este avión se veía muy usado. El hedor a combustible de jet flotaba en el pasillo y se adentraba en mis fosas nasales a medida que abordábamos, y eso removió algo dentro de mí mientras me sentaba. Mi pulso se aceleró. Mi piel se erizó de anticipación, pero era sólo un simulacro, y después de una sesión informativa, desembarcamos y subimos al camión. Fue entonces que el instructor nos pidió que lo hiciéramos una vez más.

Mientras abordaba de nuevo, tenía el presentimiento de que este no era otro simulacro, y luego pude ver al piloto entrar por la puerta de la cabina. Nos estaban aventando. Un segundo después de sentarnos, el piloto encendió sus hélices sin darnos ningún tiempo para pensar o para retractarnos. Dos minutos después, estábamos en el aire y ascendiendo a 450 metros. Cuando alcanzamos la altitud, el despachador designado arrojó sus banderines de papel para estimar la velocidad del viento. Yo los veía desplegarse en las corrientes de aire caliente mientras que él nos señalaba la ZD.

Era un día azul y despejado, el viento era ligero yendo de cinco a nueve kilómetros por hora, y dábamos grandes vueltas en círculos por el cielo. De uno en uno, nos levantamos, caminamos hacia la línea estática, nos pusimos de rodillas y nos enganchamos.

Yo fui de los últimos en saltar y estaba calmado, aunque inseguro, mientras metía mi gancho en la línea y lo cerraba. *Es el momento,* pensé. *Aquí es cuando se me rompe la pierna y el sueño muere.* Esa era la pura verdad, pero me reconfortaba haber llegado tan lejos. Al menos contaría con un salto. Y si esta era mi primera y última, más me valía hacerla contar. El despachador me indicó la dirección del viento, me apuntó la ZD e hizo un listado de los peligros. El avión giró hacia mi punto de salida, y yo grité.

"¡¿Tengo autorización?!" Estábamos viajando a 166 kilómetros por hora, pero mi pulso estaba sorprendentemente calmado mientras sacaba una pierna por la puerta abierta.

"Prepárate", me dijo. A pesar del frío, el sudor caía por detrás de mi cuello mientras que el tiempo se ralentizaba hasta el momento en que el despachador me dio una palmada en la espalda.

"¡Empujo un mil!" Grité y usé ambas manos para impulsarme de la puerta hacia el cielo en una línea estática por primera vez en catorce años. "¡Dos mil, tres mil, cuatro mil!". No hay cuerda que jalar en saltos de línea estática —eso es, a menos que necesites activar tu paracaídas de repuesto— y únicamente tomó como cinco segundos para que mi dosel se abriera con un jalón violento. "¡Conseguido mil!".

Miré hacia arriba e inspeccioné mi dosel en búsqueda de agujeros o pliegues. Mis líneas de suspensión estaban ligeramente torcidas, pero lo reconocí, tiré de mis bandas de control, pateando mis piernas como si anduviera en bicicleta, y roté en un pestañeo. El paracaídas se llenó y disminuyó de velocidad aún más.

Me balanceaba como un barco. Hubo un inquietante retraso cuando me alternaba de derecha a izquierda, pero leí bien el viento y maniobré mientras caía a una velocidad de aproximadamente 5.5 metros por segundo. Eso se siente muy rápido a medida que el piso se apresura hacia ti, pero yo no estaba mirando hacia abajo. Me mantuve firme, con la mirada hacia el frente, y toqué el suelo con mis rodillas y pies juntos. Sentí una descarga de dolor en mi espinilla izquierda a medida que rodaba hacia la derecha, pero no duró.

¡La pierna resistió!

Un instructor llegó corriendo, sin aliento aunque razonablemente impresionado. Me ofreció unas cuantas observaciones y una mano, y mientras me ponía de pie, descubrí que no podía dejar de sonreír. No era esa sonrisa malvada Goggins tampoco. Esta era amplia y natural, y bien merecida.

Durante las siguientes dos semanas, a medida que continuamos saltando, las ZD se volvieron más y más estrechas. Ya no había más campos abiertos, sino pequeños agujeros en medio del bosque. Muchos árboles habían sido devastados por los escarabajos, pero los troncos se las habían arreglado para mantenerse erguidos, como un bosque de zombis. Desde arriba, parecían picas. Esos no eran los únicos peligros. Había rocas, ríos, lagos, pantanos, árboles caídos y arbustos espinosos. Había también bastantes árboles con follaje tratando de atraparnos. En la mayoría de los saltos, al menos uno de nuestros compañeros quedaba colgando. Uno se atoró en la punta de una conífera de veintisiete metros, que apenas podía sostenerlo. Tuvo suerte porque una vez que su paracaídas perdió aire, era inútil, y la caída lo hubiera matado.

Había ocasiones en que la ZD era difícil de descifrar desde el aire, y el viento era jodidamente variable. La información del despachador sobre las corrientes de viento caducaba en cuestión de minutos, así que si no eras uno de los primeros en saltar, tendrías que averiguártelas en tu caída de noventa segundos. Eso hacía mucho más difícil evadir cada peligro mientras buscaba por la X naranja puesta por los instructores.

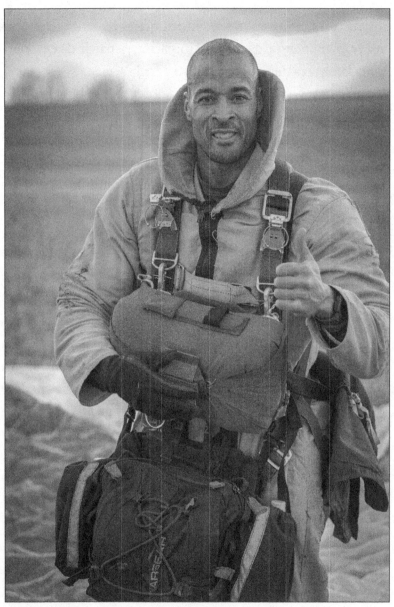

¡La sonrisa es porque pensé que de seguro mi pierna se iba a romper!
(Fotografía por: Greg Jones).

Nunca quedé atrapado en un árbol, pero recorté uno con mi hombro en un salto; también me hicieron girar unos vientos cambiantes, y en otro salto aterricé fuerte y rápido. Asusté a los instructores, pero estaba contento de que sucediera porque una vez más, mi pierna absorbió el impacto y, a partir de entonces, tenía la certeza de que estaba listo para la acción.

Mi cuerpo estaba sanando. Los moretones se habían desvanecido en su mayoría, y mis músculos intercostales se relajaron. Podía respirar libremente y sin obstáculos para los últimos días del entrenamiento para principiantes, y todo se había ralentizado para mí. Leía bien el viento, me encaminaba con más precisión, me acercaba más a la X desde antes y comencé a alcanzar mi marca con exactitud.

No había pompa y circunstancia llegada la graduación, lo cual era otra señal de que estaba exactamente donde tenía que estar. Un par de instructores dijeron unas cuantas palabras, luego nos entregaron nuestros uniformes, y eso fue todo. Todos menos un candidato nos graduamos de nuestra generación, lo cual habla de lo fuerte que era mi generación y lo mucho que nos unimos como equipo. HC se veía jodidamente entusiasmado, y PB estaba radiante. Ella había evolucionado de no ser capaz de saltar de una plataforma de seis metros a convertirse en una de las mejores en nuestra generación de principiantes.

Estaba orgulloso de mí mismo también porque habían pasado sólo diez meses y medio desde la cirugía que convirtió mis aspiraciones de bombero paracaidista en una misión imposible. Y había usado cada gramo que tenía de resistencia, dedicación y fe para lograrlo. Ahora que lo había hecho, aunque se sentía satisfactorio, era lo suficientemente viejo y había tenido suficientes empleos cabrones para saber algo que los felices jóvenes novatos no sabían. Esta mierda apenas comenzaba.

Había visto lo arriesgado y serio que era este trabajo. Cada salto consistía en un alto riesgo, y aunque todos fuimos desafiados al límite, todo lo que habíamos hecho hasta este punto era un mero campo de entrenamiento. En el entrenamiento, puedes no encontrar la X. Puedes quedar atrapado en los árboles. Ahora que éramos operativos, cada detalle tenía que ser dominado. En un incendio, no hay tiempo para andar jodiendo al bajarte de los árboles o al subir por el monte para encontrar a tu equipo mientras que ellos te esperan. Todos los otros novatos estaban sonriendo aquella tarde. Yo estaba concentrado en la batalla por venir.

Esa mentalidad de siempre estar buscando la siguiente misión era un producto de la experiencia, pero no sólo de la experiencia militar. Había estado descubriendo, desarrollando, refinando y adaptando esa mentalidad durante mi vida entera. Muchas personas se ríen o muestran incredulidad cuando me ven emprender un nuevo desafío, como si dijeran: "¿Por qué alguien haría eso?". La implicación es que estoy haciéndolo para que me noten, para que me colmen de felicitaciones, o una maldita remuneración. Cabrón, antes de que me conocieras, yo era un Cachorro Scout, un jodido Webelo y un Boy Scout. Antes de que me conocieras, estaba en la Patrulla Aérea Civil y era miembro del Cuerpo de Entrenamiento de Oficiales de Reserva Junior. Entonces me uní a la Fuerza Aérea. Me uní a la Marina. Fui a la Escuela de Rangers. Fui a la Selección Delta. Y ahora, soy un bombero paracaidista de North Peace, operando desde un remoto aeródromo al norte de la Columbia Británica. ¿Crees que esta mierda simplemente se termina? Repito: ¡este es quien soy, carajo!

Casi en cada parada del camino, ha habido muy pocas personas que se ven como yo. No fui el primer SEAL de la Marina Negro, y no soy el primer bombero paracaidista Negro. En la década de 1940, había un equipo de bomberos paracaidistas

Negros llamado los Triple Nickles que combatieron incendios forestales en el oeste de Estados Unidos, pero su contribución no fue difundida y desafortunadamente está mayormente olvidada. Hoy, es muy raro encontrar a una persona Negra combatiendo incendios forestales en cualquier parte de Norteamérica.

Pero no importa de dónde vengas o qué aspecto tengas, todos tenemos trabas puestas por líneas sociales supuestamente inamovibles. Sin importar tu género, cultura, religión o edad, se te ha dicho que hay ciertas cosas que los que son como tú simplemente no hacen.

Por esta razón tiene que haber alguien en cada familia, vecindario, cultura, nación y generación que rompa el molde y cambie la manera en que otros piensan acerca de la sociedad y su lugar en la misma. Tiene que haber alguien dispuesto a ser un caso aparte. Un salvaje que vea aquellas barreras y muros que constantemente están tratando de encerrarnos y dividirnos y los derribe de nuevo a través de mostrarles a todos lo que es posible. Tiene que haber alguien que demuestre la grandeza y haga que quienes le rodean piensen distinto.

¿Por qué no tú?

El camino al éxito rara vez es una línea recta. Para mí, siempre ha sido más como un laberinto. Muchas veces, cuando pensé que finalmente había descifrado el código, que lo tenía todo resuelto, y que había encontrado el camino que lleva directo a una victoria segura, me di contra un muro o entré a un callejón sin salida. Cuando eso pasa, tenemos dos opciones. Podemos quedarnos estancados o reagrupar, retroceder e intentar de nuevo.

Ahí es donde comienza la evolución. Estrellarte contra esos muros una y otra vez te fortalecerá y optimizará. Tener que retroceder y formular un nuevo plan sin ninguna garantía de éxito aumentará tu conciencia situacional y desarrollará tus habilidades de resolución de conflictos y tu resistencia. Te forzará a adaptarte. Cuando eso pasa cientos de veces sobre un período de muchos años, es físicamente agotador y mentalmente desgastante, y se vuelve casi jodidamente imposible creer en ti mismo o en tu futuro. Muchas personas dejan de creer en ese punto. Dan vueltas en los remolinos de la comodidad o el arrepentimiento, a la vez calman su victimismo y dejan de buscarle una salida al laberinto. Otros siguen creyendo y encuentran una salida pero esperan nunca volver a caer en una trampa como esa jamás, y esas habilidades que habían perfeccionado y desarrollado se marchitan. Pierden su ventaja.

Siempre estoy a la cacería de un laberinto torcido como pretzel para perderme porque ahí es donde me encontraré a mí mismo. El camino fácil al éxito no tiene utilidad alguna para salvajes como yo. Puede sonar ideal, pero no nos pondrá a prueba. Si no nos exige creencia, entonces nunca nos hará grandes. Todos construimos la creencia de distintas maneras. Yo paso incontables horas en el gimnasio, en donde realizo miles de repeticiones y corro y ando en bicicleta distancias obscenas, para cultivar la creencia. A pesar de lo que puedas pensar, no me considero a mí mismo un ultra atleta porque esas carreras no me definen. Son herramientas. Cada una me provee de reservas de creencia para que, cuando me atasque en el laberinto de la vida como un salvaje roto, pueda aún creer que soy capaz de lograr mis insensatas metas, como volverme un bombero paracaidista a los cuarenta y siete años, sin importar lo que la sociedad o los doctores digan.

No es mi intención sugerir que debas correr 160 ó 320 kilómetros para que puedas creer en que tienes lo necesario para llegar a donde quieres ir. Eso es lo que yo tuve que hacer basado en lo profunda que era la oscuridad de donde provine y la escala de mis ambiciones. Pero si la has perdido, sí necesitas encontrar tu camino de vuelta a la creencia. Lo que debes hacer es lo que sea necesario para que puedas creer en que eres más que suficientemente bueno como para alcanzar tus sueños. Y recuerda, tu grandeza no está determinada por cualquier resultado. Se encuentra en la valentía del intento.

Mi equipo era uno de cuatro a la espera cuando los vientos remontaron y las tormentas soplaron por todo el norte de la Columbia Británica. Estábamos en nuestra base satélite en Mackenzie cuando entró la llamada a mitad de la mañana de que había caído un rayo y un incendio de 1.2 hectáreas estaba ardiendo a las afueras del Fuerte Nelson. Aunque ya me había graduado del entrenamiento para principiantes, no eres oficialmente un bombero paracaidista hasta que hayas saltado sobre tu primer incendio, y yo estaba a punto de ser bautizado.

Nuestro equipo de tres hombres se subió al DC-3 —una reliquia reequipada de la Segunda Guerra Mundial— con otros tres equipos, suficiente material antiincendios como para apagar el fuego, y comida y agua para dos días.

Volamos por noventa minutos hasta que llegamos a la nube de humo negro, y nos nivelamos a 450 metros. Los banderines volaron, y el despachador apuntó hacia el corredor de una tubería cubierta de follaje, de menos de seis metros de ancho, alrededor de unos cuatrocientos metros de las llamas. Esa era la ZD. Arrodillado en la compuerta abierta, el despachador gritó la dirección del viento y la lista de peligros sobre el ruido de las hélices. *Entendido,* pensé.

"¿Tengo autorización?" grité.

El avión se agitaba y traqueteaba. Era tan ruidoso, que apenas podía escucharme a mí mismo pensar. Mi corazón palpitante envió un torrente de adrenalina desbocado en mi interior. Estando asegurado a la línea estática, di un paso hacia la puerta, me tomé de los bordes exteriores con ambas manos y me lancé al cielo a tiempo para ver el paracaídas de un compañero abrirse a unos 50 metros por debajo de mí. Una vez que mi paracaídas se abrió, el retumbo de las hélices y el intenso silbido del viento se mezclaron en un pacífico susurro. Miré hacia abajo, localicé mi ZD, identifiqué todos los peligros y tomé completa dimensión del incendio. Había peligro en todas direcciones, no obstante, todo lo que yo veía era belleza.

Mi cuerpo me había fallado por ocho años seguidos. Pude haberme dado por vencido por lo menos una docena de veces diferentes. En muchas ocasiones tarde por la noche y temprano por la madrugada, mi duda era más ruidosa que ese DC-3. Tenía que sentarme con esa duda, mirarla directamente y, la mayoría de las veces, no tenía respuestas ni una buena razón para pensar que alguna vez llegaría ahí porque seguía quedándome corto por un motivo u otro. Es más fácil superar una duda que has construido en tu mente. Es mucho más difícil cuando sabes que has fallado más de una vez y que las probabilidades de éxito son pocas. Pero por la manera en que vivo y gracias a mi mentalidad, la cual trabajo duro en cultivar, tenía suficiente creencia todavía para intentar una vez más.

Nada en mi vida jamás me ha salido al primer intento. Me tomó tres pruebas entrar al entrenamiento SEAL de la Marina. Tuve que tomar las ASVAB cinco veces y fallé dos veces antes de romper el récord mundial Guinness por mayor cantidad de dominadas en veinticuatro horas. Pero para entonces, el fracaso hacía mucho que había sido neutralizado. Cuando me pongo una meta insensata y me quedo corto, ya ni siquiera lo veo como un fracaso. Es simplemente mi primer, segundo, tercero o décimo intento. Esto es lo que la creencia te hace. Saca el fracaso de la ecuación por completo porque empiezas sabiendo que el proceso será largo y arduo, y eso es lo que hacemos, carajo.

Desearía poder expresar mejor lo que es desafiar la mente médica para lanzarme en paracaídas a incendios forestales a los cuarenta y siete años. Encuentro la sensación casi imposible de describir. Todo lo que puedo decir es que espero que tú y todos lleguen a sentir esto algún día porque superar todos los obstáculos y rebotar contra los límites exteriores de tus capacidades es lo máximo. En esos raros, fugaces momentos cuando estás bañado en la sensación de infinitas posibilidades y abrumado con la gloria, todo lo que alguna vez te hicieron o pusieron frente a ti —todas las caídas, los colapsos nerviosos y los "jódete" y cada pedacito del dolor, duda y humillación— lo vale, carajo. Pero la única manera de llegar ahí es continuamente buscando la grandeza y siempre estando dispuesto a intentar una vez más.

Nunca necesité ser el cabrón más duro del mundo. Esa se volvió una meta porque sabía que sacaría la mejor versión de mí. Lo cual es lo que este jodido mundo necesita de todos nosotros: que evolucionemos a las mejores versiones de nosotros mismos. Ese es un blanco en movimiento, y no es una labor de una sola ocasión. Es una búsqueda de por vida por más conocimiento, más valor, más humildad y más creencia. Porque cuando reúnes la fortaleza y la disciplina para vivir de esta manera, lo único que limita tus horizontes eres tú.

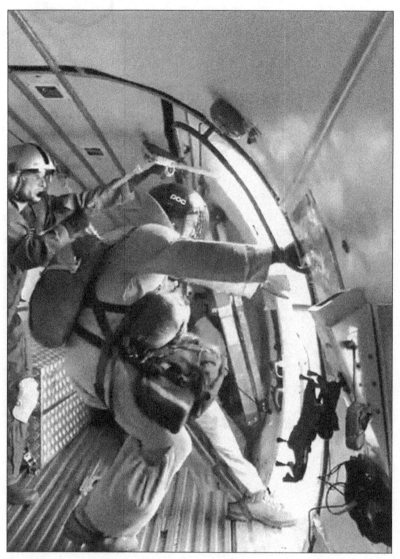

Saltando al incendio G90317 en junio de 2022.

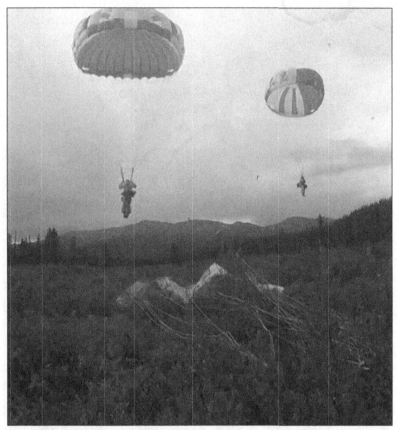

Segundo salto de la temporada en un incendio.

AGRADECIMIENTOS

A Jennifer Kish, quien haría lo que fuera por ayudarme a alcanzar mis más lejanos límites. Tú has estado ahí durante algunos de los momentos más difíciles que jamás he tenido que soportar. Gracias por mostrar una mano firme. Has redefinido lo que significa "luchar o morir".

Adam Skolnick: Gracias por llegar cada día con una mente abierta y la actitud necesaria para poner un nuevo estándar que será imposible de alcanzar para muchos. Este libro es algo para la posteridad.

Jacqueline Gardner: Como siempre, Mamá, mi agradecimiento sólo puede ser realmente comprendido por ti. ¡Si tan sólo él pudiera vernos ahora! Ninguno de los dos resultó ser lo que dijo.

Dr. Andreas Gomoll: Muchos capítulos más de mi vida se escribirán gracias a tu trabajo. Terminarán algún día, pero no hoy.

JeVon McCormick y Scribe Media: JeVon, en un mundo de gente corrupta siempre buscando obtener ventaja, te agradezco a ti y a tu equipo por tener carácter. El carácter para hacerse cargo, y no aprovecharse, de todos y cada uno de sus clientes. El trabajo que realizan no tiene comparación.

Joe Rogan: Tu amistad y apoyo han sido muy significativos a través de los años. Es una muestra del tipo de hombre que eres, el que no sólo creas que hay suficiente éxito para todos; sino que haces tu parte para tratar de facilitárselo a los demás. Requiere de una rara combinación de confianza y seguridad estar dispuesto a hacer eso.

Dwayne "La Roca" Johnson: Cuando se trata de grandes celebridades, tú eres el ejemplo que otros necesitan seguir. Tu humildad habla a gritos acerca de tu carácter. Decirte "mantente fuerte" es una pérdida de tiempo. ¡Mantente real, DJ!

Tom Reinboldt: Tú creaste una cultura especial en un mundo donde la humildad se pierde muy a menudo. Has construido un ambiente que no sólo enseña a líderes cómo liderar, sino también cómo seguir.

Made in the USA
Coppell, TX
28 January 2024

28186360R00204